U0197340

不可逆电穿孔治疗临床实践

Irreversible Electroporation in Clinical Practice

原　著　Martijn R. Meijerink〔荷〕
　　　　Hester J. Scheffer〔荷〕
　　　　Govindarajan Narayanan〔荷〕

主　译　周丁华　高　杰　朱继业

北京大学医学出版社

BUKENI DIANCHUANKONG ZHILIAO LINCHUANG SHIJIAN

图书在版编目（CIP）数据

不可逆电穿孔治疗临床实践 /（荷）戈文达拉扬·纳
拉亚南，（荷）赫斯特·舍费尔，（荷）马丁·梅杰林原著；
周丁华，高杰，朱继业主译 . —北京：北京大学医学出版社，2022.12
书名原文：Irreversible Electroporation in Clinical Practice
ISBN 978-7-5659-2509-2

Ⅰ.①不… Ⅱ.①戈… ②赫… ③马… ④周… ⑤高… ⑥朱…
Ⅲ.①肿瘤－导管消融术 Ⅳ.① R730.56

中国版本图书馆 CIP 数据核字（2021）第 199705 号

北京市版权局著作权合同登记号：图字 01-2018-9048

First published in English under the title
Irreversible Electroporation in Clinical Practice
edited by Martijn R. Meijerink, Hester J. Scheffer and Govindarajan Narayanan,
Copyright © Springer International Publishing AG, 2018
This edition has been translated and published under licence from
Springer Nature Switzerland AG.

Simplified Chinese translation Copyright © 2022 by Peking University Medical Press.
All Rights Reserved.

不可逆电穿孔治疗临床实践

主　　译：周丁华　高　杰　朱继业
出版发行：北京大学医学出版社
地　　址：（100191）北京市海淀区学院路 38 号　北京大学医学部院内
电　　话：发行部 010-82802230；图书邮购 010-82802495
网　　址：http://www.pumpress.com.cn
E-mail：booksale@bjmu.edu.cn
印　　刷：北京信彩瑞禾印刷厂
经　　销：新华书店
责任编辑：杨　杰　　责任校对：靳新强　　责任印制：李　啸
开　　本：710 mm×1000 mm　1/16　印张：17　字数：310 千字
版　　次：2022 年 12 月第 1 版　2022 年 12 月第 1 次印刷
书　　号：ISBN 978-7-5659-2509-2
定　　价：150.00 元
版权所有，违者必究
（凡属质量问题请与本社发行部联系退换）

译者名单

主　译　周丁华　高　杰　朱继业

副主译　武　龙　王　崑

译　者（按姓名汉语拼音排序）

程　宇　段伟宏　高　杰　关海涛　官丽娟　郭辰仪

李振凯　罗　葳　吕　伟　吕晓娟　孙　博　王　丹

王　非　王　进　王　崑　王　维　王月娟　王争明

武　龙　闫　涛　张建华　周丁华　朱继业　邹英华

目　录

第一部分
介　绍

第一章　图像引导肿瘤消融的历史

Hester J. Scheffer

癌症简史

在古籍中可以查到骨肿瘤化石和埃及木乃伊的有关描述，这也是最早对肿瘤记载的重要证据。已知最初的肿瘤记载可追溯到公元前 3000 年—公元前 2500 年。这可能归功于一位名为 Imhotep 的埃及医生和建筑师。纸莎草纸记录了古代医生使用一种称为"火钻"的工具对 8 例乳腺肿瘤或溃疡患者进行了烧灼治疗，但后来将其描述为"没有效果的治疗"[1]。

12 世纪后，这些肿瘤有了它们的现代名称——癌症。癌症这个词起源于希腊医生 Hippocrates（科斯，希腊，公元前 460 年—公元前 370 年）。Hippocrates 被认为是"医学之父"，他在描述非溃疡形成和溃疡形成肿瘤时使用了"癌变（carcinos）"和"癌（carcinoma）"两个词。'carcinos'指的是熟悉的星座符号巨蟹座——螃蟹。希腊人之所以使用这个术语，是因为癌症具有类似卷须的突起。Hippocrates 认为，当四种"流体"或体液——黑色胆汁、黄色胆汁、痰和血液彼此失衡，使黑胆汁在身体任何部位积聚过量时，癌症和抑郁症都会发生。从 Hippocrates 开始，体液理论被 2 世纪时期著名的希腊物理学家 Claudius Galenus 和罗马、波斯医生所采纳。这一理论主导并影响了西方医学未来 1300 年的发展[2]。

文艺复兴时期的到来又掀起了另一个对癌症研究和认识的浪潮，当时学者们开始完善对人体结构的理解。随着文艺复兴时期现代科学方法的发展，科学家们开始将其应用于疾病研究。比利时医生和解剖学家 Andreas Vesalius（1514—1564 年）被认为是现代人体解剖学的奠基人，他使用尸体来认识和理解从前一直是谜一样的解剖结构。无论 Andreas Vesalius 如何努力地试图证实 Hippocrates 的黑胆汁理论，他都没能找到癌症和抑郁症这个邪恶的"祸首"。因此，在一本关于解剖学的最具影响力的著作《人体之构造》（1543 年）中，Galenus 关于黑胆汁作为癌症解释的理论最终被否定了[2]。

随后，意大利解剖学家 Giovanni Morgagni（1682—1771 年）通过尸体解剖，将患者的病情与患者死后的病理学发现联系起来，奠定了肿瘤学的基础，使现代医学发生了根本的改变。苏格兰外科医生 John Hunter（1728—1793 年）认为，一些肿瘤可以通过手术治愈，并描述了外科医生应该如何决定哪些癌症可以手术[3]。19 世纪麻醉的发明，使肿瘤手术的实践得以蓬勃发展，并形成了标准的手术方法。1871 年，奥地利外科医生 Theodor Billroth 首次实施了食管切除术，随后于 1873 年首次实施了喉切除术，其中最著名的是 1881 年首次实施的胃切除术[4]。1898 年，意大利外科医生 Alessandro Codivilla 首次实施了胰十二指肠切除术。1935 年，美国外科医生 Allen Whipple 对胰十二指肠切除术进行了改进，并命名为 Whipple 术式。到 19 世纪末，几位外科医生也开始对肝癌患者进行局部肝切除手术。然而，在不了解肝分段解剖的情况下，这些都基于随机的解剖，导致极高的死亡率。1952 年，Jean-Louis Lortat-Jacob 基于 Couinaud 肝分段解剖，首次实施选择性肝切除术[5]。到 20 世纪 70 年代末，对结直肠肝转移癌（CRLM）患者实施肝叶切除术，患者总生存期获益得到证实。Couinaud 的解剖知识，加上麻醉和抗生素的进展，使肝切除术的并发症显著减少：死亡率从 20 世纪 60 年代中期的 20% 左右下降到 20 世纪 90 年代初的 2% ~ 3%。

20 世纪还出现了癌症治疗的另外两种主流方式：全身化学治疗和外照射放射治疗。1943 年，德国对意大利巴里的空袭导致 17 艘美国军舰被毁。船上装载的秘密货物是 70 吨用于战场的芥子气炸弹。当船体爆炸时，致命的芥子气散落在空中。在爆炸发生后的几个月里，芥子气向附近的巴里港弥漫，造成近千人死亡。Stewart Francis Alexander 是一名中校和化学战专家，调查了善后事宜。对受害者的尸检表明，接触芥子气后出现了严重的淋巴和骨髓抑制。Alexander 在其报告中推断，由于芥子气几乎中止了某些类型体细胞的快速分裂，那么它也有可能被用来帮助抑制某些类型的癌细胞分裂[6]。利用这些信息，耶鲁大学医学院的两名药理学家 Louis Goodman 和 Alfred Gilman，将相关制剂（原型氮芥抗癌化疗）注射到非霍奇金淋巴瘤患者体内。他们观察到患者的肿瘤体积明显缩小[7]。虽然这种效果只持续了几个星期，但这是对癌症实施化学治疗的第一步[8]。这一成功的治疗方式很快被 Sidney Farber 所效仿，他被誉为化疗之父。1948 年，他率先在急性髓细胞性白血病儿童中使用叶酸拮抗剂氨基蝶呤进行治疗，患儿病情得到缓解[2]。在这一发现之后，开始广泛寻找其他化疗药物，并研发出许多不同的化疗药物。早期的化疗方案是危及生命的治疗，可能导致某些不良反应，但仍有个别药物在使用。例如，1957 年首次公布的氟尿嘧啶（5-FU），目前仍然是结直肠癌肝转移化疗的主要药物之一。最近，靶向疗法（如激酶抑制剂和单克隆抗体）已成为癌症治疗体系中的新武器。

1895 年，Wilhelm Conrad Röntgen 发现了电离辐射（X 射线）的基本特性和在医学中使用辐射的可能性。在早期的实际工作和科学研究中，实验者注意到长时间接触 X 射线会导致炎症反应，但很少会对皮肤组织造成损伤。医学生 Emil Grubbe 假设，将皮肤损伤作为辐射的副作用，可以用来治疗癌症[9]。1896 年 3 月 29 日，Emil Grubbe 对乳腺癌切除术后不幸复发的患者 Rose Lee 女士进行了 X 射线照射，这位年迈的患者接受治疗后，其肿瘤体积显著缩小，这次放射治疗为放射肿瘤学的发展奠定了基础[9]。1898 年，Marie Curie 发现了镭，这引起了人们的猜测，即它是否可以像 X 射线一样用于治疗癌症。很快，由于镭的应用方式多样，因此被看成对 X 射线不敏感癌症的治疗方法[10]。到 20 世纪 30 年代，放射肿瘤学家能够在数种癌症中，使相当一部分患者得到永久缓解。随着 20 世纪 50 年代推出超压直线加速器，肿瘤放射治疗得到进一步发展。目前，放射治疗的三个方向是外照射放射治疗、近距离放射治疗和全身放射性核素治疗。在过去的几年里，一种更精确的外照射放射治疗方法被研发出来：立体定向消融放射治疗（stereotactic ablative radiotherapy，SABR）。SABR 是指高度集中的放射治疗，以微米级的精确度将辐射剂量集中在肿瘤部位，同时限制周围器官的辐射剂量。SABR 越来越多地应用于肺癌、肝癌、脑肿瘤和胰腺肿瘤的治疗（图 1.1）。

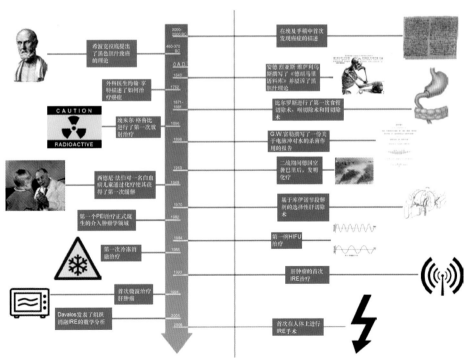

图 1.1 肿瘤学的发展史里程碑

图像引导肿瘤消融方法

数十年广泛深入的研究，使得肿瘤手术、化疗和放疗的疗效不断改善，肿瘤患者总体生存率得到显著提高。然而，尽管外科技术取得进步，但仍有许多肿瘤不适合手术切除，特别是原发性和继发性肝癌。例如，由于癌灶位置特殊、周围侵犯受累、肝储备不足和合并症等因素，仅有20%～30%的CRLM患者在确诊时有条件接受手术[11]。由于正常肝组织对辐射的耐受性较低，使得相当一部分患者出现放射性肝病，以致肝癌的放疗受到限制[12]。此外，虽然化疗显著提高了肿瘤患者的总体生存率，但通常仅有暂时性疗效，很少能够完全缓解。

经皮乙醇消融

针对某些无法切除的肿瘤，具有超前意识的外科医生、放射科医生和介入放射科医生，开始考虑并认识到使用"肿瘤消融"治疗实体肿瘤这一全新方法的潜力。在插入肿瘤的电极或探针的辅助下，提供化学药物或能量，以实现对局部肿瘤病灶的控制。从历史上看，经皮乙醇注射（percutaneous ethanol injection，PEI）是20世纪80年代初临床上首次应用的经皮肿瘤消融疗法。乙醇可引起小血管内皮血栓形成和破坏，导致肿瘤细胞脱水、死亡。经皮介入肿瘤学的正式诞生，以关于小肝癌、腹部肿瘤和甲状旁腺增生PEI的第一批论文为标志[13-14]。在随后的两篇论文中，Livraghi和Ebara及其同事证实，PEI在治疗肝细胞肝癌（hepatocellular carcinoma，HCC）方面廉价、安全且有效[15-16]。然而，在转移性肝癌治疗中，PEI疗效并不显著，这可能是因为转移性肝癌的异质性和大量的纤维组织结构限制了乙醇的扩散。出于类似的原因，肿瘤局部注射其他化疗药物和热盐水治疗转移性肝癌，并不能显著提高其疗效，因此，基于物理能量沉积的不同消融方法应运而生。

射频消融

射频消融（radiofrequency ablation，RFA）是目前应用最为广泛的消融技术。虽然RFA的临床应用时间相对较短，但射频电流的生物效应早在研究其用于治疗之前就已得到阐明。1891年，D'Arsonva证实，当射频波通过组织时，可导致组织温度升高[17]。1910年，英国泌尿科医生Edwin Beer描述了一种通过膀胱镜烧灼治疗膀胱肿瘤的新方法[18]。1911年，William Clark描述了振荡脱水用于恶性肿瘤微创外科手术的方法[19]。然而，可能是因为缺乏图像引导，直到 1990 年，两名独立的研究者 McGahan 和 Rossi 才对先前的射频技术进行了改进，他们使用专门设计的电极针，经皮入路引起组织凝固[20-21]。1993 年，这项技术首次用于人体肝脏肿瘤消融[22]。RFA 使用一种发生器，它发出交流电流，从而产生热量，最终导致蛋白质变性，使细胞死亡。在过去 10 年里，制造商们研发了更强大的发生器，设计出特殊的热沉积模式，优化了射频针的设计，如可展开的针头和冷盐水循环器，或两者兼而有之，这些改进减少了组织烧焦、结痂，可显著增加组织的凝固量。如今，RFA 对直径为 5～6 cm 的 HCC，或 3～4 cm 的转移性肝癌疗效非常显著，对某些肝外恶性肿瘤，如肺、肾和骨肿瘤[23-26]，也有可靠疗效。

高强度聚焦超声

高强度聚焦超声（high-intensity focused ultrasound，HIFU）是另一种肿瘤热消融技术。早在超声用于影像学诊断之前，其生物效应就已被熟知。第一次世界大战期间，法国物理学家 Paul Langevin 专注于潜艇探测方法的研究。他在研究报告中提到，"超声附近小水箱内的鱼可被超声波束直接杀死，把手指置于这一区域时也会有不适感"。1942 年，John Lynn 使用 HIFU 首次在体内产生焦点消融病灶。20 世纪 50 年代末，William 和 Francis Fry 开发了一种四矩阵 HIFU 发生器，1958 年 Russell Meyers 首次将其应用于帕金森病和多动症的临床治疗。20 世纪 80 年代后期，超声成像被广泛应用于临床，对超声引导下 HIFU（US-HIFU）肝脏肿瘤消融进行了深入研究。1993 年，Hynynen 及其同事提出将磁共振（magnetic resonance，MR）应用于 HIFU 治疗的引导定位。MR 成像引导和 HIFU 消融的结合孕育出 MR-HIFU，这也使得 HIFU 肿瘤消融技术再次受到极大关注。

冷冻消融术

自古埃及以来，超低温一直被用于减轻炎症和缓解疼痛。19 世纪，英国医生 James Arnott 以冰盐水来促使子宫颈和乳房肿瘤组织的局部坏死[27]。基于空调制冷的空气压缩时加热、膨胀时冷却这一原理，液态空气和二氧化碳后来被作为冷冻剂而用于治疗肿瘤。在使用液氮作为低温干预因素的许多实验研究之后，20 世纪 80 年代后期报道了使用冷冻疗法的第一次临床经验。肿瘤冷冻技术发展的关键是冷冻消融与实时图像引导的结合，以验证处理程度，并测量冷冻产生的冰球大小[29]。由于冷冻穿刺针过于粗大，最初仅用于肝脏肿瘤术中消融。随后研发出的冷冻消融系统，其冷冻穿刺针更细，治疗时间缩短，图像引导下的经皮微创冷冻消融技术，已被更多地应用于治疗肾、肺和骨的恶性肿瘤[30]。

激光消融

激光消融（或激光诱导的间接热疗）是使用激光对肿瘤产生热毁损。钕激光系统（Nd:YAG）最初用于手术的精准切除而不是用于肿瘤的毁损来治疗头颈部肿瘤。1987 年，文献首次报道了肝脏肿瘤激光消融的实验研究[31]。最近，激光消融系统得到改进后，其凝固性坏死区域较早期的更大[32-33]。然而，激光消融的临床接受程度有限，部分原因是与其他易于实施的热消融方法相比，该方法的技术操作复杂，且需要放置多个光纤。

微波消融

微波消融（microwave ablation，MWA）是最近推出的热消融技术。它使用单极天线，在组织中产生的水分子振动频率比 RFA 更高。这能在水分子中产生摩擦热，并导致组织发生热凝固。1994 年首次报道了超声引导下经皮 MWA 治疗不可切除的肝细胞肝癌[34]。与 RFA 相比，微波消融已经显示出一定的优势[35]。微波很容易穿透生物材料，包括电导率低的生物材料，如肺、骨、脱水或炭化的组织。因此，微波功率可以产生持续的极高（> 150℃）温度，从而通过增加周围组织的热传导来增强消融效果。多个天线可以同时操作[36-38]，而微波能量的分布在本质上更难以控制，这可能会导致肿瘤周围组织的意外损伤[39-40]。

图像引导肿瘤消融技术利用了当今影像设备卓越的成像优势。该技术的进步与肿瘤定位方法的改进，有可能更积极和有效地实现对不可切除的原发肿瘤或转移性肿瘤的局部控制。肿瘤消融疗法已获得广泛关注，并作为恶性肿瘤（包括肝、肾、肺和骨的原发性与继发性恶性肿瘤）的治疗方法，在许多情况下得到临床的广泛认可[35, 41-44]。每一种微创消融技术各有其优、缺点和应用范围[45]，然而，目前大多有效的微创消融都是基于热技术。由于这些方法依赖于热效应，不可避免会存在对肿瘤相邻组织（如血管和胆管）造成一定损伤的风险，由此可能导致严重的并发症。热消融的其他常见并发症是邻近肿瘤的肠道或系膜的损伤、穿孔。由于血液循环对热的分布有很强的局部效应，热消融的另一个缺点是治疗区域的范围难以控制，因此，大血管附近的温度会降低，这可能导致位于这些区域肿瘤的不完全消融。由于这种所谓的散热效应，大血管附近肿瘤 RFA 完全消融的概率实际上降低到 50%。近年来，出现了一种新的肿瘤消融方法——不可逆电穿孔技术，它避免了现有肿瘤热消融技术的上述局限。

参考文献

1. Breasted JH. The Edwin Smith surgical papyrus: published in facsimile and hieroglyphic transliteration with translation and commentary in two volumes. Chicago: University of Chicago Press, University of Chicago Oriental Institute Publications; 1991.
2. Mukherjee S. The emperor of all maladies: a biography of cancer. New York: Scribner; 2011.
3. Moore W. The knife man: the extraordinary life and times of John Hunter, father of modern surgery. London: Bantam Press; 2005.
4. Nuland B. Doctors: the biography of modern medicine. New York: Knopf; 1988.
5. Lortat-Jacob J, Robert H. Well defined technique for right hepatectomy. Paris: La presse medicale; 1952.
6. Li JJ. Laughing gas, viagra and lipitor: the human stories behind the drugs we use. New York: Oxford University Press; 2006.
7. Gilman A. The initial clinical trial of nitrogen mustard. Am J Surg. 1963;105:574–8.
8. Fenn J, Udelsman R. First use of intravenous chemotherapy cancer treatment: rectifying the record. J Am Coll Surg. 2011;212(3):413–7.
9. MacKee GM. X-rays and radium in the treatment of diseases of the skin. Philadelphia: Lea & Febiger; 1921.
10. Metzenbaum M. Radium: its value in the treatment of lupus, rodent ulcer, and epithelioma, with reports of cases. Int Clin. 1905;4(14):21–31.
11. Leporrier J, Maurel J, Chiche L, Bara S, Segol P, Launoy G. A population-based study of the incidence, management and prognosis of hepatic metastases from colorectal cancer. Br J Surg. 2006;93:465–74.
12. Emami B, Lyman J, Brown A. Tolerance of normal tissue to therapeutic irradiation. Int J Radiat Oncol Biol Phys. 1991;21:109–22.
13. Solbiati L, Giangrande A, De Pra L, Bellotti E, Cantu P, Ravetto C. Percutaneous ethanol injection of parathyroid tumours under US guidance: treatment for secondary hyperparathyroidism. Radiology. 1985;155:607–10.
14. Livraghi T, Festi D, Monti F, Salmi A, Vettori C. US-guided percutaneous ethanol injection of small hepatic and abdominal tumours. Radiology. 1986;161:309–12.
15. Livraghi T, Salmi A, Bolondi L, Marin G, Arienti V, Monti F. Small hepatocellular carcinoma: percutaneous alcohol injection – results in 23 patients. Radiology. 1988;1(168):313–7.
16. Ebara M, Otho M, Sugiura N, Okuda K, Kondo F, Kondo Y. Percutaneous ethanol injection for the treatment of small hepatocellular carcinoma: study of 95 patients. J Gastroenterol Hepatol. 1990;5:616–25.
17. D'Arsonval M. Action physiologique des courants alternatifs. C R Soc Biol. 1891;43:283–6.
18. Beer E. Removal of neoplasms of the urinary bladder. A new method employing frequency (Oudin) currents through a catheterizing cystoscope. JAMA. 1910;54:1768.
19. Clark W. Oscillatory desiccation in the treatment of accessible malignant growths and minor surgical conditions. J Adv Ther. 1911;29:169–83.
20. McGahan J, Browning P, Brock J, Tesluk H. Hepatic ablation using radiofrequency electrocautery. Investig Radiol. 1990;25:267–70.
21. Rossi S, Fornari F, Pathies C, Buscarini L. Thermal lesions induced by 480 KHz localized current field in guinea pig and pig liver. Tumori. 1990;76:54–7.
22. McGahan J, Schneider P, Brock J, Tesluk H. Treatment of liver tumors by percutaneous radiofrequency electrocautery. Semin Interv Radiol. 1993;10:143–9.

23. Solbiati L, Livraghi T, Goldberg S. Percutaneous radiofrequency ablation of hepatic metasta-ses from colorectal cancer: long-term results in 117 patients. Radiology. 2001;221:159–66.
24. Belfiore G, Moggio G, Tedeschi E. CT-guided radiofrequency ablation: a potential comple-mentary therapy for patients with unresectable primary lung cancer – a preliminary report of 33 patients. AJR Am J Roentgenol. 2004;183:1003–11.
25. Mayo-Smith W, Dupuy D. Adrenal neoplasms: CT-guided radiofrequency ablation. Preliminary results. Radiology. 2004;231:225–30.
26. Rosenthal D, Hornicek F, Torriani M, Gebhardt M, Mankin H. Osteoid osteoma: percutaneous treatment with radiofrequency energy. Radiology. 2003;229:171–5.
27. Gage A. History of cryosurgery. Semin Surg Oncol. 1998;14:99–109.
28. Dutta P, Montes M, Gage A. Large volume freezing in experimental hepatic cryosurgery. Avoidance of bleeding in hepatic freezing by an improvement in the technique. Cryobiology. 1979;16:50–5.
29. Ravikumar T, Kane R, Cady B. Hepatic cryosurgery with intraoperative ultrasound monitoring for metastatic colon carcinoma. Arch Surg. 1987;122:403.
30. Permpongkosol S, Nielsen M, Solomon S. Percutaneous renal cryoablation. Urology. 2006;68:19–25.
31. Hashimoto D. Application of the laser thermal effect to the therapy of liver neoplasms. Nippon Rinsho. 1987;45:888–96.
32. Pacella C, Bizzarri G, Francica G. Percutaneous laser ablation in the treatment of hepatocel-lular carcinoma with small tumours: analysis of factors affecting the achievement of tumour necrosis. J Vasc Interv Radiol. 2005;16:1447–57.
33. Vogl T, Straub R, Eichler K, Sollner O, Mack M. Colorectal carcinoma metastases in liver: laser-induced interstitial thermotherapy – local tumour control rate and survival data. Radiology. 2004;230:450–8.
34. Seki T, Kubota Y, Wakabayashi M. Percutaneous transhepatic microwave coagulation therapy for hepatocellular carcinoma proliferating in the bile duct. Dig Dis Sci. 1994;39:663–6.
35. Ahmed M, Brace CL, Lee FT, Goldberg SN. Principles of and advances in tumor ablation. Radiology. 2011;258(2):351–69.
36. Brace C, Laeseke P, Sampson L, Frey T, van der Weide D, Lee FJ. Microwave ablation with a single small-gauge triaxial antenna: in vivo porcine liver model. Radiology. 2007;242:435–40.
37. Goldberg S, Hahn P, Tanabe K. Percutaneous radiofrequency tissue ablation: does perfusion-mediated tissue cooling limit coagulation necrosis? J Vasc Interv Radiol. 1998;9:101–11.
38. Ahmed M, Lobo S, Weinstein J. Improved coagulation with saline solution pretreatment dur-ing radiofrequency tumor ablation in a canine model. J Vasc Interv Radiol. 2002;13:717–24.
39. Strickland A, Clegg P, Cronin N. Experimental study of large-volume microwave ablation in the liver. Br J Surg. 2002;89:1003–7.
40. Wolf F, Grand D, Machan J, Dipetrillo T, Mayo-Smith W, Dupuy D. Microwave abla-tion of lung malignancies: effectiveness, CT findings, and safety in 50 patients. Radiology. 2008;247:871–9.
41. Gillams AR, Lees WR. Five-year survival in 309 patients with colorectal liver metastases treated with radiofrequency ablation. Eur Radiol. 2009;19(5):1206–13.
42. Livraghi T, Solbiati L, Meloni M, Gazelle G, Halpern E, Goldberg S. Treatment of focal liver tumors with percutaneous radio-frequency ablation: complications encountered in a multi-center study. Radiology. 2003;226(2):441–51.
43. Dupuy D, DiPetrillo T, Gandhi S, Ready N, Ng T, Donat W, et al. Radiofrequency ablation followed by conventional radiotherapy for medically inoperable stage I non-small cell lung cancer. Chest. 2006;129(3):738–45.
44. Gervais D, McGovern F, Arellano R, McDougal W, Mueller P. Renal cell carcinoma: clini-cal experience and technical success with radio-frequency ablation of 42 tumors. Radiology. 2003;226(2):417–24.
45. Davalos RV, Mir LM, Rubinsky B. Tissue ablation with irreversible electroporation. Ann Biomed Eng. 2005;33(2):223–31.

第二章　电穿孔的历史

Andrea Rolong，Rafael V. Davalos，and Boris Rubinsky

引言

电穿孔现象可以追溯到 18 世纪，当时在应用电场的区域观察到人体或动物皮肤上的红斑（利希滕贝格图）。一旦了解了产生这种现象的原因，并实现对产生电场参数的控制，就可以在食品和水消毒领域迅速采用脉冲电场来杀灭微生物。生物医学领域很快就出现了通过电场控制生物材料运动的应用：细胞靠近并通过膜不稳定（电熔）融合在一起，DNA 物质通过膜中的瞬态毛孔（电基因治疗）进入细胞，化疗药物直接作用于细胞（电化疗）。这些应用属于被称为可逆电穿孔的能量状态，这种电穿孔获得了暂时性的细胞膜不稳定。不可逆电穿孔（irreversible electroporation，IRE）使用的能量状态远远高于可逆电穿孔，并通过各种机制诱导细胞死亡。自从假定 IRE 可以不诱发传统热损伤的方式消融大容量组织以来，无论是体外实验，还是体内动物实验，甚至是人体临床试验，人们都对此进行了广泛研究。IRE 非热诱导细胞死亡机制对不可切除肿瘤的安全治疗极具吸引力。

电穿孔是一种通过使细胞暴露于短波高频电场脉冲电场下，而增加细胞膜对离子和其他非通透分子通透性的现象。这种通透性的增加与细胞膜中纳米级缺陷或毛孔的形成有关。通常用术语"电穿孔"来描述这一现象。本章的目标是历史性回顾有关引起电穿孔现象的电场，从第一次报道到微创手术的现代应用情况（表 2.1）。

表 2.1

时间 （年份）	该领域的进展
1754	J.A. Nollet 利用电场进行实验，注意到作用区域的人体和动物皮肤上形成红色斑点。这可以解释为热焦耳加热效应[1]或由于不可逆电穿孔造成的毛细血管损伤[2-3]

11

时间 （年份）	该领域的进展
1780	路易吉·伽尔瓦尼（Luigi Galvani）发现"动物电"，一只死青蛙的肌肉被放置在铁栅栏上并被一个铜钩钩住脊髓后发生抽动。亚历山德罗·沃尔特（Alessandro Volta）将这一现象解释为直流电。由此发明了一种伏打堆（第一种能够产生稳定电流的装置）
1802	J.W. Ritter 进行电生理学实验，观察强电流通过一段肌肉神经样本后发生收缩，并被打断（Ritter 的开放性破伤风）[4]
1898	G.W. Fuller 进行了可被认为是不可逆电穿孔现象的第一项工作，即水消毒处理[5]
1903	A.D. Rockwell 报道了 19 世纪末用 Leyden 罐进行的实验[6]；即目前可以解释为由不可逆电穿孔引起的溶血[7]
1913	A.J. Jex-Blake 评估电力和闪电的致命影响[8]。目前认为，雷击引起的某些损伤，如皮肤上的红斑，是由于不可逆电穿孔[9]。这些数据被认为与 Nollet 的红色斑点（上面提到）有相同的起源
1936	G.M. McKinley 总结认为，高频电场（10～100 MHz）对活体组织造成的损伤不仅来自热源，特别是对于神经组织。他提出，与电场有关的这种替代机制可以被用作选择性消融特定组织的微创方法[10]
1946	J.E. Nyrop 在"自然"杂志上发表了一篇论文指出，通过应用高频电场，在液体悬浮液中的大部分细菌可以在亚致死温度下被破坏[11]
1951	A.L.Hodgkin 解释了里特的开放性破伤风是"……（分解）……膜的绝缘特性……在异常高的电位差影响下"，暗示了不可逆电穿孔[12]
1956	B.Frankenhaeuser 和 L.Widén 解释了在电脉冲应用于神经节点之后发生的正常神经传导性的变化；他们将其称为阳极断裂激发[13]。在他们的研究中，获得高达正常阈值 10 倍的幅度，并且脉冲持续时间从 < 1 ms 增加到 > 100 ms。他们认为这种现象至少自 1898 年以来就已知[14]
1957	Stämpfli 和 Willi 在青蛙神经膜上描述了不可逆和可逆的电穿孔[15]。Stämpfli 报道，在某些情况下，膜破裂是不可逆的，而在其他情况下是可逆的[16]。他将这种现象与电容器介质场的击穿进行比较
1961	H. Doevenspeck[17] 描述了使用电脉冲的商业化装置，通过非热力手段来分离用于工业食品相关的动物肉加工的细胞成分，这类似于不可逆电穿孔。他们认为，这些电脉冲可以使微生物灭活，这是一种非热效应，温度上升幅度最小可达 30℃
1967	Sale 和 Hamilton 关于电场杀菌作用的论文，为不可逆电穿孔领域奠定了基础。它们包含了许多未来电穿孔研究的基础[18-20]
1974	U. Zimmerman 和他的小组确定细胞计数器中的电场可诱导细胞膜分解。他们的方法结合了库尔特型计数器和平行板之间的实验以及拉普拉斯方程的求解，产

时间 （年份）	该领域的进展
	生了关于细胞电穿孔所需的电参数的一些系统数据。研究发现导致膜破裂的临界膜电位差约是 1 V。结果发表在一系列文章中[21-22]。他们还建议使用红细胞和淋巴细胞作为药物和酶载体系统
1977	K. Kinosita 和 T. Tsong[23] 指出，由于电脉冲的应用与细胞膜的形成有关，因此提出了细胞膜的通透性。在红细胞实验中，他们表明，毛孔的大小可以变化，并最终重新关闭
1978	S.V. Belov 报道了可能第一个有意追求活体组织 IRE 的病例[24]。在一项凝血电外科手术设备的调查中，他认为手术凝血实际上与峰值与平均电压之比高的脉冲导致的细胞膜破裂有关。这项研究是在蛙腿肌肉上进行的，经过组织学分析和测量，通过电阻的变化来显示对组织中细胞膜的损伤而不产生热效应
1982	在 Zimmermann[25] 的论文中描述了使用可逆电穿孔产生细胞之间的融合
1982	Neumann 和他的合作者将术语电穿孔描述为电场诱导的膜破裂，并介绍了使用可逆电穿孔将基因插入细胞[26]
1984	H. Potter 等的设计[27] 适用于细胞悬液的电穿孔比色杯，之后微生物学研究人员开始使用电泳电源，以通过电穿孔进行基因转染
1987	S. Orlowski，L.M. Mir 及其同事[28] M. Okino 和 H. Mohri[29] 独立报道了使用可逆电穿孔使细胞瞬时透过，从而将细胞毒性剂引入恶性细胞以治疗癌症
1987— 1988	在组织不可逆电穿孔领域的一系列重要研究开始于 1987 年[30] 和 1988 年[31] 的 R.C. Lee 和他的合作者对放电诱发的组织损伤
1989	通过执行电导测量，K.T. 鲍威尔等[32] 表明，青蛙皮肤可以被可逆电穿孔
1991	Titomirov 等发表了关于使用可逆电穿孔将质粒 DNA 导入活组织的第一份报道[33]
1991	L.M. Mir 及其同事发表了两篇关于使用可逆电穿孔来治疗癌症的突破性文章，主要是通过促进抗癌药物（如博来霉素）在恶性细胞中的扩散。他们将术语"电化学疗法"用于描述这一过程[34]，并报道了电穿孔领域的第一个临床试验[35]
1993	Prausnitz 等公布皮肤电穿孔的第一项研究为经皮给药[2, 36]
1990— 1999	研究不可逆电击对组织损伤在电击创伤中的作用，继续自 20 世纪 80 年代由 R.C.Lee 提出[37-39]。他们认为，不可逆电穿孔的细胞膜可以用表面活性剂进行治疗性密封[40]
1997	Piñero 等的体外实验表明，电穿孔不仅可导致细胞坏死，而且还可诱导细胞死亡，并具有与凋亡相容的特征[41]
1997	K.H. Schoenbach 等[42-43] 报道了第一次使用"亚微秒"持续时间的高压脉冲的体外研究
1998	治疗计划使用数值方法来确定电场分布。这是 D. Miklavcic 等在体内可逆电穿孔方面的先驱事例[44]

时间（年份）	该领域的进展
1998	L.H.Ramirez 等的[45]报告认为，在组织可逆电穿孔期间，电场被施加的区域血流被阻断。这种现象后来被称为由 Gehl 等命名的血管锁[46]
2000	Al-Khadra 等报道了电击对除颤的作用[47]。杰克-布雷克（Jex-Blake）之前曾经引用过 18 世纪的文章，通过另一次电击（当时没有创造除颤术语），利用电流诱发动物心脏衰竭
2003	R.V. Davalos 和 B. Rubinsky 在 2004 年提交了一份临时美国专利申请[48]，接着是非临时申请，其中提出使用经典 IRE（脉冲长度超过 5 μs）作为组织消融方法。他们指出，IRE 可以比热消融方法更容易地应用在灌注较高的区域（如血管附近）
2004	C.Yao 等[49]研究使用特殊的脉冲，即陡脉冲电场（SPEF），在体外杀死细胞，抑制体内肿瘤生长。它们的 SPEF 由一个快速上升相（上升时间约为 200 ns）和一个缓慢的指数衰减（τ 约为 200 μs）组成，源自电容放电。他们提出并证明（在小鼠体外和延迟的肿瘤生长）来自上升相的细胞内效应以及来自下降相的质膜效应可用于破坏细胞核和细胞膜
2005	R.V. Davalos、L.M.Mir 和 B. Rubinsky 发表了一篇论文，证明 IRE 可以作为一种独立的组织消融方法[50]，但不一定伴有热效应，这种特征对治疗后的延续治疗具有重要意义
2007	在实验条件下，IRE 对猪的临床情况相当接近[51]。IRE 应用于肝，使用超声辅助定位的 18 号不锈钢针头。Edd 和 Davalos 在治疗计划程序中解释了病变的大小和形状[52]
2007	Al-Sakere 等[53-54]在体内实施皮下接种小鼠的肿瘤组织并研究免疫反应。他们实现了 92% 的完全回归，重复使用了一个协议，该协议由 0.3 Hz、100 μs 的 80 个脉冲和 2500 V/cm 的场强
2007	J. Lavee 等为了分析 IRE 适用于心房颤动，作为基于热消融方法的替代方法[55]，对其中进行心房 IRE 的猪进行研究。消融组织与正常组织之间的界限清晰、锐利
2010	G. Onik 和 B. Rubinsky 报道了首例人类临床试验[56]，其中 16 例前列腺癌患者在一系列门诊手术中接受 IRE 治疗。治疗前，所有有效的患者均保留了效力和节制
2011	Thompson 等在澳大利亚进行了一项包括 38 例晚期肝、肺、肾肿瘤患者的临床试验，共治疗 69 处肿瘤[57]
2015	在迄今为止最大的评估中，200 名局部晚期胰腺癌（Ⅲ期）患者接受 IRE 单独治疗（$n = 150$）或胰腺切除联合 IRE 增强治疗（$n = 50$）[58]

注：上表不是对食品加工、水消毒和生物医学等各个领域进行的所有电穿孔研究的全面总结，而是关对关键发现的归纳，以及关于每一个研究的第一次报道

利希滕伯格（Lichtenberg）现象

在 1754 年 J.A. Nollet 所著的 *Recherches sur les causes particulieres desphén-oménesélectriques* 一书中，或许可以找到关于组织中不可逆电穿孔现象的第一次科学描述[59]。在电场试验中，Nollet 注意到在施加电火花的地区，人体和动物皮肤上形成了红斑。J.P.Reilly 研究了这种相同的现象[1]，据他介绍，红斑可能是热损伤引起角质层退化的结果。然而，虽然不能排除热焦耳加热效应，但这些红斑实际上很可能是由不可逆电穿孔对毛细血管的损害造成的。红斑在皮肤电穿孔中很常见[2-3]，尽管人们总是预期会有一部分产热效应，但当时的发电机（静电发电机是 Otto von Guericke 在 1663 年发明的）似乎不可能引起显著的产热效应。

在整个 18 世纪都出现了对生物材料中电力效应的研究。1780 年，Luigi Galvani 发现，当一只死青蛙被放在铁格栅上，青铜钩碰到脊髓时，青蛙的肌肉就会抽搐。他将这种现象描述为"动物电"，但正是 Alessandro Volta 找到了正确的解释：在同一电解质中存在两种不同金属就会产生电流。这导致了伏打电堆（voltaic pile）的发明——第一个能够产生稳定电流的装置，也是后来在电磁学发现中使用的基本元件[60]。

20 世纪初发现的电场对组织的影响可能与电穿孔相关。1913 年，A.J.Jex-Blake 探讨了人类制造的电力和闪电的致命影响[8]。他认为，正如在工业事故中观察到的那样，电力烧伤与热效应有关，而闪电造成的电气伤害似乎并不都是来自热源的。现在人们承认，闪电的某些破坏性影响是由不可逆转的电穿孔引起的[31]。

灯光对人类的一个惊人的非致命影响是在其皮肤上出现了几天内消失的红色 Lichtenberg 斑。这些图形可能与 Nollet 报道的红斑有相同的来源。据认为，电压击穿皮肤和随之而来的大量电流，使红细胞从底层毛细血管外渗到皮肤的表层[9]，从而形成 Lichtenberg 斑。

脉冲电场和水消毒

第一项以不可逆电穿孔现象为重点的工作可以在 G.W. Fuller 1898 年发表的题为"关于肯塔基州路易斯维尔辽斯河河水净化调查的报告"中找到[5]。他在研究中观察到多个高压放电可杀灭水样中的细菌。由于目前使用不可逆电穿孔对液体进行灭菌，这种处理方法表明，G.W. Fuller 关于杀菌效果的报告很可能是由于不可逆电穿孔所致。

2001 年出版的《放电净化水》描述了常用于净水的三种放电方式：接触辉光放电电解、介电阻隔放电（无声放电）和脉冲电晕放电[61]。在接触辉光放电电解中，与水表面接触的细导线阳极以连续的 DC 电压充电，而阴极浸入水中并通过多孔玻璃与阳极隔离。由于陡峭的电位梯度，在阳极周围形成蒸汽鞘，电流作为辉光放电和等离子体中的带电物质（存在于阳极周围的放电间隙或蒸汽鞘中）加速。它们以很高的能量进入液相。介电阻隔放电反应器涉及电极的使用，其中至少有一个被较薄的介电材料覆盖，如玻璃或石英[62]。

对于使用这种类型的反应器的水处理应用，其中一个电极周围的一层水起到了介电体的作用。通常在电极上施加约 15 kV 的交流电压。在外加电场的作用下，放电间隙中的自由电子和其他离子加速。电子雪崩（流）是通过重复自由电子的过程而产生的。最后，脉冲电晕放电反应器需要脉冲发生器和电抗器。反应器中包含金属电极，通常采用针板排列，其中针头连接到高压端子，并且该顶板接地。针头上覆盖着绝缘体，只有尖端暴露在外，这样就可以获得强大的电场。所有这些反应器的放电都是在靠近水面的气相中发生的，这样就可以发生等离子体化学反应。放电过程中产生的高能电子与环境中的其他分子发生非弹性碰撞，导致目标分子的激发、离解、电子捕获或电离。在这里，主要反应物是 H_2O 导致自由基的形成，特别是 OH^+，这些又反过来破坏水中的污染物[61]。

最近的出版物继续刊出脉冲电场的相关研究。脉冲电场作为一种经济和高效的水消毒替代方法，不需要化学品或更高成本的处理。C.Liu 等提出了一种由涂有碳纳米管和银纳米线的聚氨酯制成的导电纳米材料，用于电脉冲水中的细菌和病毒[63]处理，同一组的一项后续研究报道了类似的净水方法，但使用铜纳米线代替银，并以静电作为电穿孔的动力源[64]。

脉冲电场与食品工业

电穿孔技术在生物医学和食品加工领域的应用同样取得了进展。在食品技术方面，不可逆电穿孔被称为脉冲电场处理或电塑化，指的是裂解细胞膜，以提取其成分，以及获得这些类处理中的杀菌效果。20 世纪上半叶和下半叶，电场的非热杀菌作用一直是食品工业的一个研究领域，并延续至今[65-67]。20 世纪上半叶，研究人员并不清楚电场是否具有超出热或电化学因素的预期杀菌效果。例如，A.J.H. Sale 和 W.A. Hamilton 引用了 1949 年发表的一篇评论文章，该评论阐述了电场这种非热效应的原因[68]。1961 年，H.Doevenspeck[17]描述了利用电脉冲通过非热手段破坏肉类工业食品加工过程中的细胞成分——这类似于不可逆电穿孔。这些问题涉及通过处理过的物质从碳电极发出的电脉冲放电。该文章并没有具体提到细胞膜破裂，也没有提供所使用的电脉冲的具体数值。然而，报道的结果显然是细胞膜的非热破坏。Doevenspeck 的研究结果表明这些电脉冲可以使微生物灭活，具有非热效应，处理产生的温度在最多 30℃以下的温度升高。

对电场杀菌效果的兴趣催生出 Sale 和 Hamilton 的三篇杰出而有影响力的论文，它们为不可逆电穿孔领域的研究奠定了基础，并涵盖许多在随后关于电穿孔研究中使用的观察和方法[18-20]。第一篇论文致力于证明直流电（direct current，DC）的高场电脉冲可以在没有热效应的情况下杀死细胞。为了最大限度地减缓温度上升，他们使用 10 个非常短（2 ~ 20 μs）的直流电脉冲，间隔几秒钟，从而评估非热杀菌效果。对几种细菌和两种酵母进行的系统研究表明，这种效应与细胞的生长阶段、pH 值、电解和加热无关。测得的温度上升最多为 10℃。他们得出的结论是，电场强度是影响细胞杀伤力的第一个参数，其次是电场施加的总时间。结果发现，完全消融细胞所需的电场相当大：6 kV/cm，酿酒酵母（*Saccharomyces cerevisiae*）所需的电场为 16 kV/cm，大肠埃希菌（*Escherichia coli*）所需的电场为 16 kV/cm。

在随后的论文[19]中，Hamilton 和 Sale 解释，脉冲电场杀死细胞的机制是通过膜作为半透性屏障功能的不可逆性破坏。文章报道了大肠埃希菌悬浮液培养基中细胞成分漏出是作为细胞膜完整性损失的一种指标；这是利用光谱学原理检测出来的。研究结果还显示膜损伤，从而导致红细胞和原生质体裂解。大肠埃希菌和红细胞电子显微镜检查显示，没有发生完全的膜破裂，这表明损害被限制在未确定的特定区域，而没有被鉴定出来或者还有其他机制在不需要完全和不可逆转的丧失膜完整性的情况下导致细胞死亡。

在第三个研究中[20]，Sale 和 Hamilton 指出，电场大小诱导不同的生物体裂解范围为 3.1 ~ 17 kV/cm（以 20 μs 10 个脉冲完成 50% 的裂解），而等效诱导跨膜电压的范围仅为 0.7 ~ 1.15 V。他们认为，外场诱导跨膜电位可能会引起"膜结构的构象发生变化，导致观察到的半透性特性丧失"。

为了计算诱导跨膜电压，Sale 和 Hamilton 采用了一种模型，其中细胞被认为是一个与外界隔离的导电球体，以薄的双电层为传导介质。他们使用 *j. c. maxwell* 先前描述的方程来计算球体悬浮过程中的传导[69-70]。跨膜电压（V_m）在面对电极的极点上是最高的（即电场的方向，E），其在电池上任何一点的值都是由 schwan 方程给出的[71]。

脉冲电场与医学

毫不奇怪，由于对电刺激神经的研究可以追溯到 Galvani 所做的工作，现在所谓的可逆和不可逆电穿孔的首次系统工作是在神经上进行的。1956 年，B.Frankenhaeuser 和 L.Widén 发表了一项研究，试图解释阳极断裂激发的现象[13]。这种现象被描述为在神经节上应用电脉冲时正常神经传导行为的变化，其振幅（如研究中所示）是正常阈值的 10 倍，脉冲持续时间从小于 1 ms 到超过 100 ms。研究者指出，至少自 1898 年以来，实际现象是已知的[14]。他们解释了可逆和不可逆电穿孔现象，"因此，其结论是强（电）冲击在很大程度上损坏了节点……，而且这些节点或多或少是不被激活的"。因此"可以得出结论，强电冲击造成的影响在相当大程度上是可以逆转的"。Hodgkin[12]之前的一项研究以及其他一些研究被引用来支持他们的结论。

R.Stämpfli 与 A.F.Huxley 等合作，在 20 世纪 50 年代进行了一系列的研究，探索了蛙神经膜上的可逆和不可逆电穿孔。Stämpfli 和 Willi[15]指出："我们已经证实了 Frankenhaeuser 和 Widén[13]的观察结果，表明有髓神经的阳极断裂激发可以由强正脉冲引起。我们能够证明，这样的脉冲产生膜阻力和电位的故障，如果他们使膜电位增加 70 ～ 110 mV，这对应于膜上大约 50 万 V/cm 的电压梯度。如果只有一个短脉冲被给予，就像电解冷凝器一样，膜击穿后立即恢复。如果在 10 V 量级上应用非常强的正脉冲，膜就会被不可逆转地破坏。"Stämpfli 的报道指出，5 s 的脉冲在蛙神经纤维的单个绝缘 Ranvier 节点中可诱导 120 ～ 140 mV 的膜电位（对应于膜上的电压梯度约 500 000 V/cm），这些膜电阻可能会导致膜被击穿。在某些条件下，电击穿是可逆的，在另一些条件下是不可逆转的[16]。他描述了类似于电容器介电场击穿的现象。

20 世纪七八十年代的研究主要是在可逆电穿孔领域进行的，重点是开发新的用途和对导致这种现象的机制的基本认识。

1972 年，E.Neumann 和 K.Rosenheck 提出，电脉冲的幅度为 18 ～ 24 kV/cm，持续时间为 150 µs，可使牛肾髓质嗜铬细胞的细胞膜产生可逆透化作用，进而分泌肾上腺素、去甲肾上腺素、ATP 和蛋白质[72]。实验表明，温度增幅最大的是 6℃（最初为 0℃），因此，所观察到的可逆透化效应是非热效应。研究者将这种现象与神经元中的激素和神经递质的生理释放联系在一起，而不是认识到外部电场引起的跨膜电位的增加，从而导致可逆电穿孔。

U.Zimmerman 及其同事可能不了解 Sale 和 Hamilton 之前的研究，他们确定电场可导致细胞膜破裂，这可能是由于电子细胞计数器读数不一致。他们开发了一种将库尔特型计数器和平行板之间的实验与拉普拉斯方程的解法结合起来的方法，由此产生了关于细胞电穿孔所需的电参数的第一批系统数据。他们通过细胞外溶液中的细胞内容物，对于人和牛红细胞探讨了其细胞破裂与脉冲幅度及长度的关系。他们发现，脉冲长度为 50 ～ 100 μs，电场强度为 2.6 ～ 2.8 kV/cm 的膜击穿的程度最高。导致膜破裂的临界膜电位差约为 1 V。从 1974 年开始，这组研究结果发表在一系列论文中[21-22]。这一系列论文的参数与不可逆电穿孔有关。他们工作的实际成果是采用红细胞和淋巴细胞作为药物和酶载体系统的想法。此外，他们还发现，这些效应并不基于热效应，对人和牛红细胞有不同的渐近值。后一种现象表明，不同类型的细胞可能有不同的不可逆电穿孔阈值。

电化学疗法

K. Kinosita 和 T.Tsong[23] 提出，在红细胞透化实验中，应用电脉冲使细胞膜透化形成数个半径为数埃的孔隙。结果表明，这些孔隙的大小可以改变，而且它们最终会重新封闭，并通过循环系统使用透化细胞作为化学物质的载体。在评估细胞作为温度函数重新密封所需的时间之后，他们发现在 37℃ 条件下，不透性可迅速恢复，而细胞即使在应用脉冲 20 小时后仍在 3℃ 时保持高度透化性。

M. Okino、H. Mohri[29] 和 S.Orlowski 等[28] 提出，通过可逆电穿孔来可逆地透化细胞，可将细胞毒性剂引入恶性细胞，从而更有效地治疗肿瘤。

1989 年，K.T. Powell 等进行的电导实验表明[32]，对青蛙皮肤能够进行可逆电穿孔。研究没有说明这将如何影响药物通过皮肤，但它可能影响了 M.R.Prausnitz 等[36] 在 1993 年的以下发现，即通过电穿孔获得透皮药物输送。

L.M. Mir 于 1991 年发表了两篇关于利用可逆电穿孔治疗肿瘤的突破性论文，通过可逆电穿孔技术促进抗癌药物（如博来霉素等）渗入恶性细胞。他们以"电化学疗法"来描述这一过程[34]，并报道了电穿孔领域的第一个临床试验[35]。M.Belehradek 等报道了第一个临床Ⅰ～Ⅱ期临床试验的结果，在该试验中观察到患者耐受性良好、缺乏毒性和整体抗肿瘤作用。这些工作对临床肿瘤电化学疗法的进一步研究和发展起到了初步的激励作用[73]。

电化学疗法目前是可逆电穿孔最可靠的应用之一，并且正被临床用于肿瘤患者的治疗。有关该话题的最新评论信息可在文献[74-76]中找到。

皮肤电穿孔及其在药物输送中的应用成为组织可逆电穿孔的一个重要方面。1993 年发表了一项研究，该研究确立了皮肤电穿孔用于透皮药物的输送[36]，并对组织电穿孔的这一应用进行了多次评估[77]，包括最近关于该技术的体内实时监测的报告[78]。

1998 年[45]，在组织可逆电穿孔过程中观察到，血流被阻挡在应用电场的区域。这种现象称为血管锁[46]，在肌肉[46]、肝[45]和肿瘤组织[79]中已被注意到。血液流动的中断可能影响药物的输送[46]，随后出现局部缺血，这也可能对肿瘤的治疗是有益的[80]。此外，已经提出使用电穿孔试图中断血液流动，以暂时或永久地减少对目标区域的灌注[81-82]。Gehl 等[46]提出了血管锁产生原因的两个机制：①电刺激可立即反射由交感神经系统介导的小动脉血管收缩；②内皮细胞的渗透率可引起间质压增加和血管内压力降低，导致血管塌陷。

L.M.Mir 发表了一篇关于体内电透化，特别是用于电化学疗法和基因治疗中的 DNA 电转导考虑因素的评论文章[83]。他讨论了不同的研究方法来确定体内的电场分布。进一步讨论了在电化学疗法中提供高固有的细胞毒性药物和宿主免疫反应的参与，以及电脉冲的血管效应，选择药物腔内注射或静脉注射，适当的剂量，治疗对肿瘤边缘的影响，临床试验概述，以及该领域未来的挑战和考虑。同样，研究对 DNA 电转导领域进行了评估，并提出了仍未解答的问题，以呼吁继续研究脉冲电场在体内的不同影响和应用。

J. Gehl 及其同事还率先运用可逆电穿孔来加载癌细胞中的钙离子。各种研究已经发表，结果表明该技术可作为一种有效的抗癌治疗方法[84-85]。钙离子电穿孔可以通过 ATP 耗竭诱导细胞死亡，ATP 的这种减少可能是由于细胞的消耗，因钙离子对线粒体的影响而导致产量减少，以及通过透化膜的细胞向外释放[84]。钙离子电穿孔与电化学疗法显示的结果相似，可以使其成为比使用昂贵的细胞毒性药物更经济的选择[85]。此外，细胞外液中的钙离子浓度较高，可以降低成功转移和随后细胞死亡所需的电场[86]。

电融合疗法

Zimmermann[25]在论文中描述了应用可逆电穿孔使细胞之间相互融合。1989 年，Neumann 等发表的关于电穿孔和电融合的文章[87]描述了电融合、脂质双层电融合的动力学、蛋白酶在哺乳动物细胞电融合中的作用以及电穿孔的机制。电融合的主要生物医学应用之一是形成杂交瘤，以产生大量的抗体。电融合由于控制程度高，其效率得以提高，被认为比传统的化学品引起的细胞融合方法更具优势。最近，M.Kandušer 和 M.Ušaj[88]对细胞融合进行了评论。

电基因疗法

1982 年，Neumann 和他的同事在其出版物中首次使用电穿孔这一术语。他们用这个词来描述使用脉冲电场所导致的膜破裂，并介绍了使用可逆电穿孔将基因插入细胞的方法[26]。他们对电穿孔过程中毛细孔形成的经典热力学进行了分析。有意思的是，研究还重点提到在可逆电穿孔过程中，应注意避免使用不可逆参数。在这项工作之后的 20 年里，在可逆电穿孔的应用中，主要研究了不可逆电穿孔与可逆电穿孔之间的临界值。对电脉冲应用的研究催生出电穿孔领域的许多相关论文。

H.Potter et 等[27]设计了一种适合细胞悬液电穿孔的转染小槽，这使得微生物学研究人员使用电泳电源，以便通过电穿孔进行基因转染。不久，专门用于电穿孔的商用发生器被研发出来，而且这种转染技术在微生物学实验室中应用非常普遍。该技术及其应用的总结可在多个已发表的论文中找到[87, 89]。

1991 年，A.V. Titomirov 等发表了关于使用可逆电穿孔将质粒 DNA 引入活组织的第一份报告[33]。通过可逆电穿孔介导的组织细胞基因转染已成为生物技术和医学的一个重要领域。它也被发现可用于治疗肿瘤[90-91]。有关可逆电穿孔的这种特殊用途可参见一些评论和著作[33, 92-94]。

不可逆电穿孔

20 世纪 30 年代，人们关于电场对生物材料的热效应进行了深入研究[95-96]。G.M. McKinley 于 1936 年的报道[10]以及 20 世纪二三十年代由其他研究人员进行的实验得出的结论是，高频电场（10 ～ 100 MHz）对活组织造成的损伤不仅仅来自热源。McKinley 甚至提出，这种特殊的"代表"（指电场）可以作为一种微创治疗方法，对特定的组织进行选择性消融。尽管没有足够的方法学数据能得出结论，他的电穿孔研究也是在小鸡胚胎中进行的，但文章指出，电场对生物细胞造成的损伤，除了热损伤之外，还会有其他致伤机制。

A.L.Hodgkin[12]提出，里特尔（Ritter）强直现象（神经通电引起）与异常高电位差下膜绝缘性能的崩溃有关。这种解释描述了一个现象，相当于目前所说的不可逆电穿孔。即使是措辞，也表明了作为介电层的细胞膜被击穿的观点。实际上，细胞膜可以建模为薄介电层的概念在早前就提出过。1925 年，H.Fricke[97]通过分析红细胞的被动电学性质，假设细胞膜作为薄介电层结构，能够合理地推测膜厚度为 30 nm（实际为 7 nm）。此后，可以合理地预测，在活细胞状态下，会出现某种介电击穿现象，就像在大多数电介质中发生的那样。电介质中常见的击穿机制是雪崩击穿；当介质受到足够强的电场作用时，一些束缚的电子即释放并加速，然后这些电子可以在碰撞过程中释放更多的电子，导致电导率急剧增加，并在某些情况下导致介电材料的永久性物理损害。目前，人们普遍认为电穿孔不是由于电子雪崩引起的[98]，而是由于跨膜电压过高导致膜击穿所致，这一想法肯定有助于理解某些与电穿孔相关的实验观察。

20世纪上半叶的这些研究亮点表明，在这一时期进一步观察了电场对生物材料的影响，这与不可逆电穿孔现象一致。细胞膜是介电体，在电场作用下可以被击穿的观点似乎已经被接受。也许在这一时期，基于不可逆电穿孔有关发现的核心特征，人们认识到，虽然电能可以通过热效应对生物材料造成损伤，但也有电能可通过非热效应造成损伤的另一种机制。此外，似乎正在产生的证据表明，电场可对细胞膜产生不可逆转的损伤。

不可逆电穿孔最初被认为是可逆电穿孔的最高极限，那就需要避免某些情况，因为可逆电穿孔的目的是在细胞膜中制造瞬态毛孔，同时保持细胞活力。

与上述相关的是，可以注意到，大多数研究者只是认为电穿孔的致伤机制是由于细胞膜过度通透，并随之破坏透化平衡而导致细胞坏死。然而，在20世纪年代末，发表了两篇独立论文，通过体外实验证明电穿孔不仅可造成坏死，而且还诱导具有与细胞凋亡相似特征的细胞死亡[41, 99]。在这两篇论文中都提到，电穿孔可导致染色体DNA断裂，这被认为是随后凋亡的明确佐证。另一个有趣的结果来自J.Piñero等[41]的论文。作者提到使用电化学疗法治疗实体肿瘤，这可能表明该研究实际上提出使用不可逆电穿孔来治疗肿瘤。由于业界认为不可逆电穿孔会诱导组织坏死而不是凋亡，因此它被认为是可逆电穿孔的不良反应，并且要避免，以防止瞬间坏死而导致大量肿瘤坏死和可能造成溃疡[100]。

非热效应不可逆电穿孔用于组织消融

2003年，R.V.Davalos和B.Rubinsky针对使用经典不可逆电穿孔型脉冲（5 μs或更长）作为组织消融方法提交了一份美国临时专利申请。在随后于2005年发表的一份论文中，R.V.Davalos、L.M.Mir和B.Rubinsky建议可以应用IRE诱导细胞死亡并消融组织，同时减轻有害的热效应。这种方法有助于避免重要组织结构因热效应而导致的损伤，并有利于促进健康组织再生。该论文为将IRE作为一种独立的组织消融方式来实施奠定了基础。

这种提供IRE脉冲以最大限度地减少传统上被认为是热损伤的方法，标志着使用 IRE 作为治疗肿瘤技术系列研究的开始，这些肿瘤由于其靠近敏感结构被认为是无法经手术切除的。下面讨论了其中的几个问题，并罗列了从动物临床病例到人体临床试验再到目前最新研究的进展情况。

Rubinsky 的团队通过应用不可逆电穿孔治疗肝癌的系列研究来证实他们的假设。Edd 等证实 IRE 可以选择性消融啮齿动物的非病理性肝脏区域[101]。在这项研究中，应用脉冲 3 小时后的组织学评估显示出一系列有意义的特征：治疗区域出现微血管闭塞，内皮细胞变性或坏死，导致肝实质中的缺血性损伤和红细胞大量积聚。肝内呈现模糊的细胞边界，细胞变性、固缩和空泡变性。但另一方面，大血管结构保留完整。

J.Edd 和 R.V.Davalos 描述了如何利用计算机辅助的数学建模来预测 IRE 所产生病变的形态和程度[52]。这种建模的基本原则是，如果电场强度高于某一定值，则任何特定的组织区域都是可被电穿孔的。这种阈值根据组织的种类和 IRE 脉冲的特征（例如，脉冲的数量和脉冲的持续时间）是特定的。一旦通过实验获得这一阈值，通过计算机上的数值方法，就有可能根据电极结构和对这些电极施加的电压来预测组织中电场大小的分布。Miklavcic 研究小组是这种治疗计划方法学应用于体内可逆电穿孔方面的先驱[44]。

动物实验的 IRE 效应

在活体哺乳动物中进行的实验阐明了 IRE 的一些特点，并有助于临床采用这种消融方式治疗人类患者。诱导细胞死亡的非热机制仍然被认为是使用 IRE 消融肿瘤最吸引人的特征。

D.Maor 等介绍了一项试验性研究的结果，该研究将 IRE（10 个 100 μs，3800 V/cm 的脉冲）应用于大鼠颈动脉，其在手术后持续存活 28 天[102]。组织学显示血管结缔组织基本保持完整，而血管平滑肌细胞（vascular smooth muscle cells，VSMC）数量明显减少，没有动脉瘤、血栓形成或坏死等病理学观察结果。这些发现似乎表明，IRE 可以安全地应用于大血管附近。此外，VSMC 数量显著减少这一事实表明，IRE 可能具备治疗血管再狭窄和动脉粥样硬化等疾病的基础。事实上，Maor 及其合作者也对 IRE 治疗心血管再狭窄进行了研究[103]。

G.Onik 等通过超声引导经皮体内置入电极针，将 IRE 应用于犬前列腺消融[104]。诱发损伤组织的大体观显示，正常活组织与完全坏死组织间有非常明显的狭窄过渡区。尽管邻近结构（如尿道、血管、神经和直肠）不受 IRE 治疗过程的影响，但事实上这些区域是有意被纳入高电场覆盖区域的。

　　Gonzalez 等在实验条件相对接近的临床情况下对猪进行了 IRE 治疗[105]。切开切口暴露肝，通过超声辅助定位，以 18 号电极针实施 IRE 治疗。术后 24 小时、3 天、7 天和 14 天分别将动物处死，对切取的肝标本进行组织病理学分析。所有 14 只动物都在 IRE 治疗中幸存下来。研究发现，应用 IRE 脉冲后，每只动物都会发生不同程度的全身肌肉收缩，这种程度似乎与肌肉松弛药（该研究中使用潘库溴铵）的给药量有关。施加电脉冲后，超声检查显示 IRE 损伤的预期位置有明显的低回声区，在 24 小时内，超声图像显示该区域出现均匀高回声区。组织学分析表明，IRE 消融区持续坏死，该区与邻近未经处理的正常实质组织之间的过渡分界明显。大体组织学分析也显示，大血管结构未受明显影响。所有动物都在消融组织的引流区表现出外周淋巴结肿大。

　　B.Al-Sakere 等[53]在体内对皮下接种肿瘤小鼠实施 IRE 瘤灶消融，并研究其免疫反应。该研究的目的是阐明免疫系统在 IRE 消融肿瘤中的作用。他们的结论是，对于 IRE 有效消融的肿瘤组织其免疫系统不是必需的。因此，IRE 是一个可行的选择，可以用于治疗免疫抑制患者。在这项研究之前，对多个电穿孔方案进行了研究，这些方案可完全消除接种肿瘤小鼠的皮下瘤灶[54]。上述方案通过调整电脉冲参数获得了最佳结果，增加了用于 ECT 的以 1 Hz 递送的传统 8 个脉冲的数量。最佳结果是在 0.3 Hz（脉冲间隔 3.3 s）的情况下，80 个 100 μs 的脉冲，场强为 2500 V/cm。使用该方案，在 13 例接受治疗的肿瘤中，12 例完全消退，并且没有观察到热效应。

　　E.W.Lee 等在 2010 年图像引导 IRE 治疗的总结中，展示了 IRE 产生的消融区边界比其他消融模式更清晰的潜力[106]。超声波（US）可用于引导电极针放置在目标位置；计算机断层扫描（CT）和磁共振成像（MRI）可用于 IRE 前后肿瘤区域的可视化，并确认成功的消融。组织学分析显示被消融组织和活组织之间的分界在微米范围内（1 ~ 2 个细胞层厚度）[107]。

　　2011 年，R.V.Davalos 研究小组的两项独立研究报道了首例应用 IRE 治疗患病动物自然癌变组织的临床病例。P.A. garcia 等[108]对患自然恶性脑胶质瘤却无法手术的犬采用 IRE 治疗并辅以分次放疗。结果没有发现任何不良反应，在 20 个脉冲序列中输送 50 μs 脉冲，电压与距离比分别为 1000 V/cm 和 1250 V/cm，48 小时后肿瘤体积缩小了约 75%，IRE 治疗后第 16 天，开始随后的分次放疗。完全缓解 149 天，此时由于放射性脑病导致犬死亡。R.E.Neal Ⅱ 等[109]报道了患犬的治疗情况，该犬患有髋关节局灶性组织细胞肉瘤，引起坐骨神经病变和双侧骨盆及肢体无力。肿瘤初始体积大于 136 ml，位于由骨骼、肌肉、动脉和坐骨神经组成的异质组织内。采用 IRE 和化疗，6 个月后犬病情完全缓解。对复发和疑似化疗耐药肿瘤单独使用 IRE 均可完全消融，且对健康组织损伤最小。

IRE 在人体肿瘤消融中的应用

2010 年，G.Onik 和 B.Rubinsky 首次报道了 IRE 人体临床试验，16 例前列腺癌患者接受了一系列门诊手术[56]。患者均直接被随访，所有在 IRE 治疗前有效的患者在治疗后也都是有效的。2 名双侧区域接受治疗的患者需要 6 个月才能完全恢复功能。彩色多普勒超声显示，IRE 治疗后，神经血管束内血流不受影响。对 15 例前列腺癌患者实施 IRE 治疗后，取其之前已知肿瘤区域进行病理学组织活检，没有发现残留肿瘤病灶依据。1 例 PSA 值稍有变化的患者拒绝了术后病理活检，另外 1 名患者在肿瘤 IRE 治疗区域外发现了微小病灶（Gleason 6），对这名患者重新顺利实施了冷冻治疗。这项研究的一个重要发现是，IRE 治疗后，肿瘤消融区被坏死和纤维组织包围的血管结构和神经束仍保持完好无损。

2011 年，Thompson 在澳大利亚进行了另一项临床试验[57]。38 名肝、肺、肾肿瘤晚期患者共 69 处肿瘤接受了 IRE 治疗。结果观察到 66% 的肿瘤被完全消融，肺和肾肿瘤消融失败（或治疗不彻底）的比例最高。IRE 治疗以单极和双极实施，设定 70 μs 脉宽及 90 个脉冲，9 组各 10 个脉冲递送。IRE 治疗的并发症包括心律失常。4 名患者出现这一特殊问题后，采用心电同步脉冲输送，但是另外 2 名患者仍出现了心律失常。肝细胞肝癌患者 18 处肿瘤中的 15 处完全消融。初步表明肝肿瘤可能是 IRE 消融的最佳适应证选择。

对 44 例肝细胞肝癌（14 例消融）、结直肠转移（20 例消融）和其他类型的转移癌（10 例消融）患者进行 48 次 IRE 治疗后，局部无复发生存率在 3 个月、6 个月和 12 个月者分别为 97.4%、94.6% 和 59.5%。体积大于 4 cm 以上的肿瘤患者复发率较高[110]。

IRE 也被用于局部晚期胰腺癌的治疗。2012 年的一项研究评估了 IRE 降低和控制这种疾病的有效性[111]。14 名患者中，肿瘤平均直径为 3.3 cm。1 名患者接受了 2 次 IRE 治疗，3 名患者出现了肿瘤转移。结果显示仅 1 例并发急性胰腺炎。IRE 治疗后立即进行扫描，24 小时后显示血管通畅得到了保留。转移性肿瘤患者最终死于肿瘤进展，但 2 名治疗成功的患者在 11 个月和 14 个月时均未出现任何肿瘤迹象。

一项 IRE 治疗多中心临床试验[112]报道，对 27 例局部晚期胰腺癌（locally advanced pancreatic cancer，LAPC）患者应用 IRE 治疗，同时或不同时进行部分手术切除。除接受经皮 IRE 治疗的患者外，其他患者都是在手术过程中接受 IRE 治疗的。没有胰腺炎病例和瘘管形成的报告，但有 1 例由于肝、肾衰竭在 90 天时死亡。1 个病例出现了可能与 IRE 治疗相关的并发症。在 27 名患者中，有 26 人在 90 天的随访中仍然存活，没有肿瘤复发的证据。此外，据报道，与 IRE 治疗前相比，依靠麻醉药来控制疼痛的患者显著减少。研究显示，应用 IRE 治疗局部晚期胰腺癌，其疗效可靠，且相对安全。

随后的两个多中心机构及其前瞻性审查委员会（institutional review board，IRB）批准了 2014 年和 2015 年的评估报告，其重点是应用 IRE 治疗局部晚期肿瘤。前者[113]评估了 107 名接受过 117 次 IRE 治疗的患者，这些患者的肿瘤被血管结构包绕（距离主要血管 < 5 mm）。这种血管侵袭使得肿瘤无法被切除，也不适合热消融。这些病例包括胰腺癌 84 例，肝肿瘤 17 例，其余包括肺癌、肾癌、纵隔肿瘤、盆腔癌和前列腺癌。胰腺癌和开放式手术的并发症更多，最常见的是出血、静脉血栓和胆道并发症。局部无复发生存期为 12.7 个月，无明显血管并发症发生。2017 年发表的研究[58]报道了 200 例 LAPC 患者（Ⅲ期），单独接受 IRE 治疗（$n = 150$）或胰腺切除联合 IRE 治疗（$n = 50$），这也是迄今为止最大样本的总结资料。对所有患者均成功完成 IRE 治疗；其中 52% 的患者在 IRE 之前 6 个月（中位数）内接受了放、化疗。6 例患者出现局部复发，随访中位数为 29 个月。根据文献报道，本组患者的中位总生存期为 24.9 个月，时间跨度为 4.9～85 个月，为强化患者 IRE 治疗效果，辅以化疗和放、化疗，以延缓病情进展。

IRE 治疗已成功地通过剖腹手术[112, 114]、腹腔镜[110]和经皮切口[111, 115]手术完成。经皮 IRE 治疗并发症少[113]，侵袭性较低，恢复快。由此引出了一项关于 LAPC 经皮穿刺 IRE 治疗的特殊研究[116]，该研究起因是对一名 67 岁胰腺肿瘤患者（Ⅲ期）进行经腹侧入路穿刺障碍。由于最常用的经腹侧入路实施 IRE 治疗会带来高风险的并发症，因此通过背侧入路，在紧贴结肠血管和十二指肠的 5 cm 肿瘤组织内放置电极。这是关于这种特殊情况下成功实施 IRE 治疗经背侧入路穿刺的首次报道，为复杂形态肿瘤患者的 IRE 治疗穿刺入路提供了可替代的途径。

IRE 也被用于治疗肾肿瘤。除了 Thomson 等首次进行的上述研究[57]，Pech 等也在 2011 年几乎同时进行了类似研究[117]。Trimmer 等报道了应用 IRE 消融肾肿瘤的最大型的临床研究[118]。其中 20 例为 T_{1a} 肾癌（$n = 13$），不确定肿块（$n = 5$）或良性肿块（$n = 2$）的患者接受 CT 引导的 IRE 治疗。肿瘤平均直径为 2.2±0.7 cm。尽管 7 名患者出现了包括难以控制的疼痛、尿潴留和自限性肾周血肿在内的轻微并发症，但所有患者均治疗成功，无严重并发症。不完全消融导致 2 名患者在 6 周时接受补救性治疗；6 个月后全部 15 例患者均无复发迹象；在 IRE 治疗后 1 年仅观察到 1 例患者复发。这项研究尽管有选择性偏倚——所有肿瘤都很小，远离主要血管或关键结构，但它证实了应用 IRE 治疗肾肿瘤的安全性。

最近发表了一篇关于使用 IRE 治疗肾肿瘤的评论[119]。作者警示，IRE 治疗过程中，使用与肝肿瘤相同的参数来消融肾肿瘤时应谨慎。另外，还需通过Ⅰ期和Ⅱ期前瞻性临床试验评估 IRE 治疗肾癌的安全性和有效性[120]。Wendler 等报道了"IRENE 试验"，即肾肿瘤经皮 IRE 治疗 28 天后，对部分肾切除标本进行组织病理学分析，进而评估肾肿瘤消融的完整性。IRE 治疗后第 2 天、第 7 天和第 28 天进行 MRI 检查，并进行图像分析，以比较和评估其变化[120]。Wagstaff 等报道了一个小样本量（10 例而不是 20 例患者）的相似方案，其中对肿瘤大小不加以限制，预期接受根治性肾切除术的患者被纳入研究[121]。该研究的目的是通过切除标本行组织病理学检查，以评估肾肿瘤 IRE 治疗的安全性和有效性，以及 MRI 和 CEUS 消融区的影像学检查。IRENE 试验第一批 3 名患者的初步结果于最近公布[122]。采用 IRE 治疗直径为 15 ～ 17 mm 的肾细胞癌；结果显示，3 名患者肿瘤消融区均呈现阴性边缘，其中 2 名患者的肿瘤组织完全坏死,1 名患者的肿瘤中心部位残余瘤灶不明确。作为这些临床试验的一部分，更多结果将被继续收集，这有助于进一步优化 IRE 治疗参数，以便成功治疗肾肿瘤。如果得出的结论是，与其他常用的消融技术相比，IRE 并不具很大优势，那么 IRE 作为一种非热消融方式，特别适用于治疗邻近血管、肾盂附近的中央型肾肿瘤[119]。

IRE 的其他应用

IRE 的非肿瘤学应用包括通过肾交感神经去神经治疗高血压[123]；其可行性来自射频消融在该领域的先期成功案例[124-125]，应用 IRE 治疗高血压，既可避免实施过程中的热效应，又可减少血管并发症的发生。另外，IRE 还可用于预防血管成形术后动脉再狭窄；Rubinsky 小组通过一系列研究证实了这一观点[103, 126-127]，结果显示血管平滑肌细胞通过血管内 IRE 消融，其中弹性层保持完整，内皮层可再生。血管结缔组织基质无损伤，未观察到动脉瘤或血栓形成；这些发现突出强调了在心血管疾病治疗中使用 IRE 的作用。

IRE 的另一个应用是在组织工程领域。2017 年初发表的一项研究评估了其在细菌纤维素支架中引入孔隙的可行性，通过提供足够高的脉冲电场，可以在特定位置和在纤维素生产过程中的特定时间杀灭细菌[128]。另外，也有应用 IRE 来实施器官去细胞化的研究[129]；因其以非热效应消融组织细胞，同时可保留细胞外基质、血管和神经特性，在组织工程学和再生医学领域显示出了潜在的应用价值。同样，IRE 的这些特征也被应用于伤口愈合和无瘢痕皮肤再生[130-131]、器官再生[132]以及作为烧伤创面的抗菌处理[133]。

参考文献

1. Reilly JP. Applied bioelectricity: from electrical stimulation to electropathology. New York: Springer; 1998.
2. Prausnitz MR. A practical assessment of transdermal drug delivery by skin electroporation. Adv Drug Deliv Rev. 1999;35:61–76.
3. Vanbever R, Préat V. In vivo efficacy and safety of skin electroporation. Adv Drug Deliv Rev. 1999;35:77–88.
4. Noad HM. Lectures on electricity; comprising galvanism, magnetism, electro-magnetism, magneto- and thermo- electricity, and electo-physiology. 3rd ed. London: George Knight and Sons; 1849.
5. Fuller GW. Report on the investigations into the purification of the Ohio river water at Louisville Kentucky. New York: D. Van Nostrand Company; 1898.
6. Rockwell AD. The medical and surgical uses of electricity: including the X-ray, Finsen light, vibratory therapeutics, and high-frequency currents. New York: E.B. Treat & Company; 1903.
7. Abidor IG, Li LH, Hui SW. Studies of cell pellets: II. Osmotic properties, electroporation, and related phenomena: membrane interactions. Biophys J. 1994;67:427–35.
8. Jex-Blake AJ. Death by electric currents and by lightning. The Goulstonian lectures for 1913. Br Med J. 1913;11:425–552., 492–498, 548–552, 601–603.
9. O'Keefe Gatewood M, Zane RD. Lightning injuries. Emerg Med Clin North Am. 2004;22:369–403.
10. McKinley GM. Short electric wave radiation in biology. In: Duggar BM, editor. Biological effects of radiation, vol. 1. New York: McGraw-Hill Book Co; 1936. p. 541–58.
11. Nyrop JE. A specific effect of high-frequency electric currents on biological objects. Nature. 1946;157:51–2.
12. Hodgkin AL. The ionic basis of electrical activity in nerve and muscle. Biol Rev Camb Philos Soc. 1951;26:339–409.
13. Frankenhaeuser B, Widén L. Anode break excitation in desheathed frog nerve. J Physiol. 1956;131:243–7.
14. Biedermann W. Electro-physiology, vol. 2. London: Macmillan; 1898.
15. Stämpfli R, Willi M. Membrane potential of a Ranvier node measured after electrical destruction of its membrane. Exp Dermatol. 1957;13:297–8.
16. Stämpfli R. Reversible electrical breakdown of the excitable membrane of a Ranvier node. An Acad Bras Cienc. 1957;30:57–63.
17. Doevenspeck H. Influencing cells and cell walls by electrostatic impulses. Fleishwirtshaft. 1961;13:986–7.
18. Sale AJH, Hamilton WA. Effects of high electric fields on microorganisms. 1. Killing of bacteria and yeasts. Biochim Biophys Acta. 1967;148:781–8.
19. Hamilton WA, Sale AJH. Effects of high electric fields on microorganisms. 2. Mechanism of action of the lethal effect. Biochim Biophys Acta. 1967;148:789–800.
20. Sale AJH, Hamilton WA. Effects of high electric fields on microorganisms. 3. Lysis of erythrocytes and protoplasts. Biochim Biophys Acta. 1968;163:37–43.

21. Zimmermann U, Pilwat G, Riemann F. Dielectric breakdown of cell membranes. Biophys J. 1974;14:881–99.
22. Riemann F, Zimmermann U, Pilwat G. Release and uptake of haemoglobin and ions in red blood cells induced by dielectric breakdown. Biochim Biophys Acta. 1975;394:449–62.
23. Kinosita KJ, Tsong TY. Formation and resealing of pores of controlled sizes in human erythrocyte membrane. Nature. 1977;268:438–41.
24. Belov SV. Effects of high-frequency current parameters on tissue coagulation. Biomed Eng. 1978;12:209–11.
25. Zimmermann U. Electric field-mediated fusion and related electrical phenomena. Biochim Biophys Acta. 1982;694:227–77.
26. Neumann E, Schaeffer-Ridder M, Wang Y, Hofschneider PH. Gene transfer into mouse lymphoma cells by electroporation in high electric fields. EMBO J. 1982;1:841–5.
27. Potter H, Weir L, Leder P. Enhancer-dependent expression of human kappa immunoglobulin genes introduced into mouse pre-B lymphocytes by electroporation. Proc Natl Acad Sci U S A. 1984;81:7161–5.
28. Orlowskim S, Belehradek JJ, Paoletti C, Mir LM. Transient electropermeabilization of cells in culture. Increase of the cytotoxicity of anticancer drugs. Biochem Pharmacol. 1988;34:4727–33.
29. Okino M, Mohri H. Effects of a high-voltage electrical impulse and an anticancer drug on in vivo growing tumors. Jpn J Cancer Res. 1987;78:1319–21.
30. Lee RC, Kolodney MS. Electrical injury mechanisms: electrical breakdown of cell membranes. Plast Reconstr Surg. 1987;80:672–9.
31. Lee RC, Gaylor DC, Bhatt D, Israel DA. Role of cell membrane rupture in the pathogenesis of electrical trauma. J Surg Res. 1988;44:709–19.
32. Powell KT, Morgenthaler AW, Weaver JC. Tissue electroporation. Observation of reversible electrical breakdown in viable frog skin. Biophys J. 1989;56:1163–71.
33. Titomirov AV, Sukharev S, Kistanova E. In vivo electroporation and stable transformation of skin cells of newborn mice by plasmid DNA. Biochim Biophys Acta. 1991;1088:131–4.
34. Mir LM, Orlowski S, Belehradek JJ, Paoletti C. Electrochemotherapy potentiation of antitumour effect of bleomycin by local electric pulses. Eur J Cancer. 1991;27:68–72.
35. Mir LM, Belehradek M, Domenge C, Orlowski S, Poddevin B, Belehradek JJ, et al. Electrochemotherapy, a new antitumor treatment: first clinical trial. C R Acad Sci III. 1991;313:613–8.
36. Prausnitz MR, Bose VG, Langer R, Weaver JC. Electroporation of mammalian skin: a mechanism to enhance transdermal drug delivery. Proc Natl Acad Sci U S A. 1993;90:10504–8.
37. Bhatt DL, Gaylor DC, Lee RC. Rhabdomyolysis due to pulsed electric fields. Plast Reconstr Surg. 1990;86(1):1–11., pp. 1–11.
38. Abramov GS, Bier M, Capelli-Schellpfeffer M, Lee RC. Alteration in sensory nerve function following electrical shock. Burns. 1996;22:602–6.
39. Bier M, Hammer SM, Canaday DJ, Lee RC. Kinetics of sealing for transient electropores in isolated mammalian skeletal muscle cells. Bioelectromagnetics. 1999;20:194–201.
40. Lee RC, River LP, Pan FS, Ji L, Wollmann RL. Surfactant-induced sealing of electropermeabilized skeletal muscle membranes in vivo. Proc Natl Acad Sci U S A. 1992;89:4524–8.
41. Piñero J, Lopez-Baena M, Ortiz T, Cortes F. Apoptotic and necrotic cell death are both induced by electroporation in HL60 human promyeloid leukaemia cells. Apoptosis. 1997;2:330–6.
42. Schoenbach KH, Peterkin FE, Alden RWI, Beebe SJ. The effect of pulsed electric fields on biological cells: experiments and applications. IEEE Trans Plasma Sci. 1997;25:284–92.
43. Schoenbach KH, Beebe SJ, Buescher ES. Intracellular effect of ultrashort electrical pulses. Bioelectromagnetics. 2001;22:440–8.
44. Miklavcic D, Beravs K, Semrov D, Cemazar M, Demsar F, Sersa G. The importance of electric field distribution for effective in vivo electroporation of tissues. Biophys J. 1998;74:2152–8.
45. Ramirez LH, Orlowski S, An D, Bindoula G, Dzodic R, Ardouin P, et al. Electrochemotherapy on liver tumours in rabbits. Br J Cancer. 1998;77:2104–11.

46. Gehl J, Skovsgaard T, Mir LM. Vascular reactions to in vivo electroporation: characterization and consequences for drug and gene delivery. Biochim Biophys Acta. 2002;1569:51–8.

47. Al-Khadra A, Nikolski V, Efimov IR. The role of electroporation in defibrillation. Circ Res. 2000;87:797–804.

48. Davalos RV, Rubinsky B. Tissue ablation with irreversible electroporation. US Application 10/571,162. Filed: 12/24/04 Issued 11/1/11 Patent No. 8,048,067. 2004.

49. Yao C, Sun C, Mi Y, Xiong L, Wang S. Experimental studies on killing and inhibiting effects of steep pulsed electric field (SPEF) to target cancer cell and solid tumor. IEEE Trans Plasma Sci. 2004;32:1626–33.

50. Davalos RV, Mir LM, Rubinsky B. Tissue ablation with irreversible electroporation. Ann Biomed Eng. 2005;33:223.

51. Rubinsky B, Onik G, Mikus P. Irreversible electroporation: a new ablation modality – clinical implications. Technol Cancer Res Treat. Feb 2007;6:37–48.

52. Edd JF, Davalos RV. Mathematical modeling of irreversible electroporation for treatment planning. Technol Cancer Res Treat. 2007;6:275–86.

53. Al-Sakere B, Bernat C, Andre F, Connault E, Opolon P, Davalos RV, et al. A study of the immunological response to tumor ablation with irreversible electroporation. Technol Cancer Res Treat. 2007;6:301–6.

54. Al-Sakere B, André F, Bernat C, Connault E, Opolon P, Davalos RV, et al. Tumor ablation with irreversible electroporation. PLoS One. 2007;2:e1135.

55. Lavee J, Onik G, Mikus P, Rubinsky B. A novel nonthermal energy source for surgical epicardial atrial ablation: irreversible electroporation. Heart Surg Forum. 2007;10:E162–7.

56. Onik G, Rubinsky B, editors. Irreversible electroporation: first patient experience focal therapy of prostate cancer (irreversible electroporation). Berlin: Springer; 2010. p.^pp. Pages

57. Thomson KR, Cheung W, Ellis SJ, Federman D, Kavnoudias H, Loader-Oliver D, et al. Investigation of the safety of irreversible electroporation in humans. J Vasc Interv Radiol. 2011;22:611–21.

58. Martin RCG, Kwon D, Chalikonda S, Sellers M, Kotz E, Scoggins C, et al. Treatment of 200 locally advanced (stage III) pancreatic adenocarcinoma patients with irreversible electroporation: safety and efficacy. Ann Surg. 2015;262:486–94.

59. Nollet JA. Recherches sur les causes particulieres des phénoménes électriques. Paris: Chez H.L. Guerin & L.F. Delatour; 1754.

60. Ivorra A, Rubinsky B. Historical review of irreversible electroporation in medicine. In: Boris Rubinsky, editor. Irreversible electroporation. Springer, Berlin; 2010. p. 1–21.

61. Malik MA, Ghaffar A, Malik SA. Water purification by electrical discharges. Plasma Sources Sci Technol. 2001;10:82.

62. Eliasson B, Hirth M, Kogelschatz U. Ozone synthesis from oxygen in dielectric barrier discharges. J Phys D Appl Phys. 1987;20:1421.

63. Liu C, Xie X, Zhao W, Liu N, Maraccini PA, Sassoubre LM, et al. Conducting nanosponge electroporation for affordable and high-efficiency disinfection of bacteria and viruses in water. Nano Lett. 2013;13:4288–93.

64. Liu C, Xie X, Zhao W, Yao J, Kong D, Boehm AB, et al. Static electricity powered copper oxide nanowire microbicidal electroporation for water disinfection. Nano Lett. 2014;14:5603–8.

65. Toepfl S, Mathys A, Heinz V, Knorr D. Review: potential of high hydrostatic pressure and pulsed electric fields for energy efficient and environmentally friendly food processing. Food Rev Intl. 2006;22:405–23.

66. Saulis G. Electroporation of cell membranes: the fundamental effects of pulsed electric fields in food processing. Food Eng Rev. 2010;2:52–73.

67. Mahnič-Kalamiza S, Vorobiev E, Miklavčič D. Electroporation in food processing and biorefinery. J Membr Biol. 2014;247:1279–304.

68. Burton H. A survey of literature on bacterial effects of short electromagnetic waves. Shinfield: National Institute for Research in Dairying; 1949.

69. Maxwell JC. A treatise on electricity and magnetism. 3rd ed. Oxford: Clarendon Press; 1904.

70. Cole KS. Electric impedance of suspensions of spheres. J Gen Physiol. 1928;12:29–36.
71. Miklavcic D, Kotnik T. Electroporation for electrochemotherapy and gene therapy. In: Rosch PJ, Markov MS, editors. Bioelectromagnetic medicine. New York: Informa Health Care; 2004. p. 637–56.
72. Neumann E, Rosenheck K. Permeability changes induced by electric impulses in vesicular membranes. J Membr Biol. 1972;29:279–90.
73. Belehradek M, Domenge C, Luboinski B, Orlowski S, Belehradek J, Mir LM. Electrochemotherapy, a new antitumor treatment. First clinical phase I–II trial. Cancer. 1993;72:3694–700.
74. Mali B, Jarm T, Snoj M, Sersa G, Miklavcic D. Antitumor effectiveness of electrochemo-therapy: a systematic review and meta-analysis. Eur J Surg Oncol (EJSO). 2013;39:4–16.
75. Queirolo P, Marincola F, Spagnolo F. Electrochemotherapy for the management of melanoma skin metastasis: a review of the literature and possible combinations with immunotherapy. Arch Dermatol Res. 2014;306:521–6.
76. Miklavčič D, Mali B, Kos B, Heller R, Serša G. Electrochemotherapy: from the drawing board into medical practice. Biomed Eng Online. 2014;13:29.
77. Prausnitz MR, Mitragotri S, Langer R. Current status and future potential of transdermal drug delivery. Nat Rev Drug Discov. 2004;3:115–24.
78. Blagus T, Markelc B, Cemazar M, Kosjek T, Preat V, Miklavcic D, et al. In vivo real-time monitoring system of electroporation mediated control of transdermal and topical drug deliv-ery. J Control Release. 2013;172:862–71.
79. Sersa G, Cemazar M, Parkins CS, Chaplin DJ. Tumour blood flow changes induced by appli-cation of electric pulses. Eur J Cancer. 1999;35:672–7.
80. Sersa G, Jarm T, Kotnik T, Coer A, Podkrajsek M, Sentjurc M, et al. Vascular disrupting action of electroporation and electrochemotherapy with bleomycin in murine sarcoma. Br J Cancer. 2008;98:388–98.
81. Rubinsky B, Edd J, Horowitz L. Electroporation to interrupt blood flow. USA Patent 12/163727. 2004.
82. Palanker D, Vankov A, Freyvert Y, Huie P. Pulsed electrical stimulation for control of vasculature: temporary vasoconstriction and permanent thrombosis. Bioelectromagnetics. 2008;29:100–7.
83. Mir LM. Therapeutic perspectives of in vivo cell electropermeabilization. Bioelectrochemistry. 2001;53:1–10.
84. Frandsen SK, Gissel H, Hojman P, Tramm T, Eriksen J, Gehl J. Direct therapeutic appli-cations of calcium electroporation to effectively induce tumor necrosis. Cancer Res. 2012;72:1336–41.
85. Frandsen SK, Gissel H, Hojman P, Eriksen J, Gehl J. Calcium electroporation in three cell lines: a comparison of bleomycin and calcium, calcium compounds, and pulsing conditions. Biochim Biophys Acta (BBA) Gen Subj. 2014;1840:1204–8.
86. Hansen EL, Sozer EB, Romeo S, Frandsen SK, Vernier PT, Gehl J. Dose-dependent ATP depletion and cancer cell death following calcium electroporation, relative effect of calcium concentration and electric field strength. PLoS One. 2015;10:e0122973.
87. Neumann E, Sowers AE, Jordan CA, editors. Electroporation and electrofusion in cell biol-ogy. New York: Plenum Press; 1989. p.^pp. Pages
88. Kanduser M, Usaj M. Cell electrofusion: past and future perspectives for antibody production and cancer cell vaccines. Expert Opin Drug Deliv. 2014;11:1885–98.
89. Nickoloff JA, editor. Electroporation protocols for microorganisms. Totowa: Humana Press; 1995. p.^pp. Pages
90. Daud AI, DeConti RC, Andrews S, Urbas P, Riker AI, Sondak VK, et al. Phase I trial of interleukin-12 plasmid electroporation in patients with metastatic melanoma. J Clin Oncol. 2008;26:5896–903.
91. Tamura T, Sakata T. Application of in vivo electroporation to cancer gene therapy. Curr Gene Ther. 2003;3:59–64.
92. Jaroszeski MJ, Gilbert R, Nicolau C, Heller R. Delivery of genes in vivo using pulsed electric fields. Methods Mol Med. 2000;37:173–86.

93. Mir LM, Moller PH, André F, Gehl J. Electric pulse-mediated gene delivery to various animal tissues. Adv Genet. 2005;54:83–114.

94. Andre F, Mir L. DNA electrotransfer: its principles and an updated review of its therapeutic applications. Gene Ther. 2004;11:S33–42.

95. Christie RV, Binger CA. An experimental study of Diathermy IV. Evidence for the penetration of high frequency currents through the living body. J Exp Med. 1927;46:715–34.

96. Weinberg ED, Ward GE. Diathermy and regeneration of bone. Arch Surg. 1934;28:1121–9.

97. Fricke H. A mathematical treatment of the electric conductivity and capacity of disperse systems. II. The capacity of a suspension of conducting spheroids surrounded by a non-conducting membrane for a current of low frequency. Phys Rev. 1925;26:678–81.

98. Crowley JM. Electrical breakdown of bimolecular lipid membranes as an electromechanical instability. Biophys J. 1973;13:711–24.

99. Hofmann F, Ohnimus H, Scheller C, Strupp W, Zimmermann U, Jassoy C. Electric field pulses can induce apoptosis. J Membr Biol. 1999;169:103–9.

100. Miklavcic D, Semrov D, Mekid H, Mir LM. A validated model of in vivo electric field distribution in tissues for electrochemotherapy and for DNA electrotransfer for gene therapy. Biochim Biophys Acta. 2000;1523:73–83.

101. Edd J, Horowitz L, Davalos RV, Mir LM, Rubinsky B. In-vivo results of a new focal tissue ablation technique: irreversible electroporation. IEEE Trans Biomed Eng. 2006;53:1409–15.

102. Maor E, Ivorra A, Leor J, Rubinsky B. The effect of irreversible electroporation on blood vessels. Technol Cancer Res Treat. 2007;6:307–12.

103. Maor E, Ivorra A, Leor J, Rubinsky B. Irreversible electroporation attenuates neointimal formation after angioplasty. IEEE Trans Biomed Eng. 2008;55:2268–74.

104. Onik G, Rubinsky B, Mikus P. Irreversible electroporation: implications for prostate ablation. Technol Cancer Res Treat. 2007;6:295–300.

105. Gonzalez CA, Rojas R, Villanueva C, Rubinsky B. Inductive phase shift spectroscopy for volumetric brain edema detection: an experimental simulation. 2007 Ann Int Conf IEEE Eng Med Biol Soc. 2007;1–16:2346–9.

106. Lee EW, Thai S, Kee ST. Irreversible electroporation: a novel image-guided cancer therapy. Gut Liver. 2010;4(Suppl 1):S99–s104.

107. Lee EW, Chen C, Prieto VE, Dry SM, Loh CT, Kee ST. Advanced hepatic ablation technique for creating complete cell death: irreversible electroporation. Radiology. 2010;255:426–33.

108. Garcia PA, Pancotto T, Rossmeisl JH, Henao-Guerrero N, Gustafson NR, Daniel GB, et al. Non-thermal irreversible electroporation (N-TIRE) and adjuvant fractionated radiotherapeutic multimodal therapy for intracranial malignant glioma in a canine patient. Technol Cancer Res Treat. 2011;10:73–83.

109. Neal RE 2nd, Rossmeisl JH Jr, Garcia PA, Lanz OI, Henao-Guerrero N, Davalos RV. Successful treatment of a large soft tissue sarcoma with irreversible electroporation. J Clin Oncol. 2011;29:e372–7.

110. Cannon R, Ellis S, Hayes D, Narayanan G, Martin RC 2nd. Safety and early efficacy of irreversible electroporation for hepatic tumors in proximity to vital structures. J Surg Oncol. 2013;107:544–9.

111. Narayanan G, Hosein PJ, Arora G, Barbery KJ, Froud T, Livingstone AS, et al. Percutaneous irreversible electroporation for downstaging and control of unresectable pancreatic adenocarcinoma. J Vasc Interv Radiol. 2012;23:1613–21.

112. Martin RC 2nd, McFarland K, Ellis S, Velanovich V. Irreversible electroporation therapy in the management of locally advanced pancreatic adenocarcinoma. J Am Coll Surg. 2012;215:361–9.

113. Martin RC, Philips P, Ellis S, Hayes D, Bagla S. Irreversible electroporation of unresectable soft tissue tumors with vascular invasion: effective palliation. BMC Cancer. 2014;14:1–9.

114. Martin RC 2nd, McFarland K, Ellis S, Velanovich V. Irreversible electroporation in locally advanced pancreatic cancer: potential improved overall survival. Ann Surg Oncol. 2013;20(Suppl 3):S443–9.

115. Bagla S, Papadouris D. Percutaneous irreversible electroporation of surgically unresectable pancreatic cancer: a case report. J Vasc Intervent Radiol JVIR. 2012;23:142–5.
116. Scheffer HJ, Melenhorst MCAM, Vogel JA, van Tilborg AAJM, Nielsen K, Kazemier G, et al. Percutaneous irreversible electroporation of locally advanced pancreatic carcinoma using the dorsal approach: a case report. Cardiovasc Intervent Radiol. 2014;38:760–5.
117. Pech M, Janitzky A, Wendler JJ, Strang C, Blaschke S, Dudeck O, et al. Irreversible electroporation of renal cell carcinoma: a first-in-man phase I clinical study. Cardiovasc Intervent Radiol. 2011;34:132–8.
118. Trimmer CK, Khosla A, Morgan M, Stephenson SL, Ozayar A, Cadeddu JA. Minimally invasive percutaneous treatment of small renal tumors with irreversible electroporation: a single-center experience. J Vasc Interv Radiol. 2015;26:1465–71.
119. Narayanan G, Doshi MH. Irreversible Electroporation (IRE) in renal tumors. Curr Urol Rep. 2016;17:1–7.
120. Wendler JJ, Porsch M, Nitschke S, Kollermann J, Siedentopf S, Pech M, et al. A prospective phase 2a pilot study investigating focal percutaneous irreversible electroporation (IRE) ablation by NanoKnife in patients with localised renal cell carcinoma (RCC) with delayed interval tumour resection (IRENE trial). Contemp Clin Trials. 2015;43:10–9.
121. Wagstaff PG, de Bruin DM, Zondervan PJ, Savci Heijink CD, Engelbrecht MR, van Delden OM, et al. The efficacy and safety of irreversible electroporation for the ablation of renal masses: a prospective, human, in-vivo study protocol. BMC Cancer. 2015;15:165.
122. Wendler JJ, Ricke J, Pech M, Fischbach F, Jürgens J, Siedentopf S, et al. First delayed resection findings after Irreversible Electroporation (IRE) of human localised renal cell carcinoma (RCC) in the IRENE pilot phase 2a trial. Cardiovasc Intervent Radiol. 2015;39:239–50.
123. Deipolyi AR, Golberg A, Yarmush ML, Arellano RS, Oklu R. Irreversible electroporation: evolution of a laboratory technique in interventional oncology. Diagn Interv Radiol. 2014;20:147–54.
124. Bunte MC, Infante de Oliveira E, Shishehbor MH. Endovascular treatment of resistant and uncontrolled hypertension: therapies on the horizon. JACC Cardiovasc Interv. 2013;6:1–9.
125. Krum H, Schlaich M, Whitbourn R, Sobotka PA, Sadowski J, Bartus K, et al. Catheter-based renal sympathetic denervation for resistant hypertension: a multicentre safety and proof-of-principle cohort study. Lancet. 373:1275–81.
126. Maor E, Ivorra A, Rubinsky B. Non thermal irreversible electroporation: novel technology for vascular smooth muscle cells ablation. PLoS One. 2009;4:e4757.
127. Maor E, Ivorra A, Mitchell JJ, Rubinsky B. Vascular smooth muscle cells ablation with endovascular nonthermal irreversible electroporation. J Vasc Interv Radiol. 2010;21:1708–15.
128. Baah-Dwomoh A, Rolong A, Gatenholm P, Davalos R. The feasibility of using irreversible electroporation to introduce pores in bacterial cellulose scaffolds for tissue engineering. Appl Microbiol Biotechnol. 2015;99:4785–4794., pp. 1–10.
129. Sano M, Neal R, Garcia P, Gerber D, Robertson J, Davalos R. Towards the creation of decellularized organ constructs using irreversible electroporation and active mechanical perfusion. Biomed Eng Online. 2010;9:83.
130. Golberg A, Broelsch GF, Bohr S, Mihm MC, Austen WG, Albadawi H, et al. Non-thermal, pulsed electric field cell ablation: a novel tool for regenerative medicine and scarless skin regeneration. Technology. 2013;1:1–7.
131. Golberg A, Khan S, Belov V, Quinn KP, Albadawi H, Felix Broelsch G, et al. Skin rejuvenation with non-invasive pulsed electric fields. Sci Rep. 2015;5:10187., 05/12/online.
132. Golberg A, Bruinsma BG, Jaramillo M, Yarmush ML, Uygun BE. Rat liver regeneration following ablation with irreversible electroporation. Peer J. 2016;4:e1571.
133. Golberg A, Broelsch GF, Vecchio D, Khan S, Hamblin MR, Austen WG Jr, et al. Eradication of multidrug-resistant A. baumannii in burn wounds by antiseptic pulsed electric field. Technology. 2014;2:153–60.

第二部分
临床前研究

第三章 临床不可逆电穿孔中的 多尺度生物物理原理

Daniel C. Sweeney，Robert E. Neal II，and Rafael V. Davalos

引言

不可逆电穿孔（irreversible electroporation，IRE）是一种在目标组织中产生短暂而强大电场的局部消融方法。这些电场在细胞水平工作，在保持细胞外成分结构完整的同时，对细胞膜进行电穿孔或透化[12]。IRE技术的发展显著改善了晚期胰腺癌患者的预后。一项回顾性研究结果显示，对200名Ⅲ期胰腺癌患者实施IRE治疗后，中位生存期从6～13个月延长到24.9个月[31]，治疗后患者生存期约增加了1倍。

电子和其他带电部分的运动是推动IRE临床疗效机制的核心，这是由电势（电压）梯度所驱动的。与热传导类似，通常使用电子流过的一个电极（源电极）和接收电极（汇）流的一个或多个电极建立这样的梯度。在IRE过程中，源电极和接收电极的几何形状在很大程度上决定了目标组织内的电场分布。临床医生必须对应用IRE治疗患者时如何分配电场有一个概念性的理解，我们试图在本章提供IRE治疗情况的背景和直观的理解。

在涉及电场应用的所有过程中，主要考虑的因素之一是电场难以实时可视化。可视化对于任何电场分布来说都是困难的，因为它代表了可以施加在每个点的单位电荷上的力。对于在IRE治疗中产生电场的情况，这些电场代表作用于带电粒子的力，而不是粒子本身的运动，因此只能间接评估。在监测电子流[27]和在IRE[5]期间产生的温度的微小变化时，临床医生主要依靠治疗计划算法、肿瘤解剖学和生理学经验或已知常识来确定消融的顺序，将其定位在组织内，以最佳方式损毁目标组织，同时最大限度地降低对健康组织的附加损伤。

某些数学技术为IRE的临床相关治疗计划奠定了基础。分析技术有助于直观地了解与 IRE 有关的生物物理学机制。然而，这些技术无法捕捉到许多生物组织的几何复杂性，除了获得关于电场在这样的材料中表现出的临床特征外，几乎没有临床用途。分析技术将在细胞水平进行讨论，虽然并非每个例子都有明确的精确度，但我们希望从这些数学公式中吸取的理论经验能使读者直观地了解 IRE 治疗是如何按现在的方式执行的。

有限元法（finite element method，FEM）是 IRE 治疗计划的重要组成部分，将在本章第二部分概述中的生物组织学水平提到。在 IRE 治疗中，FEM 建模尤其有用，因为真实患者特异性的肿瘤、器官和组织几何形状被用于规划个体和肿瘤特异性消融。在一个典型的模型中，来自三维医学成像模式（如 MRI 或 CT）的图像被重建为三维几何图形，然后细分为较小的部分或有限元素。接下来就是解决每个元素的控制物理原理。然后，这些元素再被重建分段函数，从而可以在整个几何体的每个点上确定相关的物理量。例如，在常规 IRE 治疗过程中，临床医生可能会对肿瘤进行成像，并将扫描结果发送给工程师，由工程师将扫描结果重建为三维几何形状。一旦重建，工程师会将电极模型插入组织中，并确定如何将电场施加到某一电极上，从而实现最佳的组织消融[16]。在处理之前，工程师会将重建模型发回给临床医生，以便他们能够以最佳方式进行治疗。

电场

电磁场在整个生物领域中无处不在，从发育生物学到伤口愈合，化学梯度直接产生电场。现代电动力学理论是由 James Clerk Maxwell 在 19 世纪中叶发展起来的[32]，随后得到改进和发展，以解释在生物相互作用过程中观察到的电现象。在组织内，局部电场强度与消融区域直接相关[12]。如果准确建模，它可以为医疗人员提供宝贵的信息，以实现预期最终病灶体积的可视化，以及改变与调整消融参数（几何形状、脉冲数、长度、电压等）相关的信息。因此，接下来自主开发了数学建模电穿孔重要的假设、考量和解决方案，其目的是总结和回顾推动电穿孔进程的这一基本概念。

脉冲特性

供临床使用产生的电场包括许多不同的波形，如三角形、斜坡、正弦和指数，通常使用方波脉冲进行治疗。然而，通常情况下，方波脉冲可用于治疗 IRE。在深入研究与 IRE 相关的物理概念之前，讨论与此类波形有关的术语是非常重要的。图 3.1 演示了通常用来表示 IRE 脉冲波形的术语。波形的极性（如单极或双极）是指其振幅仅在正方向上变化还是在正方向和负方向上变化。脉冲宽度指的是总的接通持续时间或脉冲非零的时间，可用于描述波形的正、负方向部分，或两者兼而有之，取决于具体语境。脉冲内延迟描述的是在一个脉冲完成之前和另一个脉冲开始之前经历的时间，尽管它通常用于描述双极性脉冲中相反极性脉冲之间的延迟。IRE 治疗通常包括在每次脉冲重复治疗之间提供数十个到数百个脉冲，并设定一定的时间，脉冲间的延迟是每个脉冲之间的时间量。幅度描述的是从接收电极测量到的单一方向上电位值。这些参数可能因治疗不同而异，但 IRE 治疗通常使用 80 脉冲，脉冲宽度为 100 μs，每秒重复 1 Hz。

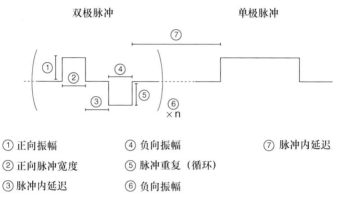

① 正向振幅　　　　④ 负向振幅　　　　⑦ 脉冲内延迟
② 正向脉冲宽度　　⑤ 脉冲重复（循环）
③ 脉冲内延迟　　　⑥ 负向振幅

图 3.1　双极和单极方形电脉冲解析。在 IRE 中使用的波形示意，n 个双极脉冲之后显示一个单极脉冲

欧姆定律

电势 V 和电流 I 之间的关系经常以 $V = IR$ 表示，其中，R 是给定材料将抵抗电流（电阻）的程度，而电流（电阻）是欧姆定律的一维形式。事实上，在多个维度应用欧姆定律时，如果遇到复杂的组织形态因素，则须推广欧姆定律，以准确地表示几何形状。在多个维度中，电场 E 由通过路径 l 连接的两个点之间的电位降（势能差）产生。穿过这条路径的电位降为每个电极路径上每一点和通过组织提供了沿 l 方向的电场，即：

$$\Delta V = -\int_{x_1}^{x_2} \boldsymbol{E} \cdot d\boldsymbol{l}. \tag{3.1}$$

电流被定义为流过封闭表面的电子密度。类似于由压头驱动的液体的流动，电子的流动由电位差驱动。在流体类比中，总压头等于液体流动中每个点压力梯度的积分。同样，方程 3.1 以类似的方式描述电流，材料的总电位降是由起点和终点之间每一点的电场给出的。

如果通过一个单位的体积定义电流，类似于流体动力学中的控制体积，进一步扩展流体类比电流的观点，可以得到一个电流密度 J。如果 J 是在液体流动中的每一点，并且我们在整个流体体积 **Ω** 上积分（图 3.2a），则可以得到一个流体密度 J，它给出了流体（或电子）的密度及其流动的方向。为了测量这样一个密度，必须在二维空间中定义一个表面，通过它，J 是流动的（图 3.2b）。对于简单的液体流动来说，这个表面可能是管道的横截面。将其抽象理解为任意单位表面 / 部分 $d\Omega$，即通量积分：

$$I = \oint_{\Omega} \mathbf{J} \cdot d\Omega \qquad (3.2)$$

通过任意闭合表面 / 部分 **Ω** 给出电流 I 作为电流密度 **J** 的积分。对于通过已知截面的一维电流，欧姆定律给出的公式为 $V = IR$。然而，二维和三维电流路径和两个表面之间电场分布的可视化稍微复杂一些，因为电流不是均匀地穿过材料，而是作为一个分布，使得电流密度通过整个欧姆材料。因此，电流可以分解成其电流矢量分量 $J = <J_x, J_y, J_z>$，其中 J_x、J_y 和 J_z 表示在 **x**、**y** 和 **z** 方向上流动的电流密度的大小。

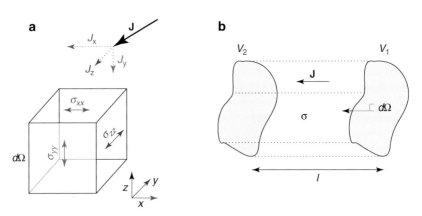

图 3.2 电导率 σ_{ij} 与电流密度之间的关系为 $\mathbf{J} = <J_x, J_y, J_z>$。（**a**）总电流密度矢量 **J** 的每个分量可以通过欧姆材料内的每个单位分量 $d\Omega$ 得到不同的电导率。（**b**）由具有电导率 σ 的欧姆材料隔开的导电表面之间的电位降 $\Delta V = V_1 - V_2$ 导致穿过该材料的电流密度 **J** 和强度均匀的电场 $|\mathbf{E}| = \Delta V / I$

电导率

对于暴露在电场 **E** 区域 **Ω** 中的任意几何形状，电流密度 J 将在 x、y 和 z

方向中的每一个方向上发展。因此，被描述为每单位体积电子（电流）或离子（离子电流）流动的 J 由给定材料 Ω 内的电场分布驱动。对于低频或直流电场，可以通过 Ω 上的欧姆定律将 E 和 J 联系起来：

$$J = \underline{\sigma}\mathbf{E}. \tag{3.3}$$

where

$$\mathbf{E} = \begin{bmatrix} E_x \\ E_y \\ E_z \end{bmatrix}, \underline{\sigma} = \begin{bmatrix} \sigma_{xx} & \sigma_{xy} & \sigma_{xz} \\ \sigma_{yx} & \sigma_{yy} & \sigma_{yz} \\ \sigma_{zx} & \sigma_{zy} & \sigma_{zz} \end{bmatrix}, \mathbf{J} = \begin{bmatrix} J_x \\ J_y \\ J_z \end{bmatrix}.$$

由于电势的下降以及电流的流动可能发生在每个空间维度上，所以电导率 σ 须表示为 3×3 矩阵（称电导率张量），它描述了每个方向上的电场如何影响电流流动，或在每个维度进行。对于在笛卡尔坐标系中任意材料内潜在下降的结果，可以得出：

$$\begin{bmatrix} J_x \\ J_y \\ J_z \end{bmatrix} = \begin{bmatrix} \sigma_{xx} & \sigma_{xy} & \sigma_{xz} \\ \sigma_{yx} & \sigma_{yy} & \sigma_{yz} \\ \sigma_{zx} & \sigma_{zy} & \sigma_{zz} \end{bmatrix} \begin{bmatrix} E_x \\ E_y \\ E_z \end{bmatrix},$$

以明确显示这些相互作用，其中 E 和 J 上的下标表示该向量分量的方向（即 J_x 是 x 方向上的电流密度），$\underline{\sigma}$ 上的下标是每个电场分量与每个电流密度的比率（即，$\underline{\sigma}_{xy}$ 是电场分量 E_x 除以电流密度分量 J_y 的比率）。对于典型的材料，$\underline{\sigma}$ 通常是对称的，这意味着：

$$\underline{\sigma} = \begin{bmatrix} \sigma_{xx} & \sigma_{xy} & \sigma_{xz} \\ \sigma_{yx} & \sigma_{yy} & \sigma_{yz} \\ \sigma_{zx} & \sigma_{zy} & \sigma_{zz} \end{bmatrix} = \begin{bmatrix} \sigma_{xx} & 0 & 0 \\ 0 & \sigma_{yy} & 0 \\ 0 & 0 & \sigma_{zz} \end{bmatrix}. \tag{3.4}$$

介电常数

材料可能会在高频电场的作用下发生极化，而不是简单地使电子流动。这种现象称为许可。材料的介电常数描述了它在电场中极化的能力。这种效应是由于所施加的电场激发的分子偶极子的重新排列。介电常数通常表示为相对于自由空间 ϵ_0 的介电常数。因为在施加和去除电场时，分子重新排列需要时间（图 3.3），材料的介电常数会导致瞬态响应，可能被认为是材料储存电能的能力。这样的特性在电气元件中是理想的，例如为此设计的电容器。通过具有相对介电常数 ϵ_r 的域 Ω 中材料的电容电流 $\mathbf{J}_c$ 为：

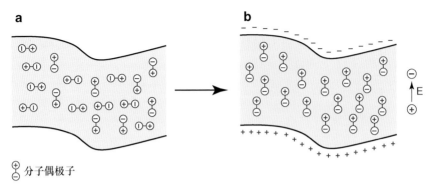

分子偶极子

图 3.3   介电常数描述了由分子偶极子或可极化分子组成的电介质材料在暴露于电场的情况下的重组程度。通常随机分布在材料（**a**）中的偶极子将相对材料（**b**）内的电场 **E** 重新对准。这导致产生电容电流 J_c。

$$J_c = \epsilon_0 \underline{\epsilon_r} \frac{\partial E}{\partial t}. \tag{3.5}$$

与电导率类似，$\underline{\epsilon_r}$ 由介电常数张量得出。

$$\underline{\epsilon_r} = \begin{bmatrix} \epsilon_{xx} & \epsilon_{xy} & \epsilon_{xz} \\ \epsilon_{yx} & \epsilon_{yy} & \epsilon_{yz} \\ \epsilon_{zx} & \epsilon_{zy} & \epsilon_{zz} \end{bmatrix}, \tag{3.6}$$

这表明可通过电场随时间改变而产生每个方向上的电容性电流。表现出这种偏振特性的材料称为电介质，并且其相对介电常数 ϵ_r 也可称为其介电常数。通常情况下，一种材料可以被认为是各向同性的，或者在各个方向都具有均匀的材料特性。即使材料在分子水平不是完全各向同性的，如果体积电导率、介电常数和透化率以材料在宏观上均匀的比例（例如在肝内）呈现，则可以认为是这样的。在这种情况下，组织的导电率和介电常数可以作为频率的函数来确定，如图 3.4 所示。在均匀材料中引入容性电流对角频率 $\omega = 2\pi f$（其中 f 以 Hz 的形式给出）的依赖关系为 $J_c = \epsilon_r\epsilon_0\omega E$，可以得到一个公式，表示在材料内的任何点都不会产生电流。这称为当前的连续性条件，可以写成[36]：

$$(\sigma + j\epsilon_r\epsilon_0\omega)\nabla \cdot E = 0, \tag{3.7}$$

其中，$j = \sqrt{-1}$ 是一个虚数。通过求解 **E**，可以得到一个类似于欧姆定律的修改后的表达式，它说明信号随时间变化呈依赖性变化。这个瞬态量与组织的欧姆电阻类似，称为组织的阻抗 Z。然而，在积分过程中，必须考虑几个空间相关性，但是如果电导率和介电常数在空间和时间上是恒定的，那么材

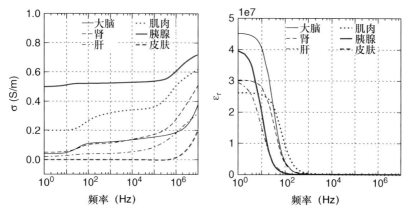

图 3.4　电穿孔疗法治疗常见组织的电导率和相对介电常数。对于 1 ～ 1 MHz 的频率绘制常见组织的电导率 σ（左）和相对介电常数 ϵ_r（右）[17]

料阻抗的空间分量可以由形状函数 K 来表示。在这种情况下，组织的阻抗表示为：

$$Z = \frac{1}{K\left(\sigma + j\epsilon_r\epsilon_0\omega\right)}. \tag{3.8}$$

虽然材料的瞬态响应可以用公式（1）估算，但是下面的章节将进一步讨论形函数。通过方程（3.8）来估计具有均匀的静态电导率和介电常数的材料的阻抗。由于生物组织的特性与典型 IRE 治疗中施加的电场持续时间相比变化相对较慢，所以电特性被认为是准静态的，并且在低频（DC-1 kHz）状态下被估计。

形状函数

对于一维以上不具有瞬态响应的材料，可以使用形状系数 K 使欧姆定律适应多个维度，使得材料 R 的总电阻为：

$$R = \frac{l}{K\sigma}. \tag{3.9}$$

以这种方式表示欧姆定律，极大地简化了使用容易测量的电压 V 和电流 I，通过电场分布估计组织特性。表 3.1 中给出了在电均匀材料中几种常见电极几何形状计算的形状因子。例如，在欧姆材料被两块大导电板隔开的情况下，表 3.1 中给出的形状因子表示为 $K = A/l$，其中 A 是电板的表面积，l 是它们之间的距离。在这种情况下，材料的电阻表示为 $R = l/(A\sigma)$，这与短圆柱体的一般电阻相对应。

表 3.1　用于计算给定电极配置的组织中电阻的形状函数

电板几何形状		形状因子（K）
表面积为 A 的平行板，由长度为 l 的材料隔开	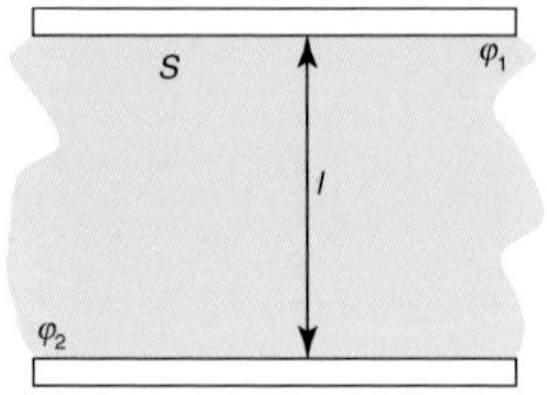	$\dfrac{A}{l}$
圆柱体和板，$d \gg r$ 和 $A \gg r$，d 和 d 为圆柱体长度	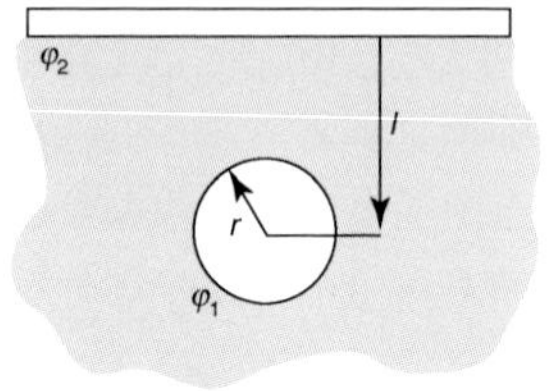	$\dfrac{2\pi d}{\cosh^{-1}(l/r)}$
长度为 d 的平行圆柱体在无限材料中，其中 $l \gg r_1, r_2$	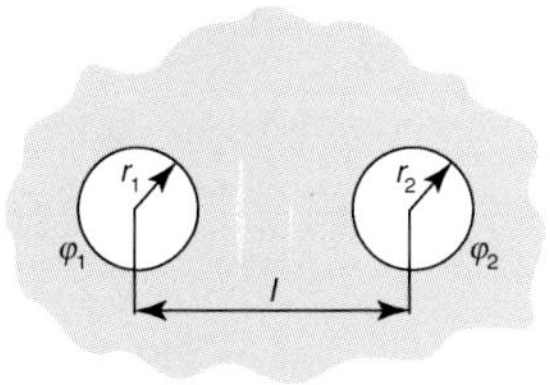	$\dfrac{2\pi l}{\cosh^{-1}\left(\dfrac{2l^2 - 2r_1^2 - 2r_2^2}{r_1 r_2}\right)}$
无限材料中的两个球体，其中 $r_2 \geqslant r_1$	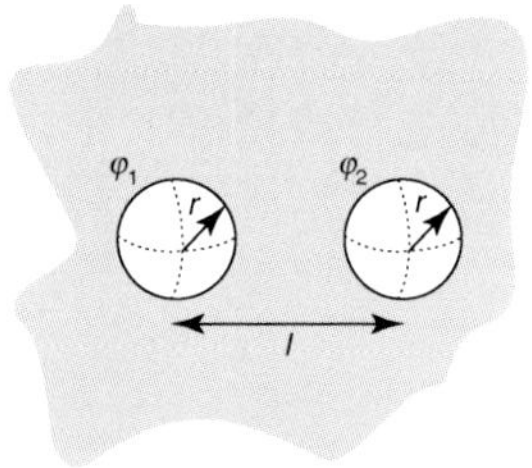	$\dfrac{4\pi r_2}{\dfrac{r_2}{r_1}\left(1 - \dfrac{(r_1/l)^4}{1-(r_2/l)^4}\right) - \dfrac{2r_2}{l}}$
半无限材料中的球和板，$l > r$	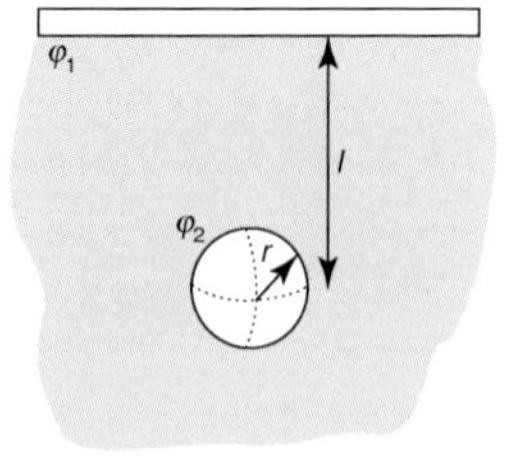	$\dfrac{4\pi r}{1 - r/(2l)}$

引自伯格曼等[4]

为计算阻力，使用 $R = l/(\sigma K)$，其中 K 是右列中列出的形状函数

　　这个例子说明了两个特别有用的概念，对于电场如何表现成一个直觉。如果这种几何形状中的电极面积增加，则系统的总有效电阻降低，这意味着将有更多的总电流通过材料。但是，如果增加两块板之间的距离，则通过系

表 3.2　分离细胞的细胞组分的典型电特性

参数	变量	值	单位	参考
自由空间的介电常数	ϵ_0	8.854×10^{-12}	As/Vm	
细胞外（盐溶液）相对介电常数	ϵ_e	75		[6]
细胞外（盐溶液）电导率	σ_e	1.25	S/m	测量结果
细胞膜相对介电常数	ϵ_m	7		[22]
细胞膜电导率	σ_m	3×10^{-7}	S/m	[19]
细胞膜厚度	d_m	4	nm	[3]
细胞质相对介电常数	ϵ_i	60		[21]
细胞质导电性	σ_i	0.5	S/m	[22]
细胞半径	r	10	μm	

引自 Čemažar 等[8]

统的电流可能会减小。这些关系在给定的几何形状中是直观的，它们的相互作用有助于理解材料在电场中的反应。

拉普拉斯方程

给定暴露于电场的均匀材料，可以从连续性方程的左侧和右侧划分导电性（以及电介质情况下的介电常数），剩余 $\nabla \cdot \boldsymbol{E} = 0$。考虑到定义电场 $\boldsymbol{E} = -\nabla\varphi$，静电场的一般形式可以用拉普拉斯方程求解：

$$\nabla^2 \varphi = 0 \tag{3.10}$$

其中，φ 是局部电势场，笛卡尔坐标中拉普拉斯算子的定义为 $\nabla^2\varphi = \varphi_{xx} + \varphi_{yy} + \varphi_{zz}$。从物理的角度来看，拉普拉斯方程表明材料内不存在电场源，并且只能存在于边界部位。从此开始，对特定几何形状的电场分布进行建模是通过利用等势和电流连续性边界条件给出电场分布，通过在给定材料属性的每个子域中求解拉普拉斯方程来执行的。对于存在两个圆柱形电极的情况，拉普拉斯方程的解决方案如图 3.5 所示。

平行板电极

可以计算电场的最简单的几何形状是由距离 d 分隔的表面积为 A 的两个导电平行板（$A \gg d$）。材料内的电场强度可近似沿着单个维度，如 $E = -\nabla\varphi \approx -\Delta V/d$。通过将导电电极上单位表面积的总电流 I 表示为 I/A，欧姆定律证实了表 3.1 中给出的形状因子：

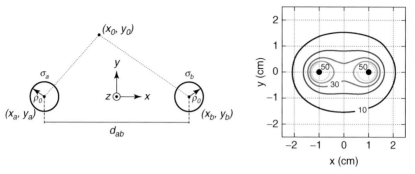

图 3.5 两个无限长圆柱电极拉普拉斯方程的解。在 0.1 cm（ID）间距 2.0 cm 的圆柱形电极上施加 1.0 V 的情况下给出拉普拉斯方程的解。等值线分别为 10 V/cm、20 V/cm、30 V/cm、40 V/cm 和 50 V/cm（引自 Mahnic-Kalamiza 等[28]）

$$\Delta V = RI = \frac{l}{A\sigma}I,$$

重排后，应当注意的是，虽然电场在平行板电极的情况下相当于电压与距离之比，但情况并非总是如此，读者在应用本文描述的原则时对更复杂的几何形状应谨慎。

两个圆柱形电极

由两个或两个以上圆柱形电极组成的电极配置几乎均可应用于 ECT、GET 和 IRE。存在一个解析解，即电场强度与垂直于暴露导体的平面内的电极入射周围位置有关。位于（x_a, y_a）和（x_b, y_b）的两个长度相等的半径为 $r_a = r_b = \rho_0$ 的圆柱形电极产生的电场的中心偏移距离 d_{ab} 可表示为：

$$E\left(x_0, y_0\right) = \frac{\varphi_{ab}}{2\log\dfrac{d_{ab} + \sqrt{d_{ab}^2 - 4\rho_0}}{2\rho_0}} \cdot$$

$$\sqrt{\left(\frac{x_a' - x}{\left(x_a' - x\right)^2 + \left(y_a' - y\right)^2} - \frac{x_b' - x}{\left(x_b' - x\right)^2 + \left(y_b' - y\right)^2}\right)} \quad (3.11)$$

$$\sqrt{+\left(\frac{y_a' - y}{\left(x_a' - x\right)^2 + \left(y_a' - y\right)^2} - \frac{y_b' - y}{\left(x_b' - x\right)^2 + \left(y_b' - y\right)^2}\right)^2}$$

对于方程（3.10）中，两个电极的解析解的一般形式[9, 28]，常量为：

$$x_a^{'} = x_a + |e| \cdot \sin\theta_1, \theta_1 = \arctan\frac{y_b - y_a}{x_b - x_a},$$

$$x_b^{'} = x_b + |e| \cdot \sin\theta_2, \theta_2 = \arctan\frac{y_a - y_b}{x_a - x_b},$$

$$y_a^{'} = y_a + |e| \cdot \sin\theta_1,$$

$$y_b^{'} = y_b + |e| \cdot \sin\theta_2, e = \frac{d}{2} - \sqrt{\left(\frac{d}{2}\right)^2 - \rho_0^2}.$$

通过上述计算，出现了一些可能不明显，但特别重要的现象。通过验证方程（3.11），我们认识到，电场在两个电极之间不会呈线性衰减——即电压-距离比不能有效地表示局部电场强度，从而过于高估治疗效果。这种几何形状的电场强度分布如图3.5所示，很快就可以清楚地看到，这种结构中的电场形状似乎类似于花生或无限符号的二维投影：电场强度在电极附近最大并且在它们之间呈径向衰减。因此，首先在电极-组织界面处发生基于电场的穿孔现象，然后在其他暴露组织中传播。

双针电极的几何形状可以外推到放置在目标组织体积周围的任意数量的电极。对于处在组织块周围的N个电极，电场分布由每个电极产生的电场叠加给出，取决于电场的几何形状和顺序[14]（图3.12）。但是，电极对排列和激发顺序至关重要。通过顺序激发任意电极对大体组织内所经历的总电场是每个电极对产生的电场的总和。虽然这可能不会显著影响具有静态电导率和电容率的组织中的电场分布，但是生物组织的电特性随着电场强度、温度和时间而变化。在实际过程中，阵列中的任何两组电极之间的电场分布将取决于先前激发的电极对之间产生的电场分布。这将有效地表现为在两个几何形状类似的电极对之间测得的不等电阻。尽管IRE方案的设计主要是考虑到这些差异，但它们仍然存在，而且不应该预期类似的电阻测量。

细胞水平现象

一般而言，生物组织层次结构清楚，组织结构成分比例决定了其大体解剖形态。具体而言，在基于电穿孔治疗和疗法的情况下，分子水平治疗的生物物理作用决定了细胞效应，而细胞效应又决定了治疗的组织和器官水平的结果。正是由于这种结构，在细胞水平全面了解电穿孔过程，有助于护理人员运用相关的物理机制，以获得更准确的和更有利的临床治疗计划和方案。

跨膜电位和 Schwan 方程

细胞膜在功能上使细胞内部与其外环境分离，由此形成细胞赖以产生动作电位、吸收营养和排出废物的化学梯度。这些化学梯度在相对不透化的膜上产生透化梯度。由于这些分子中的许多电荷分布，在细胞膜上产生的化学梯度也形成了较大的电位差（约 70 mV）。施加电场时，相反的电荷聚集在膜的相对侧并在膜两端产生电诱导的压力。当这个压力超过某一阈值时，膜内缺陷被扩大并且允许分子运输进出细胞。这是电穿孔的机制基础。

1957 年，H.P.Schwan 提出了这个表达式，并由此以其名字表示由外部电场作用于球形细胞所引起的跨膜电位[41]。Schwan 方程通常用于直观分析描述电穿孔现象的机制。Schwan 方程的公式考虑以同心球形区域来表示一个单元。跨膜电位是跨越分隔限定膜边界的同心球形中心区域的薄区域在径向方向的电位差，换句话说，膜被建模为电介质壳。在这种情况下，跨膜电位被定义为：

$$\varphi_m(r,\theta) = f_s ER\cos(\theta),\qquad(3.12)$$

期中，$f_s = \dfrac{2\sigma_e\left[3d_m R^2\sigma_i + \left(3d_m^2 R - d_m^3\right)\left(\sigma_m - \sigma_i\right)\right]}{2R^3\left(\sigma_m + 2\sigma_i\right)\left(\sigma_m + \dfrac{1}{2}\sigma_i\right) - 2\left(R - d_m\right)^3\left(\sigma_e - \sigma_m\right)\left(\sigma_i - \sigma_m\right)}.$

在这种情况下，细胞膜的厚度为 d_m，并且细胞到膜内表面的半径为 R。细胞质、细胞膜和细胞外介质的电导率分别为 σ_i、σ_m 和 σ_e。实际上，诱导的跨膜电位 φ_m 呈时间依赖性。这个时间依赖性可以在膜直径远远小于电池半径（$d_m \ll R$）的条件下通过进一步简化近似得出。通过以 $\sigma + j\epsilon_r\epsilon_0\omega$ 代替 σ 来获得由 Schwan 方程给出的跨膜电位的瞬态分量，并且如果内部和外部电介质的介电常数可以忽略不计（$\epsilon_i \approx \epsilon_e \approx 0$），同时细胞内、外介质的电导率显著大于细胞膜（$\sigma_m \ll \sigma_i$，$\sigma_e$），膜荷电时间常量 τ 可由下式表示：

$$\tau = \frac{R\epsilon_m}{2d_m\left(\dfrac{\sigma_i\sigma_e}{\sigma_i + 2\sigma_e}\right) + R\sigma_m}.$$

现在可以将时间相关的 Schwan 方程改写为：

$$\varphi_m(r,\theta,t) = f_s Er\cos(\theta)\left(1 - \exp\left(-\frac{t}{\tau}\right)\right),\qquad(3.13)$$

这表明跨膜电位取决于细胞的几何形状 f_s、对时间 t 的指数依赖性，以及

极性位置 θ。我们必须考虑细胞的几何形状和方向相对于电场影响诱导的跨膜电位。图 3.6 显示了将我们的分析延伸到具有内部膜（壳）的平面和扁平球形几何体所产生的跨膜电位[25-26]。图 3.6 所示的跨膜电位分布突出显示了垂直于电场的细胞表面区域如何经历最大的跨膜电位，导致这些区域中电穿孔的可能性最大。重要的是应当注意，跨膜电位的表达是类似的扁长形、扁圆形和球形细胞，扁长几何体比长扁平体有更大的膜表面积，以达到较大的跨膜电位。实际上，这表明以其长轴垂直于电场（扁圆形）定位的细胞将显示出比其长轴平行于电场的细胞有更大的平均膜透化性。

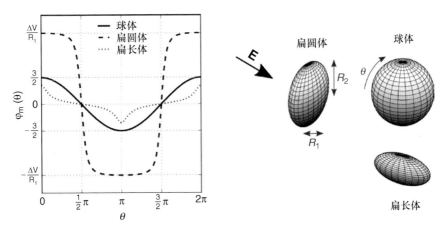

图 3.6　细胞膜的表面积经历了明显增加的跨膜电位 $\varphi_m(\theta)$，对于垂直于电场的细胞几何形状而言是增加的。绘制了在球形、扁圆形和扁长形细胞上诱导的跨膜电位，表明细胞表面与电场平行的投影越大，细胞膜表面积越大，跨膜电位增加越明显（引自 Kotnik and Miklavcic[26]）

双层脂质膜的小孔产生

1979 年，Abidor 等将双层膜中观察到的电导率增加和分子运输与由脂质双层的胶体性质引起的膜缺陷联系起来[1]，并且在此基础上发展了支撑现代电穿孔理论的生物物理学理论。

完整的双层膜将在水性材料中自发形成。一旦形成，膜即受到热效应影响，在分子水平上控制其结构性质。由于脂质分子的随机热效应运动，带电脂质基团之间的距离发生波动，同时维持疏水性膜中心[24]。这些随机运动作为一种统计分布，可以想象的是，双层膜中脂质分子的随机运动在膜结构中产生缺陷的可能性很小，在这种膜结构中将形成足够大的间隙允许分子穿透疏水核心并出现在另一侧（图 3.7）。虽然这里未详细说明，但对于感兴趣的

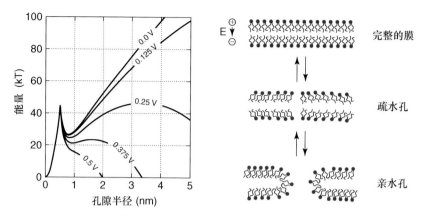

图 3.7　孔隙形成的能量随着跨膜电位的增加而变得有利。由于细胞膜半径增加，正常热波动导致的膜缺陷在跨膜电位增大（亲水孔）的情况下扩大，并且最终导致脂质头部在缺陷达到一定阈值时反转临界半径 $r = r*$，从而牢固地稳定结构，形成疏水孔

读者，下面的界面物理计算推导在相关文献[1,20,29-30]中有详细描述。1999 年，DeBruin 等通过引入一个二次项来表示亲水孔形成的第二类缺陷，这个二次项代表了这个放大的能量缺陷由疏水孔产生，而不是之前使用的修正的贝塞尔函数[13]（图 3.7）。

　　一旦缺陷的半径达到一个临界值，表示为 $r = r*$，脂质基团即反转并牢固地稳定孔隙，桥接两个膜叶片并形成亲水孔。这种稳定性体现在能量函数 r_m 的局部最小值。一旦亲水孔形成，即倾向于在 $r = r_m$ 处聚集，然后内陷为完整的膜。从物理学角度看，这些动力学是通过使用 DeBruin 等提出的二次项模拟疏水孔隙来捕获的。这使得在 $r = 0$ 时达到整体最小能量，其中半径的疏水孔被归为发生亲水-疏水转变的半径 $r*$。与该转变相关的能量表示为 $E(r*) = E*$。通过分离导电材料的两个本体相的介电材料可形成亲水孔隙能。术语 $\pi a_p r^2 \varphi_m^2$ 表示可激发疏水性向亲水性孔转变的电能，类似于分立电容器。亲水性孔内部与线性张力 $2\pi r \gamma$ 相关联，并且整个膜表面张力为 $\pi r^2 \Gamma$。在此添加一个术语作为一个四次项以表示孔隙中脂质头部基团的空间相互作用，C 作为相互作用常数。将它们一起引入一个外生电场，其能量函数为：

$$E_{pore}(r) = \begin{cases} E*\left(\dfrac{r}{r*}\right)^2 - \pi a_p r^2 \varphi_m^2 & 0 \leqslant r \leqslant r* \\[4mm] 2\pi r \gamma - \pi r^2 \Gamma - \pi a_p r^2 \varphi_m^2 + \left(\dfrac{C}{r}\right)^4 & r* < r \ll d_m \end{cases}, \tag{3.14}$$

其中，φ_m 是跨膜电位，并且 a_p 解释了完整的膜和周围水环境之间的介电性差异，大致表示为[1, 38]：

$$a_p = \frac{(\epsilon_w - \epsilon_l)\epsilon_0}{2d_m}.$$

图 3.7 显示了由跨膜电位增加引起孔隙改变的能量函数。值得注意的是，对 $r > r*$ 时，在约为 200 mV 的电势下可发生剧烈变化，实验估计值为 $0.2 \sim 1$ V[39]。

大体组织中的电场分布

通过讨论电场对单个细胞的影响，我们可以将讨论拓展到多细胞和组织系统水平。了解电场强度、频率和波形是用于调整几何形状的电极阵列最容易操纵的参数，以及跨膜电位直接取决于所施加电场的大小并且能驱动电孔形成，可以快速发展出体外电场效应的组织级透视。随着电场强度驱动电穿孔过程，如 IRE，预测生物组织内的电场分布变得至关重要。在频率 < 10 kHz 时，通常假定电场分布可以使用拉普拉斯方程近似得出。在这种情况下，组织仅被认为是电阻性的，没有电容分量。尽管这种假设为组织提供了一个不完整的模型，但它仍被广泛使用，并能提供有价值的信息。在电穿孔的临床应用中使用的电信号标准频率低于 10 kHz，因此，我们的讨论将集中在该范围内的组织反应。

电极几何形状的偏差

理想的电极应考虑整个平面，而使用圆柱体电极完美地考虑到圆柱形及其平行放置。然而，事实上有必要考虑术中电极放置和定位的细微变化。例如，当使用针电极时，电极可能略微倾斜，或者特别致密的组织区域可能导致电极弯曲或不平行插入。虽然这些变化可能不明显，但能导致效果欠佳，即不完整或过度消融。

测角

将平行的双针电极插入并保持在高度结构化的组织中，即使具有导向器和尖端，也可能由于组织层次多、致密的结缔组织或治疗期间的软组织变形而被证明是具有挑战性的。这个角度可导致电场和电流密度向最接近的导电表面增强（图 3.8）。显著的角度可能导致电极的导电表面间隔最远的组织区

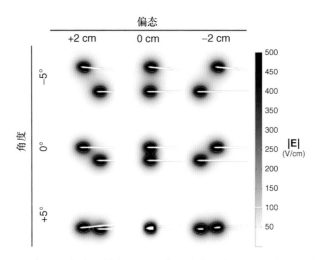

图 3.8 暴露的电极表面的角度和偏斜可以显著影响在目标组织区域内驱动电穿孔的电场强度。在模拟的各向同性肝组织（$\sigma = 0.1$ S/m，$\epsilon_r = 80$）中，将半径为 1 mm 的圆柱形针电极和尖锐圆锥形尖端插入模拟组织块 10 cm。1 cm 的电极导电表面（不包括尖端）暴露在每个电极上，并且在稳定状态下进行模拟，而不考虑对电场或温度的动态电导率组织反应。将 1.5 kV 施加到两个电极上，这两个电极在中央图像上间隔 1 cm

域不完全烧蚀，尽管在电极表面附近发生完全烧蚀，但由于电流密度的增加可能在该区域中产生不希望的热量驱动增加的焦耳加热效应（稍后讨论）。虽然单独论述，但是这些畸变可能会复杂化，并导致曝光过度和曝光不足的组织区域被亚处理或无效处理。

当电极在放置过程中沿其长度变形时（称为弯曲），组织区域可能经历电场强度的增加或减小，因为电极分别更接近或更远。与角度相似，弯曲可能导致曝光不足的组织区域保持透化不足，以有效增强分子运输或诱导细胞死亡。曝光过度的区域会有焦耳热效应增加，并可能更容易受到意外的热损伤。

偏态

关于理想的放置，电极通常应放置在同一平面，并且局部烧蚀暴露导体之间的组织区域。然而，由于存在敏感的组织结构或其他解剖学因素，电极可能无法被插入完全相同的深度。在这种情况下，必须考虑电极上暴露的传导面的特征长度与它们之间距离的比值。如果处理不当，歪斜的电极可能导致低估组织的处理体积，因为分离两个电极表面的距离比预期的更大。如果考虑充分，倾斜的电极放置可以更好地实现将 IRE 所需的电场强度递送到具有血管性或各向异性之类的复杂性的组织区域。

一般而言，对于各向同性的组织，角度会导致消融体积过大，因为分离两个电极的物理距离会更大。这个较大的距离可能对于数毫米的稍微偏斜构造而言并不重要，但是当电极表面之间的距离大于电极高度的大约一半时将显著影响处理体积。然而，如果将两个电极放置在靠近的侧面（即两个电极的轴靠近在一起）并且与暴露的电极表面的距离大致相似，则消融体积将沿轴线呈椭圆形电极轴。

通常，导体表面积与将它们分离的距离之比表示电极是否产生具有导电形状函数的电场，该导电形状函数更类似于点源和半无限平面或平行电极配置。只要电极围绕中心轴大致对称，暴露表面积的微小差异就不会显著影响电场。承认在这种情况下可能出现的扭曲是很重要的。

组织的非均质性

由于多个组织紧密接近地行使多种功能，使组织结构和方向复杂化；组织的电特性来源于这种结构组织。因此，在 IRE 治疗的预处理规划阶段，必须仔细考虑组织生理学。

组织的各向异性

电子各向异性是由组织及其成分的不对称分布和方向引起的，它们允许电流向某一方向比另一个方向更容易地流动（如图 3.9 所示）。从物理学角度看，这些各向异性意味着电导率张量 σ_{ij} 在每个坐标方向（$\sigma_{xx} \neq \sigma_{yy} \neq \sigma_{zz}$）是不相等的，并且电场分布将被扭曲，因为电子流将根据特定的各向异性被引导。例如，当肌纤维沿着组织的收缩轴伸展时，肌肉组织是高度各向异性的。

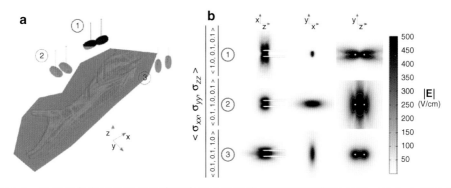

图 3.9　组织的各向异性导电性将取决于电极的位置而改变预期的电场。在（**a**）所示的点，将电极插入模拟各向异性组织［肌肉；$\epsilon_r = 80$；$\underline{\sigma} = (\sigma_{xx}, \sigma_{yy}, \sigma_{zz})$］中，并且电极尖端周围的表面显示电极周围损伤的几何形状。（**b**）显示由于各向异性导电性不同而在 xy－，yz－和 xz－平面产生的电场改变。施加 1.5 kV 的电势可产生电场，并且显示电磁场分布产生 500 V/cm 电磁强度等值面。轴指标是指电场等值面图像的电极定位，而不是（**a**）中所示方向。这一方向在（**b**）中是相反的

这种结构允许电流沿光纤对准的收缩轴线更容易地流动，而不是抵抗它。

血管化和灌注组织

在暴露于电场期间，液体流动和血管结构本身在组织内产生不均质性，使得对其反应的预测变得复杂（图3.10）。如果灌注液是一种电解质（如流过肝门静脉的血液），它可能比周围组织更好地传导电流，并在局部血管区域沿液体流动轴线产生较大的各向异性。相反，血管壁可产生较大的电容，将重要的时间依赖性引入电场分布中，可能不存在于相对均质的大块组织（如肝叶）中。

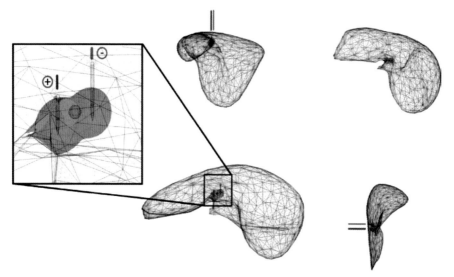

图3.10　包埋在正常血管化组织（肝）内的肿瘤组织周围的电场会改变传递到靶组织的电场。图中具有静态电特性（强调不均质组织的效应）的模拟肝组织，其中胆囊、肝管、肝小叶组织和镰状韧带各自表现出不同的电特性。右背叶矢状位（**b**）、左叶背矢状位（**c**）以及上叶横断面（**d**）透视图，显示了电位消融区的电场表面。电场中的变形发生在组织-组织和组织-空气交界处

焦耳热

在计划和采取IRE治疗某一目标组织区域时，考量热因素是至关重要的。向组织输送电流的同时，输送一系列脉冲可能是很重要的，但是理解当电流通过电阻材料时产生热能液是至关重要的。当电能被材料消耗时，通过能量转换率（功率℘）可得出消耗的速率：

$$\wp = \mathbf{J} \cdot \mathbf{E} = \sigma \left| \mathbf{E} \right|^2.$$

在对生物组织进行 IRE 治疗的情况下，输送到组织的能量大部分转化为热量。最好将组织受到的热损伤保持在最低限度，以免发生蛋白质变性应保持蛋白质基质成分的结构完整性不受影响[11, 18, 35]。

对于空间中的特定点，假定组织 Q 单位体积产生的热量为 $Q = \wp$，假定从电能到热能完全转换（即 $Q = \sigma \left| \mathbf{E} \right|^2$），那么材料电导率 σ 直接影响由于电能导致的组织加热。通常，经 IRE 处理的组织区域的温度分布和温度变化可通过 Pennes 生物热方程（3.10）增加一个术语来解释焦耳热，由此给出：

$$\rho c_p \frac{\partial T}{\partial t} = \nabla (\kappa \nabla T) + \dot{q}_m + \dot{q}_p + \sigma \left| \mathbf{E} \right|^2 \qquad (3.15)$$

其中，ρ 是材料的密度，c_p 是材料的热容量，T 是温度，$\dot{q}_m$ 是组织内代谢过程产生的热量，$\dot{q}_p$ 是通过灌注液加入组织的热量。

动态电导率

细胞膜是跨越其建立化学和电势梯度以驱动细胞过程的屏障。当细胞发生电穿孔时，膜表面出现孔隙，允许在细胞内和细胞外环境之间出现通常无法进行的分子扩散交换。这可通过增加细胞质中细胞外物质的电导率[23, 37]以及既往不可用的细胞内电流通路来影响整个组织的电特性。

组织的体积电导率因根据经验确定的局部电场强度将电场施加到目标组织时的细胞通透性增加而改变，当空间中某一点的温度确定时，局部电场强度函数可表示为：

$$\sigma_D (E, T) = (1 + \alpha (T - T_0)) \left[\sigma_0 + (\sigma_{\max} - \sigma_0) \exp (-A \exp (-B \left| \mathbf{E} \right|)) \right] \qquad (3.16)$$

其中，T 是温度，T_0 是初始温度，α 是电导率-温度系数（$1 \sim 3\%/℃$）[34]，σ_0 是初始电导率，$\sigma_{\max}$ 是组织通透性最大时的电导率，E 是电场强度，A 和 B 是曲线拟合项[34]。

为了解释温度变化和暴露于电场引起的术中电导率变化的影响，图 3.11 中的模拟肝组织，显示了电场和温度分布的改变。重要的是，该组织被认为没有灌注和代谢组分以区分电场、几何形状和温度对整个组织的电导率分布的影响。左图显示了基于第 4 章所述的静态均匀电导率（$\sigma = 0.15$ S/m）和动态电导率。而在静态电导率 σ 的情况下，电场分布接近于方程（3.11）的预测；当使用动态电导率 σ（$\mathbf{E}$，T）时，电场失真，并且电场强度在电极之间的组

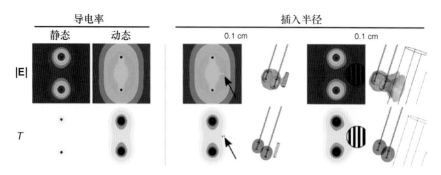

图 3.11　动态电导率和较大的导电障碍可显著影响电场分布。当细胞发生电穿孔时,生物组织在施加的电场中的导电性增加。静态电导率 (σ) 和动态电导率 $\sigma(\mid E \mid, T)$ 条件下的电场如右图所示。左侧显示由电极附近导电物体的存在而引起的电场失真,其提供 IRE脉冲,其中,较大的障碍物影响电场分布,而不是小的障碍物。每种情况的温度分布也表明温度分布与是电场分布类似的

注:图像中所有相同的颜色轮廓均代表相同的物理量

织上更均匀地分布,因为在电极之间流动的电流能够分布在更大、更易导电的区域。这个区域的电导率增加必然允许在等电位脉冲下有更多的电流,并且与序列中第一个脉冲和最后一个脉冲之间电阻的变化相对应[15]。

脉冲数

IRE 一般采用推荐的 $(70 \sim 90) \times 100 \ \mu s$ 脉冲,每 $1.0 \ s$（$1 \ Hz$）一次,电压取决于目标组织、期望的消融体积和电极几何形状[2, 42]。选择这种设置是因为它提供了最佳数量的脉冲,从而在整个组织体积内高效地引起细胞死亡,同时减轻焦耳热造成的热损伤[10, 35]。由于组织内的电导率变化以及消融区内的细胞被破坏的可能性越大,传送的脉冲越多,这将导致消融区的扩大,尽管这会显著影响对组织造成的热损伤。随着脉冲数量的增加,消融区域的大小在第一个 $70 \sim 90$ 将首先显著增加,但是之后的脉冲对其大小仅有轻微影响。然而,增加脉冲数,即使是低于组织扩散热量能力阈值对应的单个脉冲的等效长度脉冲,也会增加该组织产生的热量。提供数百个脉冲串可能不会有效地影响 IRE 杀死细胞的功效,但是肯定会增加电极和消融区内及其周围产生的热量[35]。出于这个原因,平衡脉冲数和对组织的热损伤最小是非常重要的。

先前已经采用了几种在 IRE 治疗期间最小化组织产热的策略。简单地在每个脉冲之间添加脉冲间延迟实现了消融组织的一部分散热,并且整体温度上升幅度也有所延缓。快速连续地执行脉冲序列,实现了更长时间的延迟,获得了类似的效果,在每个周期内可能产生更大区域的消融。使用散

热器可以积极地冷却消融区域，将多余的热量吸出组织，而不是使其被动散热，从而进一步减轻 IRE 的热效应。虽然这里没有概述这些方法的具体细节，但脉冲数量的增加也增加了对不期望的热效应的关注，并激发了有效冷却的需求。

导电植入物

金属手术植入物（支架、接骨螺钉等）或器械（其他电极、止血钳等）很常见，并且必须考虑将这种材料引入电气环境会使电场分布发生变化与其尺寸和电导率相关，与受影响组织的大小和电导率成比例。例如，小物体（治疗种子）将产生较小的影响，而较大的物体（支架）则会产生更大的影响。导电的金属表面将导致表面电荷的聚积，从而使电子的流动相对于该障碍物转向。然而，与针电极直径相同的传导障碍不会显著影响最终的消融体积，并且已经证实这样的结构不会影响 IRE 治疗的安全性和有效性[33, 40]。类似地，假设周围组织的起始温度相同，对于小的导电障碍物，组织内的温度分布相对不变，而较大的障碍物对温度分布的影响更显著。然而，如果这些障碍物的起始温度较低，它们可能作为散热器传热，并最终在整个消融区域产生较低的温度，如果热效应成为问题的话。

电极暴露长度

导电电极表面的暴露长度也会影响消融区域中的电场分布。例如，如果只有一小部分电极被暴露，并且电极相距很远，则电场看起来将类似于施加在两个球形电极之间的电场。然而，对于较长的电极暴露长度，电极之间的区域开始更接近于图 3.5 所示，并且在平行于电极长度的方向上具有较大的消融区域。

电极阵列和脉冲序列

可使用阵列中的多个电极进行 IRE 局灶消融[7]。通过将一个（或多个）电极接地并且接通另一个电极，可使目标组织内部产生电场，如在双针电极的情况下。通常在每个相邻电极组合之间施加电脉冲，以消融较大体积的组织，但重要的是要考虑这些连续脉冲组合的结果，如图 3.12a 所示。由于认识到组织电导率是动态的，并且其取决于局部电场强度和温度，所以显然如果一个组织区域先前已被电穿孔，则其将不具有与额外暴露相同的电特性。事实上，输送到组织的附加电脉冲将取决于组织先前的通电状态。图 3.12b 显示了具有稳定电导率（$\sigma = 0.5$ S/m）和动态电导率的模拟肝组织的电场强度和

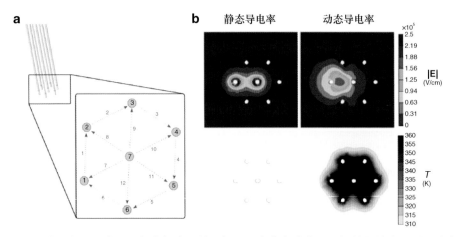

图 3.12　在电解过程中，组织内部产生的电场和温度分布改变了组织的电导率，因此取决于组织的透射电场暴露和温度。用于 7- 电极阵列（蓝色）的脉冲方案显示典型圆形电极阵列（电极之间的距离为 1 cm）处的两个电极的每个组合之间产生电场。每个连续脉冲步骤完成时显示电场和温度分布

温度分布的横截面，如第四章所述。考虑到动态电导率更现实的情况，电场与简单模型预测的电场是变化的，并且温度已经远远超出了静态模型预测的水平。为了使治疗期间热损伤的程度最小，在治疗计划和应用期间必须考虑组织对电场的动态反应。

结论

对电场在生物组织中如何表现的直观理解，包括了解电场如何在组织内分布，影响组织内的组成细胞，并将细胞影响体现在可测量的组织水平。对这些特性的了解有助于在治疗之前制订更准确的治疗计划，并对任何术中并发症有更好的临床处理。IRE 治疗是一种复杂的多尺度生物物理治疗方式，当其生物物理机制被阐明并且以良好的方式实施时，可以为患者提供可行的临床治疗选择，否则这些治疗选择将不复存在。

参考文献

1. Abidor I, Arakelyan V, Chernomordik L, Chizmadzhev Y, Pastushenko V, Tarasevich M. 246 – electric breakdown of bilayer lipid membranes I. The main experimental facts and their qualitative discussion. Bioelectrochem Bioenerg. 1979;6(1):37–52.
2. Al-Sakere B, André F, Bernat C, Connault E, Opolon P, Davalos RV, Rubinsky B, Mir LM. Tumor ablation with irreversible electroporation. PLoS One. 2007;2(11):e1135.
3. Alberts B. Molecular biology of the cell. 4th ed. New York: Garland Science; 2002.

4. Bergman TL, Incropera FP, Lavine AS. Fundamentals of heat and mass transfer. Hoboken: Wiley; 2011.

5. Bhonsle SP, Arena CB, Sweeney DC, Davalos RV. Mitigation of impedance changes due to electroporation therapy using bursts of high-frequency bipolar pulses. Biomed Eng Online. 2015;14(Suppl 3):S3.

6. Buchner R, Hefter GT, May PM. Dielectric relaxation of aqueous NaCl solutions. Chem Eur J. 1999;103(1):1–9.

7. Campana LG, Cesari M, Dughiero F, Forzan M, Rastrelli M, Rossi CR, Sieni E, Tosi AL. Electrical resistance of human soft tissue sarcomas: an ex vivo study on surgical specimens. Med Biol Eng Comput 2016;54.5:773–87.

8. Čemažar J, Douglas TA, Schmelz EM, Davalos RV. Enhanced contactless dielectrophoresis enrichment and isolation platform via cell-scale microstructures. Biomicrofluidics. 2016;10(1):014109.

9. Corović S, Pavlin M, Miklavcic D. Analytical and numerical quantification and comparison of the local electric field in the tissue for different electrode configurations. Biomed Eng Online. 2007;6:37.

10. Davalos R, Rubinsky B, Mir L. Theoretical analysis of the thermal effects during in vivo tissue electroporation. Bioelectrochemistry. 2003;61(1–2):99–107.

11. R. V. Davalos, S. Bhonsle, R. E. Neal. Implications and considerations of thermal effects when applying irreversible electroporation tissue ablation therapy. Prostate. 2015;1118(Jan):n/a–n/a.

12. Davalos RV, Mir LM, Rubinsky B. Tissue ablation with irreversible electroporation. Ann Biomed Eng. 2005;33(2):223–31.

13. DeBruin KA, Krassowska W. Modeling electroporation in a single cell. I. Effects of field strength and rest potential. Biophys J. 1999;77(3):1213–24.

14. Dev SB, Dhar D, Krassowska W. Electric field of a six-needle Array electrode used in drug and DNA delivery in vivo: analytical versus numerical solution. IEEE Trans Biomed Eng. 2003;50(11):1296–300.

15. Dunki-Jacobs EM, Philips P, Martin RCG. Evaluation of resistance as a measure of successful tumor ablation during irreversible electroporation of the pancreas. J Am Coll Surg. 2014;218(2):179–87.

16. Edd JF, Davalos RV. Mathematical modeling of irreversible electroporation for treatment planning. Technol Cancer Res Treat. 2007;6(4):275–86.

17. Gabriel S, Lau R, Gabriel C. The dielectric properties of biological tissues: II. Measurements in the frequency range 10 Hz to 20 GHz. Phys Med Biol. 1996;41:2251.

18. Garcia P, Rossmeisl J, Neal REI, Ellis T, Davalos R. A parametric study delineating irreversible electroporation from thermal damage based on a minimally invasive intracranial procedure. Biomedica. 2011;10:34.

19. Gascoyne PRC, Pethig R, Burt JPH, Becker FF. Membrane changes accompanying the induced differentiation of friend murine erythroleukemia cells studies by dielectrophoresis. Biochim Biophys Acta Biomembr. 1993;1149(1):119–26.

20. Glaser RW, Leikin SL, Chernomordik LV, Pastushenko VF, Sokirko AI. Reversible electrical breakdown of lipid bilayers: formation and evolution of pores. Biochim Biophys Acta. 1988;940:275–87.

21. Hölzel R, Lamprecht I. Dielectric properties of yeast cells as determined by electrorotation. Biochim Biophys Acta Biomembr. 1992;1104(1):195–200.

22. Hu Q, Joshi RP, Beskok A. Model study of electroporation effects on the dielectrophoretic response of spheroidal cells. J Appl Phys. 2009;106(2):024701.

23. Ivorra A, Villemejane J, Mir LM. Electrical modeling of the influence of medium conductivity on electroporation. Phys Chem Chem Phys: PCCP. 2010;12(34):10055–64.

24. Kashchiev D, Exerowa D. Bilayer lipid membrane permeation and rupture due to hole formation. Biochim Biophys Acta. 1983;732(1):133–45.

25. Kotnik T, Bobanovic F, Miklavcic D. Applied electric fields-a theoretical analysis. Bioelectrochem Bioenerg. 1997;43:285–91.

26. Kotnik T, Miklavcic D. Analytical description of transmembrane voltage induced by electric fields on spheroidal cells. Biophys J. 2000;79(2):670–9.

27. Kranjc M, Bajd F, Sersa I, Woo EJ, Miklavcic D. Ex vivo and in silico feasibility study of monitoring electric field distribution in tissue during electroporation based treatments. PLoS One. 2012;7(9):3–10.

28. Mahnic-Kalamiza S, Kotnik T, Miklavcic D. Educational application for visualization and analysis of electric field strength in multiple electrode electroporation. BMC Med Educ. 2012;12:102.

29. Marcelja S. Structural contribution to solute-solute interaction. Croat Chem Acta. 1977;49(2):347–58.

30. Marcelja S, Radic N. Repulsion of interfaces due to boundary water. Chem Phys Lett. 1976;42(1):129–30.

31. Martin RCG, Kwon D, Chalikonda S, Sellers M, Kotz E, Scoggins C, McMasters KM, Watkins K. Treatment of 200 locally advanced (stage III) pancreatic adenocarcinoma patients with irreversible electroporation. Ann Surg. 2015;262(3):486–94.

32. Maxwell JC. A dynamical theory of the electromagnetic field. Philos Trans R Soc Lond. 1865;155(0):459–512.

33. Melenhorst MCAM, Scheffer HJ, Vroomen LGPH, Kazemier G, van den Tol MP, Meijerink MR. Percutaneous irreversible electroporation of unresectable hilar cholangiocarcinoma (Klatskin tumor): a case report. Cardio Vasc Interv Radiol. 2016;39(1):117–21.

34. Neal RE, Garcia PA, Robertson JL, Davalos RV. Experimental characterization and numerical modeling of tissue electrical conductivity during pulsed electric fields for irreversible electroporation treatment planning. IEEE Trans Biomed Eng. 2012;59(4):1076–85.

35. Neal RE, Millar JL, Kavnoudias H, Royce P, Rosenfeldt F, Pham A, Smith R, Davalos RV, Thomson KR. In vivo characterization and numerical simulation of prostate properties for non-thermal irreversible electroporation ablation. Prostate. 2014;74:458–68.

36. Neff HP. Introductory electromagnetics. New York: Wiley; 1991.

37. Pavlin M, Kanduser M, Rebersek M, Pucihar G, Hart FX, Magjarevic R, Miklavcic D. Effect of cell electroporation on the conductivity of a cell suspension. Biophys J. 2005;88(6):4378–90.

38. Powell KT, Weaver JC. Transient aqueous pores in bilayer membranes: a statistical theory. Bioelectrochem Bioenerg. 1986;211:211–27.

39. Rols MP, Teissie J. Modulation of electrically induced permeabilization and fusion of Chinese hamster ovary cells by osmotic pressure. Biochemistry. 1990;29(19):4561–7.

40. Scheffer HJ, Vogel JA, van den Bos W, Neal RE, van Lienden KP, Besselink MGH, van Gemert MJC, van der Geld CWM, Meijerink MR, Klaessens JH, Verdaasdonk RM. The influence of a metal stent on the distribution of thermal energy during irreversible electroporation. PLoS One. 2016;11(2):e0148457.

41. Schwan H. P. Electrical properties of tissue and cell suspensions. In: Advances in biological and medical physics, Vol. 5. New York: Academic; 1957. p. 147.

42. Wendler JJ, Fischbach K, Ricke J, Jürgens J, Fischbach F, Köllermann J, Porsch M, Baumunk D, Schostak M, Liehr U-b, Pech M. Irreversible electroporation (IRE): standardization of terminology and reporting criteria for analysis and comparison. Pol J Radiol. 2016;81:54–64.

第四章 预测和评估治疗效果的数值模拟

Bor Kos and Damijan Miklavčič

治疗计划的数值方法和模型

不可逆电穿孔在许多方面与放射治疗都很相似。最初需要进行的操作是物理性的，而结果的最终解决是通过生物学机制进行的。在放射治疗领域，决定治疗结果的物理量是提供的辐射剂量，最常见的是连续数天以分数形式提供的辐射剂量。放射治疗的一般工作流程是肿瘤放射科医师确定肿瘤大小（gross tumour volume，GTV，即肿瘤组织的总体积）和临床靶区（clinical target volume，CTV，即 GTV 和周围安全边界）。另外一个更大的体积称为计划靶区（planning target volume，PTV），其旨在纠正图像分割、患者定位等方面的错误。然后将这些区域提交给放射科技师，以准备和优化每个患者的治疗计划[7]。

由于 IRE 是一种相对较新的治疗方法，因此在设计治疗方法和治疗方案时使用既定术语，可以使人们更加明确也更易接受这一新技术。临床上，由于 IRE 需要将电极插入目标范围内，所以即使有证据表明单独连续提供电脉冲并且其间具有相对较短的间歇，可能有助于提高杀灭细胞的概率[50]，IRE 长期治疗也是不可能的，但治疗结果的放射学评估最早在治疗后第 2 天就可以进行，这些都是 IRE 与放射治疗的不同之处[13]。

为了继续建立治疗平台的框架，我们可以对比放疗与 IRE 治疗计划的异同点（表 4.1）。在放射治疗中，决定局部结果的物理量是以灰色（Gy）表示的靶组织内的吸收剂量。在 IRE 中，各个物理量是以 V/m、脉冲持续时间、脉冲传送周期和脉冲数表示的脉冲电场。当辐射沿直线穿过身体被吸收并与组织密度相关时，IRE 中使用的频率所处的电场存在于电极之间，并且是不

表 4.1　放射治疗与不可逆电穿孔的异同点

放射治疗	不可逆电穿孔
模拟——患者的医学成像（CT 或 CT 联合 PET）	电穿孔数值模拟：组织特性的测量和电穿孔的组织水平模型
治疗计划：靶体积的确定，剂量限制的定义，通过数值模拟和优化制订合适的计划——分数，束的定位和强度	治疗计划：患者的医学成像，靶体积的确定，数学模型几何构建，通过数值模拟和优化制订合适的计划——电极的数量和位置，脉冲数，每个电极对的输送电压
设置——验证：医学成像用于验证患者和靶组织的位置；随后，激光器和文身标记与患者解剖学模型一起使用	设置——验证：在原始医学影像上记录最佳的电极位置；使用超声、CT 或 CBCT 成像来验证电极位置
治疗实施和监测：辐射根据治疗计划分几个部分进行，而成像用于控制呼吸运动	治疗计划的实施和监测：插入电极后，电脉冲与心脏搏动同步输送。测量电流和电压，以控制电脉冲输送期间可能出现的错误
反应评估：通过医学成像对肿瘤大小或肿瘤生物标志物进行治疗后测量	反应评估：与治疗前医学影像表现相比，通过医学成像对肿瘤大小或肿瘤生物标志物进行治疗后测量

Adapted for irreversible electroporation from Pavliha et al.[52]

均匀的。电场分布取决于电极的几何形状和它们之间的距离；组织的电特性因组织不同而变化，并且可随组织的不同病理状态和电压而改变[14, 56, 59]。电场的数学描述可由以下两个方程得出：

$$-\nabla(\sigma\nabla V)=0$$

$$E=-\nabla V$$

其中，∇ 是梯度算子，V 是电势，σ 是电导率，E 是电场强度[54]。图 4.1 显示了肿瘤周围非均质组织的电场。此外，组织的电导率受到电穿孔效应的影响。

图 4.1　肿瘤周围的电场。箭头表示由数字 1 和数字 2 指示的有效电极对周围的电场方向（通过场强按比例缩放）。梯度切片图显示水平面（电极成角度）中的电场大小。电极周围的电场非常不均匀

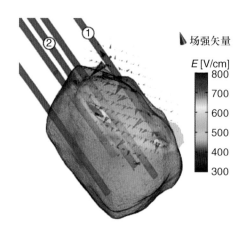

也就是说，电导率随着电场强度的增加而增大[14, 36]。因此，组织中的电场是由偏微分方程控制的，这决定了组织中可用于模拟这些电场的不同方法。

有限元法是最常用的解决这类数学问题的微分方程[28]。有限元法涉及将计算域离散成具有各种形状元素的网格。假定基础数量在元素上变化不大，并且物理量可以用相对简单的函数描述。这些元素可以遵循几何形状的轮廓，这在肿瘤组织中通常是非常复杂和不规则的。有许多不同的 FEM 求解器，包括开源（FEniCS、freeFEM）和商业（COMSOL、Matlab 和 AceFEM）软件。

无论使用哪种类型的软件，治疗计划过程的第一步都是建立一个计算模型，以描述患者的解剖结构以及临床靶区和周围组织的数值。可以使用具有简化形状的几何近似体（例如椭圆体）或基于实际医学影像来制作患者特定模型。为了使用医学图像，需要执行分割，然后将分割的图像适当地网格化为三维模型或直接分割为三维网格。分割本身是一项复杂的任务：可以手动（非常耗时）或自动执行（需要复杂的算法和专家验证）。对于肝、肝血管组织[42, 45, 53]、前列腺[12, 25, 48]和肾[11, 67]，已经很好地描述了自动分割。肿瘤组织大多需要手动分割。对于自动分割，有几个软件包已经开发并可以使用（ITK-SNAP、Slicer 和 Visifield）。自动分割通常还需要由放射科医师进行手动验证。分割完成后，必须转换成计算网格。此外，还有几种开源（TetGen）和商用（Mimics/3matic、Simpleware 和 Comsol Multiphysics）工具，可将分割的医学图像直接转换为立体的网格，以进行有限元分析。

然后，需要将虚拟电极插入模型中。这涉及修改现有网格的复杂任务，以包含电极。为了避免这种网格修改，可以通过选择适当的网格单元来改变电极域，以近似电极几何形状，或者可以通过建立电极本身来构建几何形状，然后通过查找表单独给每个单元分配材料参数[6]。不管实施的类型如何，在模型中实施依赖于电穿孔的电导率都是重要的，因为它显著影响预测的电流以及 IRE 损伤的程度。在比较模型的效果时，与不增加电导率的情况相比，电导率增加的模型总是会预测一个更大体积的效应，也能更好地匹配实验所能承受的损伤[14, 21, 46-47, 64, 66]。

不同脉冲参数对治疗效果影响的建模

虽然 IRE 治疗通常被称为非热治疗，但也造成了不可忽视的温度升高。目前采用的 AngioDynamics 公司的 NanoKnife 系统可以提供高达 3 kV 和 50 A

的振幅脉冲，这相当于高达 150 kW 的脉冲功率。然而，占空比（脉冲持续时间占整个脉冲输送周期的比例）通常低于 10^{-4}，因为脉冲以心脏同步方式输送，并且长度通常小于 100 μs。因此，不可逆电穿孔治疗的平均功率约为 15 W 或更低。

脉冲传递的热能将加热有源电极，从而影响周围组织。由于组织的电导率通常具有正的热系数，范围在 1% ～ 2%/K，较热的组织会吸引更多的电流，并在组织中引起更多的热效应。在整个治疗过程中，组织加热可以促进传递的电流逐渐增加（图 4.1）。因此，整个治疗区域体积的平均温度上升 10℃，导致电流上升 10% ～ 20%（图 4.2）。

通常使用 Pennes 生物热方程模拟组织中的温度。这个方程以扩散方程为特征，其中热量沿着温度梯度的相反方向扩散。另外，它还包括代谢热引起加热的关系以及血液灌注冷却，但与电脉冲加热相比可以忽略。血液灌注本身也受到温度的影响，一旦达到相应的温度阈值，由于蛋白质凝固，血液灌注就会显著减少[27-28]。受电脉冲本身的直接和快速影响，除最大的血管以外，所有血管以及微循环的血液灌注均受到限制[30]。因此，在对不可逆电穿

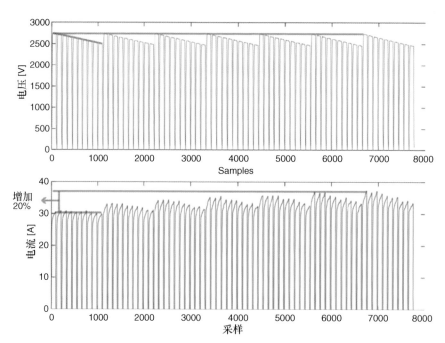

图 4.2　肝 IRE 过程中的电压和电流。脉冲以 10 个脉冲连续输送，然后电压下降，需要设备再充电。在电压下降的情况下，第一列中的电流仍可保持恒定，这可归因于电穿孔的某些效应。在最后的序列中，电流比起始电流增加 20%（Current data from case presented in Kos et al.[33]）

孔的热效应进行建模时，可以正常加入血液灌注，但必须注意减少受不可逆电穿孔影响区域的血液灌注。

IRE 脉冲的热效应可以通过使用 Arrhenius 积分从温度上升本身来模拟，该积分通常用于造成热损伤的过程中。Arrhenius 积分是一个数学模型，描述组织在较短的时间内承受较高温度的能力。将热损伤模拟为一个与时间相关的过程，在此过程中，需要一定的激活能量。温度越高，发生热损伤的速度就越快。根据脉冲参数的选择，热损伤可以代表实际组织损伤的较小或较大部分[20-21, 33]。即使热损伤不被某些重要组织的存在所阻止，也可以通过选择适当数量的脉冲来限制加热和相关效应，以达到预期的效果。

证据表明，增加脉冲数可以在一定程度上增加治疗区域的体积，但是在约 200 个脉冲之后，这种增加会趋于稳定[62]。这表明，可以有一个最佳的脉冲数，使电穿孔治疗在达到高效率的同时，保持低的热损伤总量。为了模拟电穿孔效应对脉冲数的依赖性，已经提出了不同的数学模型[17, 23]。目前，Peleg-Fermi 细胞死亡模型[55] 得出的结果与实验数据最为一致[17, 20, 33]。该模型最初是为了描述由于脉冲电场引起的微生物灭活[55]，但已被 Golberg 和 Rubinsky 扩展到哺乳动物细胞。需要注意的是，这个模型的参数即临界电场和形状常数，取决于所使用的脉冲数[57]。但是，它们不应该在校准数据的脉冲范围之外使用。

治疗方案的优化

通过优化脉冲电极位置和脉冲幅度来制订治疗计划的目标是确保足够的目标体积覆盖，并最大限度地减少因不可逆电穿孔和热损伤导致的对周围关键或脆弱结构的暴露和损伤[71]。在放射治疗中，可以使用各种方法进行治疗，但新的方法（如调强放射治疗和体积调节治疗）需要更复杂的治疗计划方案[10, 31, 63, 68]。在这里，主要目标是优化治疗，以确保尽可能保护周围健康组织，同时在 CTV 中维持足够的辐射剂量。

与放射治疗不同的是，由于电场非常局限，IRE 在确保附近关键结构不受影响方面的困难较少，并且在消融组织和非消融组织之间的过渡区极少[4-5, 46-47]。通常可以对不同数量的参数进行优化。所列出的完整参数包括每个电极的 6 个自由度（通过确保电极平行，所有电极只需要 3 个自由度），处理中使用的每个电极对只需要 1 个自由度。因此，带有平行电极的 4 个电极系统将有 21 个参数（每个电极的位置、所有电极的方向和 6 个电极对之间的电压）。这代表了一个很大的参数空间，不能强行创立。一种使用遗传算法的方法已经被提出并且被测试[70]，但如果电极位置是固定的，那么仅基于局部梯度的电压优化也是可行和省时的[19]。

2D vs 3D 建模和治疗计划工具

当我们考虑将任何数值方法用于解决微分方程时，为模型选择寻找合适对称并最小适用维数是有益的。因此，为了易于实现和显示等，使用 2D 建模是合乎需要的。实际几何体是由二维横截面估计的，规划是在这个几何体上进行的，假设它也足以覆盖整个 CTV。AngioDynamics NanoKnife 脉冲发生器上的软件将输出电压基于电极之间的距离，这可以在二维横截面上设定（图 4.3）。

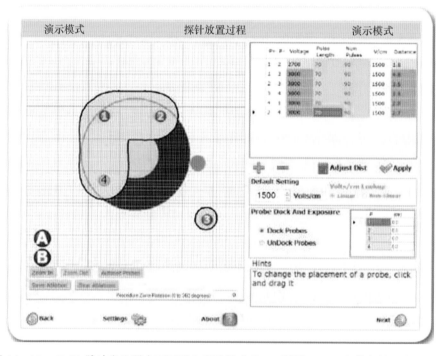

图 4.3   NanoKnife 脉冲发生器中不可逆电穿孔效应的 2D 预测。GTV 由黄色椭圆表示。这个椭圆的尺寸可以由用户设置。CTV（GTV 加肿瘤边缘）是 CTV 的偏移，以蓝色表示。电极的位置和距离可以由用户设定，用左侧面板上的圆圈数字表示。发生器根据电极之间的距离和指定的电压–距离设置来设定电压（Image courtesy of AngioDynamics, Inc. and its affiliates）

　　预测的病灶在图像上以灰色显示。这一预测是基于两个数值研究的结果[16, 18]。预测的病灶假定 CTV 具有恒定且均匀的电导率，并且没有考虑由于加热而导致的电穿孔引起的组织电导率变化。由于肿瘤组织的电导率一般比正常组织大[26, 29, 39, 49, 56]，所以这是相当大幅度的简化。因此，对于不可逆电穿孔处理，建议使用高电压-距离比。附近的高电导率区域，例如血管，也可能为完整的 CTV 覆盖带来困难。这已经被[18]预期到，其他团队的研究后来也显示了这一点[9, 22, 43]。另外，即使对严格优化的肿瘤全面覆盖的 2D 结果，如果考虑实际的 3D 模型，覆盖范围也可能难以达到最佳[32]。图 4.4 说明了这一点，其中 2D 横截面上的覆盖率优化了 100%，覆盖率低于所需的电场强度。

　　由于所列 2D 方法的局限性，有必要在 IRE 治疗中使用非常高的电压-距离比，以确保 CTV 中存在足够的电场。这种方法的缺点是，任何电极配置所能达到的总体积是有限的。另一个缺点可能是电流超过脉冲发生器的最大可交付量，但这可通过使用较短的电极暴露和（或）在脉冲串之间移动电极加以避免。

　　解决上述挑战的可能办法是使用完整的 3D 模型制订治疗计划。这使组织的不均匀性得到充分的弥补，可在二维平面正常的方向上更好、更清晰地预测受影响的区域，并允许完全包含明显的三维结构，如血管和其他重要的关键结构。例如，正在开发的 Visifield 治疗计划工具使用 3D 方法（www.visifield.com，卢布尔雅那大学）。它还可以自动分割肝与肝血管、前列腺，以及手动分割肿瘤和其他组织[44, 51]。根据分割的图像建立患者特定模型，数值计算利用动态电导率求解电场，以达到最佳精度[33-34, 70]。数值模拟是完全自动执行的，因此非常人性化，不需要掌握深入的工程学知识[44]。输出还包

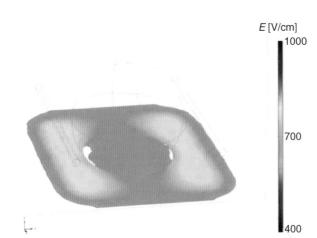

E [V/cm]

1000

700

400

图 **4.4**　长椭圆球形肿瘤模型中电场的切片图。电场对于两个电极的现场输送进行了优化，在 2D 截面中至少为 400 V/cm，但在三维模型中覆盖率小于 90%（Reproduced with permission from Kos and Miklavčič[32]）

括病例中使用的每种组织的累积覆盖曲线，即剂量体积直方图的电穿孔对应关系（图4.5）。使用3D方法的缺点是需要更长的时间来准备治疗计划，而在治疗过程中以交互方式调整计划的灵活性较低。

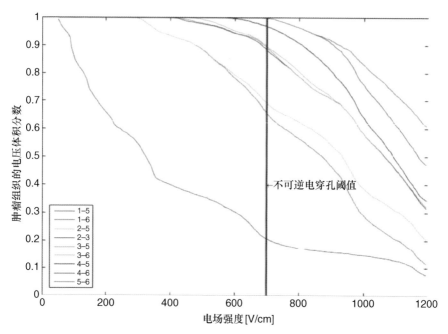

图 4.5　肿瘤组织的电场累积覆盖率。横轴表示电场强度，纵轴表示电场阈值至少与横轴所示一样高的组织的体积分数。不可逆电穿孔的电场阈值引自 Sel 等[59]（Data adapted for irreversible electroporation from Edhemovic et al.[19]）

治疗效果评价的统计方法

目前，关于不可逆电穿孔效应的研究大多集中在寻找阈值电场，高于阈值电场时，组织可以完全消融[15-16, 46-47, 58-59]。然而，由于不同的组织很可能具有不同的电场阈值，并且脉冲数也显著地影响这些阈值，使得这一研究变得复杂[57, 62]。为了纠正这些问题，Golberg 和 Rubinsky[23] 提出修改现有的细胞死亡模型，该模型最初是为脉冲电场处理后的微生物灭活建模而开发的[55]。这种模型可以用细胞杀伤概率来呈现计算结果，而不良反应概率模型已经成为放射治疗计划领域的研究热点[40, 69]。

要开发成功的组织损伤概率模型，在不同的复杂程度下验证它们是非常重要的。Golberg 和 Rubinsky[23] 最初的研究使用来自体外实验的数据，然而，最初的数据只包含多达 10 个脉冲的数据点。不可逆电穿孔治疗通常采用更多的脉冲，因此，有必要在更大的参数空间内验证这些模型。在脉冲数较多的情况下，Peleg-Fermi 模型仍然是描述最终细胞杀伤概率的最佳模型，但其参数值与最初公布的参数值不同[17]。这种方法也被转化为运用不可逆电穿孔处理组织[20, 61]。

体外量化和体内量化的另一个区别是免疫系统的参与。研究者提出，在IRE 治疗后存在免疫应答[2, 8, 41]。因此，模拟免疫系统在解决最终 IRE 影响方面的作用，应该是未来研究的一个焦点。

与导航系统的融合

与使用外部电子束的放射治疗不同，由于电极插入仍然是手动完成的，所以 IRE 不能很好地控制位置。即使在 CT 引导下，在实践中也可能难以实现电极放置的治疗计划。如果不能严格遵守治疗计划，那么影响 CTV 的最终覆盖范围就会受到影响[34]。解决这一问题的办法是使用光学或电磁仪器跟踪来引导电极插入。光学导航已被用于电化学疗法中的电极引导[24]。采用光学导航，电极的插入点和方向可以在治疗过程中轻松控制。然而，这种方法最适合在计划扫描和实际治疗执行之间移动有限的区域进行治疗。电磁导航已经被开发和测试用于引导射频消融电极[1, 3, 65]，因此也应该有可能调整这种方法并将其用于不可逆电穿孔。

另一种选择是使用术中锥形束 CT 进行引导，并将术中图像与术前规划图像相结合。这种方法有助于较好地遵照术前治疗计划。这种方法已经被用于介入引导，如射频消融或动脉化疗栓塞。无须额外的软件或设备，就可以将其用于不可逆电穿孔。

未来可能的发展将是使用交叉 CT 扫描来精确定位电极，并根据已知的最终电极位置相对较快地调整治疗方案。如果能够合理地迅速重新计算，就可以实时向执行医师提供关于预计治疗量的在线信息。然而，另一种需要更多发展的方法是使用 MRI 成像来直接显示 IRE 治疗期间的电场，有关 MRI 扫描仪的这一研究已经被证明是可行的[35, 37-38, 60]。

致谢 这项工作得到了斯洛文尼亚研究机构的多项资助（研究项目 Z3-7126，研究项目 P2-0249，研究项目 J3-5505）。该工作是在 LEAEBAM 的范围内进行的。

参考文献

1. Abi-Jaoudeh N, Kruecker J, Kadoury S, et al. Multimodality image fusion-guided procedures: technique, accuracy, and applications. Cardiovasc Intervent Radiol. 2012;35:986–98. doi:10.1007/s00270-012-0446-5.

2. Al-Sakere B, Bernat C, Andre F, et al. A study of the immunological response to tumor ablation with irreversible electroporation. Technol Cancer Res Treat. 2007;6:301–6.

3. Amalou H, Wood BJ. Electromagnetic tracking navigation to guide radiofrequency ablation of a lung tumor. J Bronchology Interv Pulmonol. 2012;19:323–7. doi:10.1097/LBR.0b013e31827157c9.

4. Appelbaum L, Ben-David E, Faroja M, et al. Irreversible electroporation ablation: creation of large-volume ablation zones in in vivo porcine liver with four-electrode arrays. Radiology. 2013;270:416–24. doi:10.1148/radiol.13130349.

5. Appelbaum L, Ben-David E, Sosna J, et al. US findings after irreversible electroporation ablation: radiologic-pathologic correlation. Radiology. 2012;262:117–25. doi:10.1148/radiol.11110475.

6. Aström M, Zrinzo LU, Tisch S, et al. Method for patient-specific finite element modeling and simulation of deep brain stimulation. Med Biol Eng Comput. 2009;47:21–8. doi:10.1007/s11517-008-0411-2.

7. Atun R, Jaffray DA, Barton MB, et al. Expanding global access to radiotherapy. Lancet Oncol. 2015;16:1153–86. doi:10.1016/S1470-2045(15)00222-3.

8. Bastianpillai C, Petrides N, Shah T, et al. Harnessing the immunomodulatory effect of thermal and non-thermal ablative therapies for cancer treatment. Tumour Biol J Int Soc Onco Dev Biol Med. 2015;36:9137–46. doi:10.1007/s13277-015-4126-3.

9. Ben-David E, Ahmed M, Faroja M, et al. Irreversible electroporation: treatment effect is susceptible to local environment and tissue properties. Radiology. 2013;269:738–47. doi:10.1148/radiol.13122590.

10. Bevilacqua V, Mastronardi G, Piscopo G. Evolutionary approach to inverse planning in coplanar radiotherapy. Image Vis Comput. 2007;25:196–203.

11. Chao J, Shi F, Xiang D, et al. 3D fast automatic segmentation of kidney based on modified AAM and random forest. IEEE Trans Med Imaging. 2016;35:1395–407. doi:10.1109/TMI.2015.2512606.

12. Cheng R, Turkbey B, Gandler W, et al. Atlas based AAM and SVM model for fully automatic MRI prostate segmentation. Conf Proc Annu Int Conf IEEE Eng Med Biol Soc IEEE Eng Med Biol Soc Annu Conf. 2014;2014:2881–5. doi:10.1109/EMBC.2014.6944225.

13. Chung DJ, Sung K, Osuagwu FC, et al. Contrast enhancement patterns after irreversible electroporation: experimental study of CT perfusion correlated to histopathology in normal porcine liver. J Vasc Interv Radiol JVIR. 2016;27:104–11. doi:10.1016/j.jvir.2015.09.005.

14. Corovic S, Lackovic I, Sustaric P, et al. Modeling of electric field distribution in tissues during electroporation. Biomed Eng Online. 2013;12:16. doi:10.1186/1475-925X-12-16.

15. Corović S, Zupanic A, Kranjc S, et al. The influence of skeletal muscle anisotropy on electroporation: in vivo study and numerical modeling. Med Biol Eng Comput. 2010;48:637–48. doi:10.1007/s11517-010-0614-1.

16. Davalos R, Mir L, Rubinsky B. Tissue ablation with irreversible electroporation. Ann Biomed Eng. 2005;33:223–31. doi:10.1007/s10439-005-8981-8.

17. Dermol J, Miklavčič D. Mathematical models describing Chinese hamster ovary cell death due to electroporation in vitro. J Membr Biol. 2015;248:865–81. doi:10.1007/s00232-015-9825-6.

18. Edd JF, Davalos RV. Mathematical modeling of irreversible electroporation for treatment planning. Technol Cancer Res Treat. 2007;6:275–86.

19. Edhemovic I, Gadzijev EM, Brecelj E, et al. Electrochemotherapy: a new technological approach in treatment of metastases in the liver. Technol Cancer Res Treat. 2011;10:475–85.

20. Garcia PA, Davalos RV, Miklavcic D. A numerical investigation of the electric and thermal cell kill distributions in electroporation-based therapies in tissue. PLoS One. 2014;9:e103083. doi:10.1371/journal.pone.0103083.

21. Garcia PA, Rossmeisl JH Jr, Neal RE 2nd, et al. A parametric study delineating irreversible electroporation from thermal damage based on a minimally invasive intracranial procedure. Biomed Eng Online. 2011;10:34. doi:10.1186/1475-925X-10-34.

22. Golberg A, Bruinsma BG, Uygun BE, Yarmush ML. Tissue heterogeneity in structure and conductivity contribute to cell survival during irreversible electroporation ablation by "electric field sinks". Sci Rep. 2015;5:8485. doi:10.1038/srep08485.

23. Golberg A, Rubinsky B. A statistical model for multidimensional irreversible electroporation cell death in tissue. Biomed Eng Online. 2010;9:13. doi:10.1186/1475-925X-9-13.

24. Groselj A, Kos B, Cemazar M, et al. Coupling treatment planning with navigation system: a new technological approach in treatment of head and neck tumors by electrochemotherapy. Biomed Eng Online. 2015;14(Suppl 3):S2. doi:10.1186/1475-925X-14-S3-S2.

25. Guo Y, Gao Y, Shen D. Deformable MR prostate segmentation via deep feature learning and sparse patch matching. IEEE Trans Med Imaging. 2016;35:1077–89. doi:10.1109/TMI.2015.2508280.

26. Haemmerich D, Schutt D, Wright A, et al. Electrical conductivity measurement of excised human metastatic liver tumours before and after thermal ablation. Physiol Meas. 2009;30:459–66. doi:10.1088/0967-3334/30/5/003.

27. Haemmerich D, Wood BJ. Hepatic radiofrequency ablation at low frequencies preferentially heats tumour tissue. Int J Hyperth Off J Eur Soc Hyperthermic Oncol N Am Hyperth Group. 2006;22:563–74. doi:10.1080/02656730601024727.

28. Hall SK, Ooi EH, Payne SJ. A mathematical framework for minimally invasive tumor ablation therapies. Crit Rev Biomed Eng. 2014;42:383–417.

29. Halter RJ, Zhou T, Meaney PM, et al. The correlation of in vivo and ex vivo tissue dielectric properties to validate electromagnetic breast imaging: initial clinical experience. Physiol Meas. 2009;30:S121–36. doi:10.1088/0967-3334/30/6/S08.

30. Jarm T, Cemazar M, Miklavcic D, Sersa G. Antivascular effects of electrochemotherapy: implications in treatment of bleeding metastases. Expert Rev Anticancer Ther. 2010;10:729–46. doi:10.1586/era.10.43.

31. Kierkels RGJ, Visser R, Bijl HP, et al. Multicriteria optimization enables less experienced planners to efficiently produce high quality treatment plans in head and neck cancer radiotherapy. Radiat Oncol Lond Engl. 2015;10:87. doi:10.1186/s13014-015-0385-9.

32. Kos B, Miklavčič D. 2-d vs 3-d: the importance of modelling in three dimensions for planning electroporation-based treatments. In: Lacković I, Vasic D, editors. 6th European Conference of the International Federation for Medical and Biological Engineering. Dubrovnik: Springer International Publishing; 2015. p. 829–32.

33. Kos B, Voigt P, Miklavcic D, Moche M. Careful treatment planning enables safe ablation of liver tumors adjacent to major blood vessels by percutaneous irreversible electroporation (IRE). Radiol Oncol. 2015;49:234–41. doi:10.1515/raon-2015-0031.

34. Kos B, Zupanic A, Kotnik T, et al. Robustness of treatment planning for electrochemotherapy of deep-seated tumors. J Membr Biol. 2010;236:147–53. doi:10.1007/s00232-010-9274-1.

35. Kranjc M, Bajd F, Sersa I, et al. Ex vivo and in silico feasibility study of monitoring electric field distribution in tissue during electroporation based treatments. PLoS One. 2012;7:e45737. doi:10.1371/journal.pone.0045737.

36. Kranjc M, Bajd F, Serša I, Miklavčič D. Magnetic resonance electrical impedance tomography for measuring electrical conductivity during electroporation. Physiol Meas. 2014;35:985–96. doi:10.1088/0967-3334/35/6/985.

37. Kranjc M, Bajd F, Sersa I, Miklavcic D. Magnetic resonance electrical impedance tomography for monitoring electric field distribution during tissue electroporation. IEEE Trans Med Imaging. 2011;30:1771–8. doi:10.1109/TMI.2011.2147328.

38. Kranjc M, Markelc B, Bajd F, et al. In situ monitoring of electric field distribution in mouse tumor during electroporation. Radiology. 2015;274:115–23. doi:10.1148/radiol.14140311.

39. Lazebnik M, Popovic D, McCartney L, et al. A large-scale study of the ultrawideband microwave dielectric properties of normal, benign and malignant breast tissues obtained from cancer surgeries. Phys Med Biol. 2007;52:6093–115. doi:10.1088/0031-9155/52/20/002.

40. Lee T-F, Chao P-J, Chang L, et al. Developing multivariable normal tissue complication probability model to predict the incidence of symptomatic radiation pneumonitis among breast cancer patients. PLoS One. 2015;10:e0131736. doi:10.1371/journal.pone.0131736.

41. Li X, Xu K, Li W, et al. Immunologic response to tumor ablation with irreversible electroporation. PLoS One. 2012;7:e48749. doi:10.1371/journal.pone.0048749.

42. López-Mir F, Naranjo V, Angulo J, et al. Liver segmentation in MRI: a fully automatic method based on stochastic partitions. Comput Methods Prog Biomed. 2014;114:11–28. doi:10.1016/j.cmpb.2013.12.022.

43. Marčan M, Kos B, Miklavčič D. Effect of blood vessel segmentation on the outcome of electroporation-based treatments of liver tumors. PLoS One. 2015;10:e0125591. doi:10.1371/journal.pone.0125591.

44. Marčan M, Pavliha D, Kos B, et al. Web-based tool for visualization of electric field distribution in deep-seated body structures and planning of electroporation-based treatments. Biomed Eng Online. 2015;14(Suppl 3):S4. doi:10.1186/1475-925X-14-S3-S4.

45. Marcan M, Pavliha D, Music MM, et al. Segmentation of hepatic vessels from MRI images for planning of electroporation-based treatments in the liver. Radiol Oncol. 2014;48:267–81. doi:10.2478/raon-2014-0022.

46. Neal RE 2nd, Millar JL, Kavnoudias H, et al. In vivo characterization and numerical simulation of prostate properties for non-thermal irreversible electroporation ablation. Prostate. 2014;74(5):458–68. doi:10.1002/pros.22760.

47. Neal RE, Garcia PA, Kavnoudias H, et al. In vivo irreversible electroporation kidney ablation: experimentally correlated numerical models. IEEE Trans Biomed Eng. 2015;62:561–9. doi:10.1109/TBME.2014.2360374.

48. Nouranian S, Mahdavi SS, Spadinger I, et al. A multi-atlas-based segmentation framework for prostate brachytherapy. IEEE Trans Med Imaging. 2015;34:950–61. doi:10.1109/TMI.2014.2371823.

49. O'Rourke AP, Lazebnik M, Bertram JM, et al. Dielectric properties of human normal, malignant and cirrhotic liver tissue: in vivo and ex vivo measurements from 0.5 to 20 GHz using a precision open-ended coaxial probe. Phys Med Biol. 2007;52:4707–19. doi:10.1088/0031-9155/52/15/022.

50. Pakhomova ON, Gregory BW, Khorokhorina VA, et al. Electroporation-induced electrosensitization. PLoS One. 2011;6:e17100. doi:10.1371/journal.pone.0017100.

51. Pavliha D, Kos B, Marčan M, et al. Planning of electroporation-based treatments using web-based treatment-planning software. J Membr Biol. 2013;246:833–42. doi:10.1007/s00232-013-9567-2.

52. Pavliha D, Kos B, Županič A, et al. Patient-specific treatment planning of electrochemotherapy: procedure design and possible pitfalls. Bioelectrochemistry. 2012;87:265–73. doi:10.1016/j.bioelechem.2012.01.007.

53. Pavliha D, Mušič MM, Serša G, Miklavčič D. Electroporation-based treatment planning for deep-seated tumors based on automatic liver segmentation of MRI images. PLoS One. 2013;8:e69068. doi:10.1371/journal.pone.0069068.

54. Pavšelj N, Miklavčič D. Finite element modeling of in vivo electroporation. In: Rubinsky B, editor. Irreversible electroporation. Berlin: Springer; 2010. p. 183–202.

55. Peleg M. A model of microbial survival after exposure to pulsed electric fields. J Sci Food Agric. 1995;67:93–9. doi:10.1002/jsfa.2740670115.

56. Peyman A, Kos B, Djokić M, et al. Variation in dielectric properties due to pathological changes in human liver. Bioelectromagnetics. 2015;36:603–12. doi:10.1002/bem.21939.

57. Pucihar G, Krmelj J, Reberšek M, et al. Equivalent pulse parameters for electroporation. IEEE Trans Biomed Eng. 2011;58:3279–88. doi:10.1109/TBME.2011.2167232.
58. Qin Z, Jiang J, Long G, et al. Irreversible electroporation: an in vivo study with dorsal skin fold chamber. Ann Biomed Eng. 2013;41:619–29. doi:10.1007/s10439-012-0686-1.
59. Sel D, Cukjati D, Batiuskaite D, et al. Sequential finite element model of tissue electropermeabilization. IEEE Trans Biomed Eng. 2005;52:816–27. doi:10.1109/TBME.2005.845212.
60. Serša I, Kranjc M, Miklavčič D. Current density imaging sequence for monitoring current distribution during delivery of electric pulses in irreversible electroporation. Biomed Eng Online. 2015;14(Suppl 3):S6. doi:10.1186/1475-925X-14-S3-S6.
61. Sharabi S, Kos B, Last D, et al. A statistical model describing combined irreversible electroporation and electroporation-induced blood-brain barrier disruption. Radiol Oncol. 2016;50:28–38. doi:10.1515/raon-2016-0009.
62. Sharabi S, Last D, Guez D, et al. Dynamic effects of point source electroporation on the rat brain tissue. Bioelectrochemistry. 2014;99:30–9. doi:10.1016/j.bioelechem.2014.06.001.
63. Song T, Staub D, Chen M, et al. Patient-specific dosimetric endpoints based treatment plan quality control in radiotherapy. Phys Med Biol. 2015;60:8213–27. doi:10.1088/0031-9155/60/21/8213.
64. Srimathveeravalli G, Cornelis F, Mashni J, et al. Comparison of ablation defect on MR imaging with computer simulation estimated treatment zone following irreversible electroporation of patient prostate. SpringerPlus. 2016;5:219. doi:10.1186/s40064-016-1879-0.
65. Venkatesan AM, Kadoury S, Abi-Jaoudeh N, et al. Real-time FDG PET guidance during biopsies and radiofrequency ablation using multimodality fusion with electromagnetic navigation. Radiology. 2011;260:848–56. doi:10.1148/radiol.11101985.
66. Wimmer T, Srimathveeravalli G, Gutta N, et al. Planning irreversible electroporation in the porcine kidney: are numerical simulations reliable for predicting empiric ablation outcomes? Cardiovasc Intervent Radiol. 2015;38:182–90. doi:10.1007/s00270-014-0905-2.
67. Yang G, Gu J, Chen Y, et al. Automatic kidney segmentation in CT images based on multi-atlas image registration. Conf Proc Annu Int Conf IEEE Eng Med Biol Soc IEEE Eng Med Biol Soc Annu Conf. 2014;2014:5538–41. doi:10.1109/EMBC.2014.6944881.
68. Zarepisheh M, Long T, Li N, et al. A DVH-guided IMRT optimization algorithm for automatic treatment planning and adaptive radiotherapy replanning. Med Phys. 2014;41:61711. doi:10.1118/1.4875700.
69. Zehentmayr F, Söhn M, Exeli A-K, et al. Normal tissue complication models for clinically relevant acute esophagitis (≥grade 2) in patients treated with dose differentiated accelerated radiotherapy (DART-bid). Radiat Oncol Lond Engl. 2015;10:121. doi:10.1186/s13014-015-0429-1.
70. Zupanic A, Kos B, Miklavcic D. Treatment planning of electroporation-based medical interventions: electrochemotherapy, gene electrotransfer and irreversible electroporation. Phys Med Biol. 2012;57:5425–40. doi:10.1088/0031-9155/57/17/5425.
71. Županič A, Miklavčič D. Optimization and numerical modeling in irreversible electroporation treatment planning. In: Rubinsky B, editor. Irreversible electroporation. Berlin: Springer; 2010. p. 203–22.

第五章 不可逆电穿孔对血管、胆管、尿道、肠道和神经的影响

Jantien A. Vogel，Laurien G.P.H. Vroomen，
and Govindarajan Srimathveeravalli

引言

手术切除是原发性或转移性肿瘤患者的明确治疗选择，如患者肿瘤切缘达到阴性，可获得最佳的预后。然而，重要结构（如血管、泌尿生殖道或胃肠道等）受累往往是安全和成功手术切除的禁忌证。

鉴于涉及重要结构的肿瘤实施手术切除的局限性，在过去20年中研发了一些局部区域性疗法。近年来，利用能量破坏肿瘤组织的局部消融技术越来越受到人们的关注。在局部消融技术中，最常用的是射频消融（radiofrequency ablation，RFA）或微波消融（microwave ablation，MWA）的热消融。热消融的目的是损毁恶性细胞。然而，细胞外蛋白质也会被加热，并可能发生变性，从而导致包括重要结构在内的组织基础结构的永久性损伤[1]。因此，胆管、大血管、肠道、神经和输尿管附近禁用热消融[2-4]。此外，由于"热沉降效应"（即直径大于3 mm的血管内血流冷却效应可导致消融不彻底）的存在，对邻近大血管的病灶进行热消融充满了挑战[5-6]。

不可逆电穿孔（IRE）有可能规避上述限制。通过原位施加电场，可以实现不可逆的细胞损伤，导致细胞死亡，而且不会显著升高组织温度[7]。考虑到IRE的主要工作机制是非热效应的，当所有细胞在消融区内被破坏时，细胞外基质理论上可保持完整[8]。因此，由于胶原蛋白框架的保存及再生，消融区镶嵌和邻近的重要结构，包括胆管、血管、尿道、前列腺、肠道和神经，也能得以完整保留。下面通过几项动物模型试验和临床试验来验证这一假设。

血管

临床前研究

肿瘤附近的大血管对 IRE 疗效的影响催生出四个临床前研究的选题重点[10-13]。在猪肝癌模型研究中，Charpentier 等[12] 报道，IRE 治疗后没有发现热沉积效应的证据，实现了延伸到肝静脉边缘的肝细胞坏死。在另一个猪肝癌模型研究中，Lee 等[13] 报道，IRE 实现了均匀消融，同时毗邻肝静脉的肿瘤血管旁组织未发现残留，计算机断层扫描（CT）评估、大体病理学及组织病理学评估均一致。Au 等[10] 在 IRE 治疗后 10 分钟内，使用氯化三苯基四氮唑染色，发现标定的消融区不受大血管或胆管的影响，并且此后几乎没有变化。最后，Ben-David 等[11] 报道，血管的存在对消融区的形状或大小没有影响。尽管研究发现总体上是积极的，但关于大血管对 IRE 疗效的影响仍然没有定论。虽然 Charpentier 等[12] 发现 IRE 并不引起热沉降效应，但他们指出，肝门部的消融区比肝内区更不规则，这可能是因为肝门位于大血管附近。通过在体大鼠模型研究，Golberg 等发现[14]，IRE 在较大血管和集束血管结构附近的影响比其在组织实质中或小血管附近的影响更小，这表明，要么存在热沉降效应，要么如研究者所说，存在"电场沉降效应"。

其他临床前研究探讨了 IRE 对血管通畅性的影响，重点是穿过消融区的血管组织[11, 13, 15-21]。9 项关于消融组织与穿过血管的研究显示，大血管得以保留[16-18]、血管结构完整[11, 19]，彩色血流造影在二维超声成像上[18] 没有血栓形成的迹象[18, 20]。然而，在较小的血管中，显示存在急性脉管炎迹象，如白细胞、淋巴细胞和中性粒细胞血管壁内浸润、血管内皮损伤[13, 16-17, 19, 21]、平滑肌细胞短暂性丧失，也偶尔报道出现血流中断、血管闭塞，以及红细胞和纤维蛋白沉积[19]。虽然上述 Lee 等[13] 研究的主要目的是探讨血管对 IRE 的影响，而不是 IRE 对血管通畅性的影响，但他们也指出，在 23 例病例中，有 9 例大血管暂时变窄，在 4 周后恢复。

探讨治疗区大血管与 IRE 相关损伤的研究有限。以颈动脉[22-23] 为例，IRE 直接应用于血管疾病的两项研究结果显示，在消融后 24 小时，经 IRE 处理的血管和对照血管之间在形态学上或中膜细胞数量之间没有观察到差异。7 ~ 28 天后，与对照组相比，经 IRE 处理的血管中膜内存在较低数量（75%）的血管平滑肌细胞。然而，没有血栓形成、动脉瘤形成或血管破裂的迹象，血管直径也没有变化[22]。24 小时后，内皮损伤似乎已恢复[23]。

临床研究

临床研究的重点是评估 IRE 对消融区附近血管通畅性的影响。

在 Narayanan 等的一项研究中，包含 101 例患者 129 处多种类型的恶性肿瘤（包括肝[100]、胰腺[18]、肾[3]、骨盆[1]、主动脉淋巴结[2]、肾上腺[2]、肺[1]、腹膜后[1]，以及 Whipple 手术区域[1] 的恶性肿瘤）。观察到异常 IRE 相关的血管变化是：① 1 个月随访时，门静脉左支血栓形成（$n = 1$）；② 24 小时随访时，主要门静脉非闭塞性血栓形成（$n = 1$）；③ 24 小时随访时，轻度血管狭窄（< 20% 的原始口径），分别涉及右门静脉和右肝静脉上支（$n = 3$）。所有这些都是在静脉系统中观察到的，门静脉变化发生率最高。这可能与门静脉系统内的血流动力学有关，使血管更容易受到损伤[24]。治疗区域与血管壁之间的距离似乎不是影响术后血管通畅性的一个重要因素[24]。长期随访没有在大多数血管中发现迟发性血管变化[24]。

Scheffer 等注意到了血管痉挛[25]。他提交了一名 67 岁局部晚期胰腺癌（LAPC）（Ⅲ期）患者的病例报道，患者接受了经皮 IRE 治疗。增强 CT 显示，去除电极后，立即可见肝、脾动脉痉挛但未闭塞。

最近，Martin 等[26] 公布了一项 200 例 LAPC（Ⅲ期）患者的对比研究结果，其中研究包括单纯开放式 IRE（$n = 150$）和胰腺切除术联合 IRE（$n = 50$），注意到的血管并发症有深静脉血栓形成（$n = 1$）、假性动脉瘤（$n = 1$）、肝动脉血栓形成（$n = 1$）和非闭塞性肠系膜上静脉血栓（SMV）（$n = 1$）/门静脉血栓形成（均为 Clavien-Dindo Ⅱ级）。一名原发性门静脉血栓形成 /SMV 完全闭塞的患者在手术后 90 天内因肝衰竭而死亡。同样，Philips 等[26] 报道，对 167 例各种不可切除的肿瘤（肝肿瘤 39.5%，胰腺肿瘤 35.5%）病例实施 IRE 治疗后，有 2 例患者发生出血，1 例患者发生进行性门静脉血栓形成。血管血栓的进展可能由 IRE 刺激引起，最可能的原因是消融后水肿导致的[27]。

在血管邻近区域实施 IRE 治疗的安全性，仍然是一个颇具争论的问题。IRE 治疗后最常见的血管相关并发症是血栓形成，门静脉是受影响最严重的部位。IRE 治疗也可能导致出血。为了最大限度地降低血栓形成的风险，在治疗后可考虑使用对其作用很容易产生逆转效果的抗凝血药（如肝素）。然而，迄今尚缺乏这方面的数据。此外，与血管直接接触的电极针可能会导致血栓形成或出血，因为在 IRE 治疗过程中，热效应似乎不可避免[28-30]。因此，应避免有源电极针尖端与血管的直接接触，两者之间的距离应至少大于 2 mm[31]。

胆管系统

临床前研究

在临床前研究中，IRE 治疗对胆管的保护受到关注。IRE 治疗后尽管没有任何胆漏迹象[15-16, 18]，然而却显示有急性胆囊炎[17] 和偶尔发生的胆道上皮细胞凋亡[1]。

临床研究

为了评估 22 例肝肿瘤病例（11 例）经皮 IRE 治疗后的胆道并发症（患者肿瘤距离主要胆管 1 cm 以内），Silk 等回顾性地对比了所有治疗前和治疗后的 CT 图像，以了解胆管扩张、梗阻或胆漏迹象（图 5.1）。此外，还对血清胆红素和碱性磷酸酶进行了评估，以确定可能的胆道损伤。在他们的回顾性研究中，发现 3 例患者先前存在或新发胆管扩张。然而，3 例患者中有 2 例胆道扩张是继发于肿瘤进展的。只有 1 例患者尽管没有胆管损伤的实验室检查结果，但出现亚区段胆管扩张，被认为与 IRE 治疗直接相关。这种不良事件可能是热效应的结果，因为 CT 图像的回顾性评估显示，放置的 1 根 IRE 治疗电极针与胆管有直接接触[28]。

同样，Kingham 等[32] 评估了位于肝脏大静脉或门静脉附近（＜1 cm）恶性肿瘤患者 IRE 治疗的安全性。研究共纳入 28 例 65 处肿瘤患者，其中 22 例（79%）采用开放式治疗，6 例（21%）采用经皮治疗。IRE 治疗后发生了

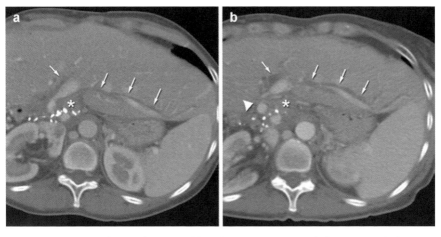

图 5.1 （**a**～**d**）肿瘤位置（箭头）、胆管（箭头所示）和 IRE 治疗后立即随访消融腔影像（星号所示）。研究中的肿瘤与肝总管（**a**）或主分支（**b**）的距离≤1 cm[28]

Ⅰ级门静脉血栓形成（1.5%），无胆管扩张。此外，Hosein 及其同事[33] 检查了所有可用的随访 CT 扫描结果，发现 IRE 治疗后没有血管狭窄、血栓形成或在治疗区内及旁边的血管分流，术后影像学检查未发现胆道狭窄。

Cannon 等进行了前瞻性研究[34]，他们分析了肝肿瘤邻近主要血管或胆管结构或邻近器官 IRE 的安全性。44 例患者（20 例结直肠癌肝转移，14 例肝细胞肝癌和 10 例其他肿瘤转移）接受了 48 次 IRE 手术。由于胆道支架闭塞，胆道并发症为支架闭塞和胆管炎。随访期间，患者未出现胆道狭窄和门静脉血栓形成。

最后，Dollinger 等[35] 评估了 24 例（53 例肿瘤）肝肿瘤 IRE 治疗后患者的胆道并发症，胆管位于消融区半径 1.0 cm 范围内。亚急性随访 MR 图像（即 IRE 治疗后 1 ～ 3 天）显示，15 例患者出现胆管损伤：变窄（$n = 8$）和扩张（$n = 7$）。此外，3 名患者在亚急性随访时显示存在实验室检查结果（胆红素 1.6 ～ 5.2 mg/dl）短暂异常。

上述临床资料证实了所提及的动物资料，提示肝 IRE 治疗在血管和胆管附近的相对安全性。然而，与目标区域相邻的胆管可能会受到不良影响，导致胆管炎和胆道阻塞。因此，在手术前推荐实施预防性胆管保护，因为壶腹区大面积肿胀（未发表资料）[36]，放置塑料胆道支架或经皮经肝胆管造影术引流后可能更困难。

胰腺

临床前研究

临床前研究已经证实了 IRE 在猪胰腺组织中的可行性和相对安全性[37-40]。在所有研究中，胰腺的 IRE 消融都是在健康的猪身上进行的，没有出现直接即时并发症[37-40]。在 IRE 治疗后数天内，白细胞计数短暂增高，在第 2 天[39] 或第 3 天[37] 恢复正常；淀粉酶和脂肪酶短暂上升，在第 2 天[39]、第 3 天[37] 或第 14 天恢复正常[40]；乳酸脱氢酶也在第 14 天恢复正常[40]；天冬氨酸转氨酶在第 14 天趋于正常[40]，或在整个 14 天的评估期内保持升高[37]。实验动物的血尿素氮和肌酐都保持在正常范围内[37]。部分实验动物出现腹水，第 1 天淀粉酶和脂肪酶也有类似的增高，随即又降低。然而，没有观察到胰腺炎的临床症状，这一发现在病理评估中得到证实[39]。在 Bower 等的研究中，所有实验动物术后 1 ～ 3 小时均出现了短暂低血糖，术后 5 小时开始恢复，术后第 1 天恢复正常[37]。

临床研究

在临床上，Martin 等[41]对 27 名 LAPC 患者（Ⅲ 期）实施开放式 IRE 手术治疗，并进行了前瞻性多中心评估。与 IRE 相关的并发症（n = 4）有门静脉血栓形成、新发完全性门静脉栓塞、经十二指肠切开取出金属支架后肠漏以及经十二指肠置入电极针后肠漏。

此外，Paiella 等[42]报道了 1 例胰腺癌患者在 IRE 治疗后发生了 2 次与 IRE 相关的不良事件：胰腺内脓肿，伴胰十二指肠瘘。由于患者对广谱抗生素治疗反应良好，所以不需要做进一步的侵入性治疗。

Trueba-Arguiñarena 等[30]应用 IRE 对一名 66 岁患者进行治疗，其胰腺癌已累及腹腔动脉干。实施 IRE 治疗前，增强 CT 显示脾静脉和肠系膜静脉血栓形成，伴显著肠静脉回流和门静脉侧支循环。IRE 治疗后 5 天，经影像学检查发现，右侧腹腔积液，升结肠肠壁水肿，这可能是由于电极针放置造成侧支静脉损伤进而影响静脉回流所致。该并发症经利尿药成功治疗后得到恢复。在 IRE 治疗后 9 天，患者出现需要输血处理的呕血，这与经胃插入 6 个 IRE 电极针有关。

此外，Scheffer 等对 25 例 LAPC（Ⅲ 期）患者经皮穿刺 IRE 治疗的安全性进行了前瞻性研究[36]。以不良事件常见术语标准（CTCAE）Ⅰ 级（范围 Ⅰ ～ Ⅲ 级）中位数评分，25 例患者中有 10 例发生了 23 次不良事件。在 IRE 治疗后的 90 天内，没有进行胆道保护的 10 例患者中有 3 例出现了新发胆道梗阻（Ⅲ 级），且需要额外的治疗。由于患者壶腹区广泛肿胀，对 3 例患者中的 2 例置入胆道内支架或经皮肝胆管引流管（图 5.2）。此外，1 例患者在 IRE 后 6 周出现肠系膜上动脉狭窄。最后，2 例患者发生了 Ⅳ 级并发症，1 例为水肿性胰腺炎伴胆漏、血流动力学不稳定，1 例因十二指肠溃疡发生危及生命的大出血。

在 Kluger 等进行的一项研究中[43]，使用 Clavien-Dindo 分类法，分析了 T_4 期胰腺癌患者连续接受 IRE 治疗的前瞻性研究资料，以确定治疗的安全性。研究纳入的 50 名患者接受了 53 次 IRE 初次治疗（n = 29）或强化治疗（n = 24）。6 名患者 IRE 治疗后死亡（即在 IRE 治疗后 90 天内），其中 5 名患者死亡发生在初次治疗对照组。IRE 直接相关并发症中，报道了上消化道出血（Ⅲ 级；n = 3）、十二指肠溃疡 / 穿孔（Ⅲ 级；n = 1）、胆道梗阻（Ⅲ 级；n = 1）、十二指肠和胆管坏死（Ⅴ 级；n = 1），十二指肠肠漏（Ⅴ 级；n = 1 级）、门静脉血栓形成（Ⅴ 级；n = 1）和胃十二指肠动脉出血（Ⅴ 级；n = 1）。虽然 IRE 参数、针头置入、肿瘤大小或主消融区域及边界可相应调整，

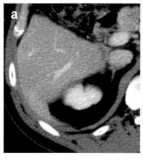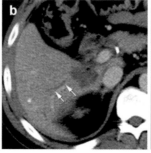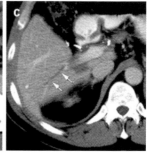

图 5.2 一名 52 岁男性结直肠癌转移患者接受 IRE 治疗的两个肿瘤部位。(**a**) 治疗前进行的初始对比增强 CT 扫描 (门静脉期) 显示胆管基准宽度。(**b**) 手术后立即进行随访 CT 显示消融腔和显著的局部胆管扩张 (箭头所示)。(**c**) 1 个月后行 CT 扫描仍显示胆管扩张 (箭头所示)[28]

Ⅲ~Ⅳ级并发症发生率也没有显著差异，但是在接受主消融区域边缘治疗的患者中，某些并发症似乎继发于正常胰腺组织损伤。

通常，胰腺对 IRE 治疗的耐受性良好，然而，也可能会发生重大不良事件。建议将电极主要放置在肿瘤组织中，并避免电极置于或消融健康的胰腺组织，以免诱发胰腺炎而导致胰腺本身的自身消化。该治疗可以通过经皮途径或开放式手术途径进行，具体选择由医生决定。虽然两种途径的并发症发生率相似，但都有其有各自的优势[36, 44]。经皮 IRE 相对于开放式 IRE 手术的优势是能够在手术期间使用 CT 引导，这使得外科医生或放射科医师能够进行三维肿瘤的精确测量及确定其周围邻近结构。此外，经皮 IRE 的侵袭性比开放式 IRE 小，因为开放式 IRE 需要进行开腹手术。相反，开放式 IRE 治疗可实时区分可切除和无法切除的肿瘤，并发现在影像学检查中尚不可见的转移性肿瘤病灶。

泌尿道

临床前研究

对于泌尿系统肿瘤，IRE 治疗主要关注的是跨越肿瘤的神经连续性和肾盂、输尿管的通畅性。临床前期研究显示，在肾盂、输尿管周围实施 IRE 治疗，显微镜评估显示肾盂、输尿管上皮细胞完全破坏，但细胞外基质完整[45-49]。然而，采用荧光镜检查时，可观察到被阻塞的蠕动段[47]。对肾进行 IRE 消融时，没有任何尿漏或肾盂、输尿管损伤[45, 48, 50]，也没有肾衰竭[50] 及肾盂和肾盏瘢痕化、萎缩或溃疡的迹象[50]。尽管血清肌酐有短暂性升高，但也都在正常范围内[50]。

临床研究

尽管有关人体肾 IRE 的资料很少，但初步资料显示，IRE 在肾肿瘤治疗中对肾功能维护方面是安全的。Thomson 等[51]应用 IRE 对替代疗法无反应的 10 个肾恶性肿瘤病灶（$n = 7$）进行治疗。1 名既往因 RFA 治疗后发生输尿管损伤的患者，在 IRE 治疗后需要输尿管支架。虽然输尿管或肾盂位于所有目标病灶的中心位置，但没有观察到其他狭窄。此外，用 18 号电极针直接穿刺肾盂后，2 例患者出现短暂性血尿（< 24 h），但自行消退。在 Trimmer 等的回顾性研究中[52]，20 例 T_{1a} 肾癌（$n = 13$）或小的良性肾肿瘤或性质不明确的肾肿块患者接受了 CT 引导的 IRE。在 IRE 治疗后，患者没有发生重大不良事件。然而，在 35%（7/20）的患者中观察到轻微并发症，即术后疼痛（$n = 2$）、肾周血肿（$n = 2$）和继发于麻醉的尿潴留（$n = 3$）。

关于前列腺病灶的局部 IRE，Valerio 等[53]描述了一项由 34 名男性患者组成的小样本研究，中位随访时间为 6 个月（范围为 1 ～ 24 个月），在 IRE 治疗后，患者的前列腺功能和排尿控制能力分别保留了 95% 和 100%。Ting 等[54]证实了 IRE 治疗局限性前列腺癌的上述结果。前列腺功能随访结果与 Valerio 等的研究结果相似，患者在 6 个月的随访中没有发生显著的排尿障碍、性功能或肠功能损害。这些研究资料为最大限度地减少局部前列腺治疗后的并发症带来了希望，也有着重要的临床意义。

神经

临床前研究

IRE 对神经的影响主要是通过将其直接应用于坐骨神经和股神经来研究的。两项研究表明，IRE 治疗后，患者出现损伤神经，其连续性很快恢复[55-56]。Li 等关于坐骨神经 IRE 治疗的一项研究中，报道了脱髓鞘的直接征象[55]，患者出现立即完全瘫痪，神经传导速度减慢。但这些只是暂时的，7 周后，髓鞘再生，瘫痪的下肢功能恢复正常。在另一项 IRE 作用于坐骨神经的研究中，报道了 IRE 治疗 3 天后，施旺细胞丧失[57]，但 2 周后这些细胞又出现再生现象。一项研究报道，在坐骨神经 IRE 治疗 2 个月后，复合肌肉动作电位（compound muscle action potential，CMAP）在一半的动物中仍然降低[58]，这一发现不同于 Li 等的发现。其中，近端和远端 CMAP 分别在 IRE 治疗后 7 ~ 10 周恢复。

一项将 IRE 应用于椎体的研究显示，直接在中枢神经系统外的后部皮质或椎弓根进行 IRE 时，未发现神经缺陷[59]。

临床研究

迄今为止，很少有文章描述 IRE 治疗局部盆腔肿瘤复发的初步结果，这些复发性盆腔肿瘤由于邻近神经、前列腺或输尿管，不适合采用已制订的治疗方案。

Niessen 等[60]首次报道了一名 56 岁女性患者晚期局部子宫内膜肿瘤（最大肿瘤直径为 14.9 cm）复发合并骨和神经丛浸润的 IRE 治疗。对该病例实施了 2 次 IRE 消融，以覆盖全部目标病变部位。第一次治疗后，没有观察到神经症状，如背痛加重、感觉缺失、腿部力量丧失，或感觉异常。不幸的是，在第二次手术后，患者发生右侧拇长伸肌（L_4 ~ S_1）轻度 4＋级麻痹，在 IRE 治疗后 4 周恢复。神经系统检查未发现患者感觉丧失或膀胱功能受损。

Vroomen 等[61]（https：//www.ncbi.nlm.nih.gov/pubmed/28470395）描述了一系列患者（9 个肿瘤）接受经皮 IRE 治疗后各种肿瘤复发的结果，8 名患者（9 个肿瘤）分别为原发性直肠癌（$n=4$）、肛门肿瘤（$n=1$）、乙状结肠癌（$n=1$）、宫颈癌（$n=1$）和肾细胞癌（$n=1$），平均随访 12 个月（范围为 4 ~ 36 个月）。在 IRE 治疗 3 天后，重新开始抗凝治疗，患者出现 1 次迟发性出血。3 名患者在感觉障碍的情况下出现下肢运动损失；1 名部分康复。2 名患者出现膀胱张力减退，其中 1 名完全恢复。此外，还有 2 名患者在感觉障碍的情况下出现上肢运动丧失，之后均部分恢复。

总之，IRE 可能是治疗位于神经结构附近病变的适宜技术。然而，也可能会发生永久功能丧失的情况。经皮 IRE 术中神经生理监测（intraoperative neurophysiologic monitoring，IONM）可能有助于识别即将发生的神经损伤，并防止永久功能丧失，因为靶区域附近的神经结构往往难以可视化[62]。今后的研究应评估其在 IRE 期间的潜在价值。

结论

这些临床前研究和临床研究为 IRE 用于邻近重要结构肿瘤的治疗提供了有力的证据，而此类肿瘤因位置特殊，不适合应用目前的热消融方式。虽然理论上 IRE 具有非热工作机制，但某些研究描述了 IRE 的热效应可能[29, 63-65]。为了避免潜在的热损伤，IRE 电极的放置应注意电极针头的活动尖端与重要结构之间没有直接接触。然而，临床数据与 IRE 的动物模型是一致的，并支持治疗区域内和周围血管结构不受这种方式显著影响的假设。能够在不损伤血管和胆管的情况下消融血管和胆管壁的周围组织，使 IRE 有可能规避这些重要结构附近局部复发的问题，如上所述，这正是热消融的临床局限性。此外，关于 IRE 治疗邻近神经结构的肿瘤以及肾和前列腺肿瘤的数据非常有希望，并支持在更大规模的研究中评估 IRE 治疗的安全性和有效性。

参考文献

1. Long G, Bakos G, Shires PK, Gritter L, Crissman JW, Harris JL, Clymer JW. Histological and finite element analysis of cell death due to irreversible electroporation. Technol Cancer Res Treat. 2014;13(6):561–9. doi:10.7785/tcrtexpress.2013.600253.
2. Date RS, Siriwardena AK. Radiofrequency ablation of the pancreas. II: Intra-operative ablation of non-resectable pancreatic cancer. A description of technique and initial outcome. JOP. 2005;6(6):588–92.
3. Tanabe KK, Curley SA, Dodd GD, Siperstein AE, Goldberg SN. Radiofrequency ablation: the experts weigh in. Cancer. 2004;100(3):641–50. doi:10.1002/cncr.11919.
4. Howard JH, Tzeng CW, Smith JK, Eckhoff DE, Bynon JS, Wang T, Arnoletti JP, Heslin MJ. Radiofrequency ablation for unresectable tumors of the liver. Am Surg. 2008;74(7):594–600. discussion 600-591
5. Goldberg SN, Hahn PF, Tanabe KK, Mueller PR, Schima W, Athanasoulis CA, Compton CC, Solbiati L, Gazelle GS. Percutaneous radiofrequency tissue ablation: does perfusion-mediated tissue cooling limit coagulation necrosis? J Vasc Interv Radiol. 1998;9(1 Pt 1):101–11.
6. Lu DS, Raman SS, Vodopich DJ, Wang M, Sayre J, Lassman C. Effect of vessel size on creation of hepatic radiofrequency lesions in pigs: assessment of the heat sink effect. AJR Am J Roentgenol. 2002;178(1):47–51. doi:10.2214/ajr.178.1.1780047.
7. Rubinsky B. Irreversible electroporation in medicine. Technol Cancer Res Treat. 2007;6(4):255–60.
8. Scheffer HJ, Nielsen K, van Tilborg AA, Vieveen JM, Bouwman RA, Kazemier G, Niessen HW, Meijer S, van Kuijk C, van den Tol MP, Meijerink MR. Ablation of colorectal liver metastases by irreversible electroporation: results of the COLDFIRE-I ablate-and-resect study. Eur Radiol. 2014;24(10):2467–75. doi:10.1007/s00330-014-3259-x.
9. Phillips MA, Narayan R, Padath T, Rubinsky B. Irreversible electroporation on the small intestine. Br J Cancer. 2012;106(3):490–5. doi:10.1038/bjc.2011.582.
10. Au JT, Kingham TP, Jun K, Haddad D, Gholami S, Mojica K, Monette S, Ezell P, Fong Y. Irreversible electroporation ablation of the liver can be detected with ultrasound B-mode and elastography. Surgery. 2013;153(6):787–93. doi:10.1016/j.surg.2012.11.022.
11. Ben-David E, Appelbaum L, Sosna J, Nissenbaum I, Goldberg SN. Characterization of irreversible electroporation ablation in in vivo porcine liver. AJR Am J Roentgenol. 2012;198(1):W62–8. doi:10.2214/ajr.11.6940.
12. Charpentier KP, Wolf F, Noble L, Winn B, Resnick M, Dupuy DE. Irreversible electroporation of the liver and liver hilum in swine. HPB: Off J Int Hepato Pancreato Biliary Assoc. 2011;13(3):168–73. doi:10.1111/j.1477-2574.2010.00261.x.
13. Lee YJ, Lu DSK, Osuagwu F, Lassman C. Irreversible electroporation in porcine liver: short- and long-term effect on the hepatic veins and adjacent tissue by ct with pathological correlation. Investig Radiol. 2012;47(11):671–5.
14. Golberg A, Bruinsma BG, Uygun BE, Yarmush ML. Tissue heterogeneity in structure and

conductivity contribute to cell survival during irreversible electroporation ablation by electric field sinks. Sci Rep. 2015;5:8485. doi:10.1038/srep08485.

15. Appelbaum L, Ben-David E, Sosna J, Nissenbaum Y, Goldberg SN. US findings after irreversible electroporation ablation: radiologic-pathologic correlation. Radiology. 2012;262(1):117–25. doi:10.1148/radiol.11110475.

16. Lee EW, Chen C, Prieto VE, Dry SM, Loh CT, Kee ST. Advanced hepatic ablation technique for creating complete cell death: irreversible electroporation. Radiology. 2010;255(2):426–33. doi:10.1148/radiol.10090337.

17. Lee EW, Loh CT, Kee ST. Imaging guided percutaneous irreversible electroporation: ultrasound and immunohistological correlation. Technol Cancer Res Treat. 2007;6(4):287–94.

18. Liu Y, Xiong Z, Zhou W, Hua Y, Li C, Yao C. Percutaneous ultrasound-guided irreversible electroporation: a goat liver study. Oncol Lett. 2012;4(3):450–4. doi:10.3892/ol.2012.781.

19. Edd JF, Horowitz L, Davalos RV, Mir LM, Rubinsky B. In vivo results of a new focal tissue ablation technique: irreversible electroporation. IEEE Trans Biomed Eng. 2006;53(7):1409–15. doi:10.1109/tbme.2006.873745.

20. Chen X, Ren Z, Zhu T, Zhang X, Peng Z, Xie H, Zhou L, Yin S, Sun J, Zheng S. Electric ablation with irreversible electroporation (IRE) in vital hepatic structures and follow-up investigation. Sci Rep. 2015;5:16233. doi:10.1038/srep16233.

21. Choi YS, Kim HB, Chung J, Kim HS, Yi JH, Park JK. Preclinical analysis of irreversible electroporation on rat liver tissues using a microfabricated electroporator. Tissue Eng Part C Methods. 2010;16(6):1245–53. doi:10.1089/ten.TEC.2009.0803.

22. Maor E, Ivorra A, Leor J, Rubinsky B. The effect of irreversible electroporation on blood vessels. Technol Cancer Res Treat. 2007;6(4):307–12.

23. Maor E, Ivorra A, Leor J, Rubinsky B. Irreversible electroporation attenuates neointimal formation after angioplasty. IEEE Trans Biomed Eng. 2008;55(9):2268–74. doi:10.1109/tbme.2008.923909.

24. Narayanan G, Bhatia S, Echenique A, Suthar R, Barbery K, Yrizarry J. Vessel patency post irreversible electroporation. Cardiovasc Intervent Radiol. 2014;37(6):1523–9. doi:10.1007/s00270-014-0988-9.

25. Scheffer HJ, Melenhorst MC, Vogel JA, van Tilborg AA, Nielsen K, Kazemier G, Meijerink MR. Percutaneous irreversible electroporation of locally advanced pancreatic carcinoma using the dorsal approach: a case report. Cardiovasc Intervent Radiol. 2015;38(3):760–5. doi:10.1007/s00270-014-0950-x.

26. Martin RC 2nd, Kwon D, Chalikonda S, Sellers M, Kotz E, Scoggins C, McMasters KM, Watkins K. Treatment of 200 locally advanced (stage III) pancreatic adenocarcinoma patients with irreversible electroporation: safety and efficacy. Ann Surg. 2015;262(3):486–494.; discussion 492-484. doi:10.1097/SLA.0000000000001441.

27. Philips P, Hays D, Martin RC. Irreversible electroporation ablation (IRE) of unresectable soft tissue tumors: learning curve evaluation in the first 150 patients treated. PLoS One. 2013;8(11):e76260. doi:10.1371/journal.pone.0076260.

28. Silk MT, Wimmer T, Lee KS, Srimathveeravalli G, Brown KT, Kingham PT, Fong Y, Durack JC, Sofocleous CT, Solomon SB. Percutaneous ablation of peribiliary tumors with irreversible electroporation. J Vasc Interv Radiol: JVIR. 2014;25(1):112–8. doi:10.1016/j.jvir.2013.10.012.

29. van den Bos W, Scheffer HJ, Vogel JA, Wagstaff PG, de Bruin DM, de Jong MC, van Gemert MJ, de la Rosette JJ, Meijerink MR, Klaessens JH, Verdaasdonk RM. Thermal energy during irreversible electroporation and the influence of different ablation parameters. J Vasc Interv Radiol. 2016;27(3):433–43. doi:10.1016/j.jvir.2015.10.020.

30. Trueba-Arguinarena FJ, de Prado-Otero DS, Poves-Alvarez R. Pancreatic adenocarcinoma treated with irreversible electroporation case report: first experience and outcome. Medicine. 2015;94(26):e946. doi:10.1097/md.0000000000000946.

31. Scheffer HJ, Nielsen K, de Jong MC, van Tilborg AA, Vieveen JM, Bouwman AR, Meijer S, van Kuijk C, van den Tol PM, Meijerink MR. Irreversible electroporation for nonthermal

tumor ablation in the clinical setting: a systematic review of safety and efficacy. J Vasc Interv Radiol. 2014;25(7):997–1011.; quiz 1011. doi:10.1016/j.jvir.2014.01.028.

32. Kingham TP, Karkar AM, D'Angelica MI, Allen PJ, Dematteo RP, Getrajdman GI, Sofocleous CT, Solomon SB, Jarnagin WR, Fong Y. Ablation of perivascular hepatic malignant tumors with irreversible electroporation. J Am Coll Surg. 2012;215(3):379–87. doi:10.1016/j.jamcollsurg.2012.04.029.

33. Hosein PJ, Echenique A, Loaiza-Bonilla A, Froud T, Barbery K, Rocha Lima CM, Yrizarry JM, Narayanan G. Percutaneous irreversible electroporation for the treatment of colorectal cancer liver metastases with a proposal for a new response evaluation system. J Vasc Interv Radiol. 2014;25(8):1233–1239. e1232. doi:10.1016/j.jvir.2014.04.007.

34. Cannon R, Ellis S, Hayes D, Narayanan G, Martin RC 2nd. Safety and early efficacy of irreversible electroporation for hepatic tumors in proximity to vital structures. J Surg Oncol. 2013;107(5):544–9. doi:10.1002/jso.23280.

35. Dollinger M, Zeman F, Niessen C, Lang SA, Beyer LP, Muller M, Stroszczynski C, Wiggermann P. Bile duct injury after irreversible electroporation of hepatic malignancies: evaluation of MR imaging findings and laboratory values. J Vasc Interv Radiol. 2015; doi:10.1016/j.jvir.2015.10.002.

36. Scheffer HJ, Vroomen LG, de Jong MC, Melenhorst MC, Zonderhuis BM, Daams F, Vogel JA, Besselink MG, van Kuijk C, Witvliet J, de van der Schueren MA, de Gruijl TD, Stam AG, van den Tol PM, van Delft F, Kazemier G, Meijerink MR. Ablation of locally advanced pancreatic cancer with percutaneous irreversible electroporation: Results of the phase I/II PANFIRE study. Radiology. 2017;282(2):585–597. doi:10.1148/radiol.2016152835. Epub 2016 Sep 6

37. Bower M, Sherwood L, Li Y, Martin R. Irreversible electroporation of the pancreas: definitive local therapy without systemic effects. J Surg Oncol. 2011;104(1):22–8. doi:10.1002/jso.21899.

38. Charpentier KP, Wolf F, Noble L, Winn B, Resnick M, Dupuy DE. Irreversible electroporation of the pancreas in swine: a pilot study. HPB (Oxford). 2010;12(5):348–51. doi:10.1111/j.1477-2574.2010.00174.x.

39. Fritz S, Sommer CM, Vollherbst D, Wachter MF, Longerich T, Sachsenmeier M, Knapp J, Radeleff BA, Werner J. Irreversible electroporation of the pancreas is feasible and safe in a porcine survival model. Pancreas. 2015;44(5):791–8. doi:10.1097/mpa.0000000000000331.

40. Wimmer T, Srimathveeravalli G, Gutta N, Ezell PC, Monette S, Kingham TP, Maybody M, Durack JC, Fong Y, Solomon SB. Comparison of simulation-based treatment planning with imaging and pathology outcomes for percutaneous CT-guided irreversible electroporation of the porcine pancreas: a pilot study. J Vasc Intervent Radiol: JVIR. 2013;24(11):1709–18. doi:10.1016/j.jvir.2013.05.056.

41. Martin RC 2nd, McFarland K, Ellis S, Velanovich V. Irreversible electroporation therapy in the management of locally advanced pancreatic adenocarcinoma. J Am Coll Surg. 2012;215(3):361–9. doi:10.1016/j.jamcollsurg.2012.05.021.

42. Paiella S, Butturini G, Frigerio I, Salvia R, Armatura G, Bacchion M, Fontana M, D'Onofrio M, Martone E, Bassi C. Safety and feasibility of irreversible electroporation (IRE) in patients with locally advanced pancreatic cancer: results of a prospective study. Dig Surg. 2015;32(2):90–7. doi:10.1159/000375323.

43. Kluger MD, Epelboym I, Schrope BA, Mahendraraj K, Hecht EM, Susman J, Weintraub JL, Chabot JA. Single-institution experience with irreversible electroporation for T4 pancreatic cancer: first 50 patients. Ann Surg Oncol. 2016;23(5):1736–43. doi:10.1245/s10434-015-5034-x.

44. Vogel JA, Rombouts SJ, de Rooij T, van Delden OM, Dijkgraaf MG, van Gulik TM, van Hooft JE, van Laarhoven HW, Martin RC, Schoorlemmer A, Wilmink JW, van Lienden KP, Busch OR, Besselink MG. Induction Chemotherapy followed by resection or irreversible electroporation in locally advanced pancreatic cancer (IMPALA): A prospective cohort study. Ann Surg Oncol. 2017. doi:10.1245/s10434-017-5900-9. [Epub ahead of print]

45. Deodhar A, Monette S, Single GW Jr, Hamilton WC Jr, Thornton R, Maybody M, Coleman

JA, Solomon SB. Renal tissue ablation with irreversible electroporation: preliminary results in a porcine model. Urology. 2011;77(3):754–60. doi:10.1016/j.urology.2010.08.036.

46. Olweny EO, Kapur P, Tan YK, Park SK, Adibi M, Cadeddu JA. Irreversible electroporation: evaluation of nonthermal and thermal ablative capabilities in the porcine kidney. Urology. 2013;81(3):679–84. doi:10.1016/j.urology.2012.11.026.

47. Srimathveeravalli G, Silk M, Wimmer T, Monette S, Kimm S, Maybody M, Solomon SB, Coleman J, Durack JC. Feasibility of catheter-directed intraluminal irreversible electroporation of porcine ureter and acute outcomes in response to increasing energy delivery. J Vasc Intervent Radiol: JVIR. 2015;26(7):1059–66. doi:10.1016/j.jvir.2015.01.020.

48. Tracy CR, Kabbani W, Cadeddu JA. Irreversible electroporation (IRE): a novel method for renal tissue ablation. BJU Int. 2011;107(12):1982–7. doi:10.1111/j.1464-410X.2010.09797.x.

49. Wimmer T, Srimathveeravalli G, Silk M, Monette S, Gutta N, Maybody M, Erinjery JP, Coleman JA, Solomon SB, Sofocleous CT. Feasibility of a modified biopsy needle for irreversible electroporation ablation and periprocedural tissue sampling. Technol Cancer Res Treat. 2015; doi:10.1177/1533034615608739.

50. Wendler JJ, Pech M, Porsch M, Janitzky A, Fischbach F, Buhtz P, Vogler K, Huhne S, Borucki K, Strang C, Mahnkopf D, Ricke J, Liehr UB. Urinary tract effects after multifocal nonthermal irreversible electroporation of the kidney: acute and chronic monitoring by magnetic resonance imaging, intravenous urography and urinary cytology. Cardiovasc Intervent Radiol. 2012;35(4):921–6. doi:10.1007/s00270-011-0257-0.

51. Thomson KR, Cheung W, Ellis SJ, Federman D, Kavnoudias H, Loader-Oliver D, Roberts S, Evans P, Ball C, Haydon A. Investigation of the safety of irreversible electroporation in humans. J Vasc Interv Radiol. 2011;22(5):611–21. doi:10.1016/j.jvir.2010.12.014.

52. Trimmer CK, Khosla A, Morgan M, Stephenson SL, Ozayar A, Cadeddu JA. Minimally invasive percutaneous treatment of small renal tumors with irreversible electroporation: a single-center experience. J Vasc Interv Radiol. 2015;26(10):1465–71. doi:10.1016/j.jvir.2015.06.028.

53. Valerio M, Strickert PD, Ahmed HU, Dickinson L, Ponsky L, Shnier R, Allen C, Emberton M. Initial assessment of safety and clinical feasibility of irreversible electroporation in the focal treatment of prostate cancer. Prostate Cancer Prostatic Dis. 2014;17(4):343–7. doi:10.1038/pcan.2014.33.

54. Ting F, Tran M, Bohm M, Siriwardana A, Van Leeuwen PJ, Haynes AM, Delprado W, Shnier R, Stricker PD. Focal irreversible electroporation for prostate cancer: functional outcomes and short-term oncological control. Prostate Cancer Prostatic Dis. 2016;19(1):46–52. doi:10.1038/pcan.2015.47.

55. Li W, Fan Q, Ji Z, Qiu X, Li Z. The effects of irreversible electroporation (IRE) on nerves. PLoS One. 2011;6(4):e18831.

56. Wong SSM, Hui JWY, Chan AWH, Chu CM, Rowlands DK, Yu SCH. Irreversible electroporation of the femoral neurovascular bundle: imaging and histologic evaluation in a swine model. J Vasc Interv Radiol. 2015;26(8):1212–1220.e1211.

57. Schoellnast H, Monette S, Ezell PC, Deodhar A, Maybody M, Erinjeri JP, Stubblefield MD, Single GW Jr, Hamilton WC Jr, Solomon SB. Acute and subacute effects of irreversible electroporation on nerves: experimental study in a pig model. Radiology. 2011;260(2):421–7. doi:10.1148/radiol.11103505.

58. Schoellnast H, Monette S, Ezell PC, Maybody M, Erinjeri JP, Stubblefield MD, Single G, Solomon SB. The delayed effects of irreversible electroporation ablation on nerves. Eur Radiol. 2013;23(2):375–80. doi:10.1007/s00330-012-2610-3.

59. Tam AL, Abdelsalam ME, Gagea M, Ensor JE, Moussa M, Ahmed M, Goldberg SN, Dixon K, McWatters A, Miller JJ, Srimathveeravalli G, Solomon SB, Avritscher R, Wallace MJ, Gupta S. Irreversible electroporation of the lumbar vertebrae in a porcine model: is there clinical-pathologic evidence of neural toxicity? Radiology. 2014;272(3):709–19. doi:10.1148/radiol.14132560.

60. Niessen C, Jung EM, Schreyer AG, Wohlgemuth WA, Trabold B, Hahn J, Rechenmacher M, Stroszczynski C, Wiggermann P. Palliative treatment of presacral recurrence of endome-

trial cancer using irreversible electroporation: a case report. J Med Case Rep. 2013;7:128. doi:10.1186/1752-1947-7-128.

61. Vroomen LGPH, Scheffer HJ, Melenhorst MCAM, van Grieken N, van den Tol MP, Meijerink MR. Irreversible Electroporation to Treat Malignant Tumor Recurrences Within the Pelvic Cavity: A Case Series. Cardiovasc Intervent Radiol. 2017 May 3. doi:10.1007/s00270-017-1657-6.

62. Marshall RH, Avila EK, Solomon SB, Erinjeri JP, Maybody M. Feasibility of intraoperative nerve monitoring in preventing thermal damage to the "Nerve at Risk" during image-guided ablation of tumors. Cardiovasc Intervent Radiol. 2015; doi:10.1007/s00270-015-1287-9.

63. Faroja M, Ahmed M, Appelbaum L, Ben-David E, Moussa M, Sosna J, Nissenbaum I, Goldberg SN. Irreversible electroporation ablation: is all the damage nonthermal? Radiology. 2013;266(2):462–70. doi:10.1148/radiol.12120609.

64. Dunki-Jacobs EM, Philips P, Martin RC 2nd. Evaluation of thermal injury to liver, pancreas and kidney during irreversible electroporation in an in vivo experimental model. Br J Surg. 2014;101(9):1113–21. doi:10.1002/bjs.9536.

65. Scheffer HJ, Vogel JA, van den Bos W, Neal RE 2nd, van Lienden KP, Besselink MG, van Gemert MJ, van der Geld CW, Meijerink MR, Klaessens JH, Verdaasdonk RM. The influence of a metal stent on the distribution of thermal energy during irreversible electroporation. PLoS One. 2016;11(2):e0148457. doi:10.1371/journal.pone.0148457.

第三部分
临床使用技术、提示和技巧

第六章　不可逆电穿孔过程中的麻醉管理

Jenny M. Vieveen and R. Arthur Bouwman

不可逆电穿孔（IRE）已经发展成为一种很有希望的肿瘤消融技术。肿瘤周围电极之间产生的高压电场脉冲通过永久增加细胞膜的通透性来诱导细胞死亡。对于参与 IRE 治疗的麻醉师来说，这些高压电脉冲带来了具体操作上的挑战。为了安全地执行 IRE 治疗，必须考虑以下预防措施。本章将讨论所有这些具体细节，包括极端高压电脉冲、必要的预防措施，以及在治疗过程中可能出现的潜在并发症。

IRE 对心血管的影响：心律失常和高血压

不可逆电穿孔使用多个系列的高压电脉冲，这些脉冲通过放置在肿瘤周围的电极产生局部叠加。电穿孔增加了细胞膜的通透性，使离子转运发生在细胞膜上。如果这些（不受控制的）离子转运发生在心脏组织中，则可能引起心律失常甚至心室颤动。Deodhar 等[1]在猪的心脏附近进行了非同步电穿孔，结果显示在 IRE 治疗过程中发生了致命的室性心律失常。同样，在人体接近心脏部位进行 IRE 的治疗过程中，也会诱发心律失常（图 6.1）。

这些心律失常在很大程度上可以通过使用同步不可逆电穿孔来预防。据此，在心脏绝对不应期，电脉冲与心脏节律同步传递。这种同步是通过附加

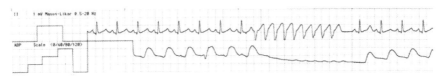

图 6.1　不可逆电穿孔（IRE）治疗心脏下方肝肿瘤时的心电图（ECG）记录。没有使用同步器，IRE 脉冲的心室捕获由于没有充足的左心室充盈时间而导致动脉搏动消失（Adapted from Ball et al.）

表 6.1   28 例患者 IRE 期间和之后的一般手术相关并发症

治疗部位	并发症	N	分级	干预
肝（开放式手术）	心律失常	1	I	去除电极
	术后出血	1	III	再次开腹手术
	疼痛	2	II，III	口服止痛药
	肺炎	1	II	使用抗生素
	周围性水肿	1	II	穿弹力袜
肝（经皮治疗）	气胸	2	II	胸腔穿刺
胰腺	心律失常	1	I	无
	胰腺炎 + 胆漏	1	III	排液，使用抗生素
肾	血尿	1	I	无
盆肾	神经功能丧失	1	II / III	康复，理疗

Adapted from Nielsen et al. [2]

一个预编的商业心电监护仪来实现的，该监护仪分析心电节律以检测 R 波。然后，不可逆电穿孔发生器在每个 R 波之后 50 ms 发送一个脉冲。

Nielsen 等[2] 报道对 28 例患者使用 ECG 同步进行开放式或经皮不可逆电穿孔治疗（表 6.1）。在两种 IRE 治疗中，观察到轻微的自限性心律失常（室性期前收缩和二联律）。在进行左侧膈肌附近的肝开放式 IRE 治疗中，患者发生室性期前收缩。手术中止后，患者心脏节律恢复，去除最靠近心脏的电极后，可以继续成功消融。在胰腺消融过程中，患者发生了伴有室性期前收缩的二联律，但在手术结束后 5 min 内消失。在这两种情况下，患者都没有出现血流动力学不稳定。

在大多数患者中，电穿孔过程中可以观察到血压短暂升高。血压升高涉及收缩压和舒张压，一般为轻度至中度（20 ～ 45 mmHg）升高，但据报道，血压明显升高者可高达 200 mmHg。Nielsen 等[2] 描述了收缩压的平均值上升44 mmHg，舒张压上升 19 mmHg。在胰腺手术患者中，血压升高最为明显，并伴有心率加快。血压升高对丙泊酚和瑞芬太尼反应良好。Martin 等[3] 的研究同样发现了术中高血压，但其报道的血压上升幅度更大（收缩压中位数为190 mmHg，范围为 185 ～ 215 mmHg；舒张压中位数为 98 mmHg，范围为91 ～ 115 mmHg）。血压在很大程度上几乎不受各种类型抗高血压药物的影响。

IRE 治疗导致血压升高和心率加快的机制仍不明确，但其在治疗过程中刺激自主神经系统可能是原因之一。

注意事项

如前所述，使用同步不可逆电穿孔有助于避免大多数心律失常。建议在对患者进行 CT 扫描前或覆盖无菌巾之前，先将同步装置连接到患者身上。这样就可以在启动 IRE 过程之前评估心电图信号的质量和同步的适当功能。此外，在 IRE 过程中，强烈建议为患者连接体外除颤器，以避免在发生需要除颤的心律失常时延误治疗。这可能与 CT 扫描仪中患者的安全治疗特别相关，尤其是当除颤器无法及时满足患者需要时。

考虑到上述情况，IRE 治疗的禁忌证为心律失常且需要抗心律失常治疗和（或）起搏器植入。无法控制的高血压、充血性心力衰竭和活动性冠状动脉疾病是相对禁忌证。由于收缩压和舒张压都有明显升高，心率也略有上升，这些患者有存在心脏并发症的风险。在上述相对禁忌证的情况下，应仔细权衡 IRE 治疗个体的获益和风险。

肌肉收缩

IRE 治疗期间的电刺激可引起肌肉收缩，由于 IRE 治疗期间使用快速高电压脉冲，所以肌肉收缩可能是严重的。因此，IRE 治疗要求患者在不可逆电穿孔期间完全放松，全身麻醉是有必要的。正如 Ball 等报道的那样[4]，可以观察到正在进行 IRE 的非瘫痪患者整个上半身收缩。此外，即使能够完全保证肌肉松弛，也可以观察到电极周围局部肌肉收缩。这些局部收缩在经皮IRE 治疗中更为严重，尤其是当电极通过大肌肉放置时。

我们认为，为确保治疗过程安全，IRE 治疗过程中需要密切监测神经肌肉功能，以确保深度神经肌肉阻滞。在使用肌肉松弛药之前，应连接并校准神经肌肉监测装置。在启动电脉冲之前，IRE 治疗团队内部应密切沟通，需要确认存在深度神经肌肉松弛［例如，典型的四个成串刺激（train of four，TOF）比例为 0］。显然，在治疗结束时，应确认神经肌肉阻滞的充分逆转。如有必要，可能需要使用拮抗剂。

实验室检查结果

由于 IRE 通过破坏细胞膜完整性诱导细胞死亡，因此初步提出了对酸碱平衡和电解质紊乱的关注。在 Ball 等[4]对 21 名患者进行 IRE 治疗的研究中，确实观察到了 4 例患者发生酸碱平衡失调和相关的高钾血症。然而，IRE 治疗对机体内环境的平衡干扰是轻微的，不需要中止治疗。在 Nielsen 等[2] 的研究中，检测了血液中血清电解质、肾功能以及肝功能或胰腺酶，在接受 IRE 治疗的患者中都没有观察到明显的电解质紊乱。

IRE 治疗肝或胰腺肿瘤后，患者肝或胰腺相关酶谱分别立即升高。在治疗后第 1 天达到最高水平。

Chen 等描述了对母猪进行肝 IRE 治疗 2 小时至 2 天后发生肝功能损害和轻度炎症反应。但 2 天后，升高的酶和白细胞计数开始下降，14 天后完全恢复正常。

目前可以得出结论，IRE 似乎没有引起严重的酸碱平衡失调和电解质紊乱，也没有必要采取相关的预防措施。尽管观察到作为 IRE 靶器官损害的标志酶谱有一定程度的升高，但一般也仅仅是轻微的。

癫痫发作

由于不可逆电穿孔通过电脉冲起作用，所以可能会通过向大脑放电引起癫痫发作。

因此，在以往的 IRE 治疗中，将癫痫或既往癫痫发作列为禁忌证，虽然不确定 IRE 是否确实能诱发癫痫发作。

在电休克疗法中，进行抗抑郁治疗时是通过向大脑施加 5 Hz 以上的电脉冲来诱发电惊厥。在 IRE 过程中使用 ECG 同步时，达到 5 Hz 脉冲频率的变化会减小，并且不太可能发生。为了探讨 IRE 治疗引起癫痫发作的发生率，我们通过使用简化的脑电图监测仪和观察大脑活动，研究了 IRE 对非癫痫患者的影响。在 6 例患者中，5 例没有观察到脑活动征象，没有患者在电脉冲发放过程中显示反应性脑部异常（图 6.2）。

在 IRE 治疗过程中，我们根据局部 IRE 治疗指南使用丙泊酚对所有患者实施全身麻醉。由于丙泊酚具有显著的抗癫痫作用，其麻醉深度可抑制因 IRE 而导致的癫痫发作。

基于上述观察，似乎有理由得出结论，使用心电图同步器，可最大限度地降低 IRE 诱发癫痫发作的概率。另外，由于全身麻醉调高了癫痫的发作阈值，潜在的癫痫发作也可能会受到抑制。因此，对有癫痫病史的患者应用 IRE 似乎是安全的，但是应注意，这些患者的观察样本和 IRE 应用经验是有限的，尚需要进一步研究。在对癫痫患者安全应用 IRE 之前，可以推荐使用。

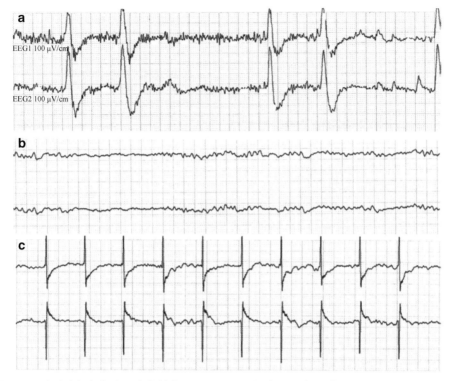

图 6.2 不可逆电穿孔过程中的简化脑电图（EEG）表现。麻醉诱导前（**a**）、麻醉诱导后（**b**）、IRE 过程中（**c**）。IRE 期间可观察到脑电图伪影，发放脉冲后直接恢复到基线水平（Adapted from Nielsen et al.[2]）

患者体位

　　IRE 治疗既可以通过经皮途径进行，也可以通过开放式手术实施。至少在作者工作的医院，经皮治疗大多在 CT 扫描室进行。这种设置条件和患者的体位对麻醉师来说是一种挑战。

　　IRE 治疗时，应当根据病变部位来确定患者采取俯卧位、仰卧位或侧卧位。患者的理想体位可能受到 CT 扫描仪的限制。与手术室中的设置不同，需要通过 CT 扫描仪将患者与所有监测装置连接和静脉通路原位匹配。当患者需要取俯卧位时，可能是特别具有挑战性的。

　　然而，取仰卧位最大的挑战是需患者将手臂放置在其头部上方，这有相当大的风险会造成其臂丛损伤。为了避免图像伪影，放射科医师经常要求患者将屈曲放在头部的手臂置于上方，以确保清楚地观察治疗区域。在 Ball 等的研究中[4]，12 例患者中有 2 例出现短暂性臂丛神经失用，于是之后对手臂定位进行了优化。将设计用于俯卧位的泡沫面枕放置在患者头顶部，然后将手臂屈曲置于枕头顶部。

在作者诊所，将患者头部置于普通枕头上，手臂屈曲置于头顶上方（图6.3）。填充肘部后，用填充带调整手臂，防止手臂滑动。

在手术开始之前，最重要的是检查患者是否可以自由进出 CT 扫描仪，而不需要接触 CT 扫描仪、更换或断开监护仪连线或静脉通路。

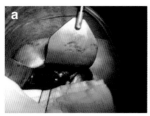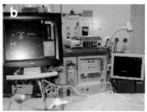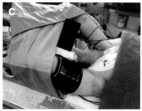

图 6.3   开放式 IRE 治疗（**a**）和经皮治疗（**b**）（adapted from Nielsen et al.[2]）。（**c**）在经皮 IRE 治疗过程中的手臂位置

术后疼痛

Nielsen 等[2]和 Ball 等[4]描述了一组接受经皮电穿孔治疗的患者。对接受开放式手术联合 IRE 的患者均采用硬膜外术后镇痛。由于他们的术后疼痛不仅仅与 IRE 相关，所以很难将术后疼痛与 IRE 治疗本身联系起来。

大多数经皮治疗患者的治疗后疼痛为轻度疼痛。研究报道的中位 VAS 最大值为 3，范围为 0～9。对于大多数患者，术后疼痛完全可以通过口服镇痛药来控制。最痛苦的治疗似乎是胰腺 IRE，VAS 评分高达 9。这很可能是因为胰腺与腹腔神经丛的密切解剖关系，以及由 IRE 治疗诱导的术后反应性胰腺炎所致。然而，通常对大多数患者使用多模式镇痛治疗，术后疼痛可以得到有效的控制。

参考文献

1. Deodhar A, Dickfeld T, Single GW, Hamilton WC Jr, Thornton RH, Sofocleous CT, Maybody M, Gonen M, Rubinsky B, Solomon SB. Irreverseble electroporation near the heart: ventricular arrhythmias can be prevented with ECG synchronization. Am J Roentgenol. 2011;196(3):W330–5.
2. Nielsen K, Scheffer HJ, Vieveen JM, van Tilborg AAJM, Meijer S, van Kuijk C, van Tol MP, Meijerink MR, Bouwman RA. Anaesthetic management during open and percutaneous irre-

versible electroporation. Br J Anaesth. 2014;113(6):985–92.

3. Martin RCG, Schwartz E, Adams JA, Farah I, Derhake BM. Intra-operative anesthesia management in patients undergoing surgical irreversible electroporation of the pancreas, liver, kidney and retroperitoneal tumors. Anesth Pain Med. 2015;5(3):e22786.

4. Ball C, Thomson KR, Kavnoudias H. Irreversible electroporation: a new challenge in "out of operating theater" anesthesia. Anesth Analg. 2010;110(5):1305–9.

第七章 并发症与提高安全性的措施

Laurien G.P.H. Vroomen, K. Nielsen, A.H. Ruarus, and Hester J. Scheffer

由于消融技术在肿瘤治疗中的应用比以往任何时候都要多，因此人们对可能的不利影响有了越来越多的了解。众所周知，对于重要结构（如主要胆管、神经、肠、输尿管和血管）附近病变的热消融，由于热损伤具有不可接受的并发症发生率，因此可以在选择的病例中禁用[1-3]。

不可逆电穿孔已经开发出来，以处理位于不适合热消融区域的肿瘤。由于细胞破坏至少在理论上是由非热机制引发的，所以 IRE 被认为对蛋白质及结缔组织具有保护作用[4-8]。临床前期和早期临床资料表明，IRE 可以破坏肿瘤组织，同时保持主要胆管、输尿管和大血管的结构完整性（见第五章：不可逆电穿孔对血管、胆管、输尿管、肠道和神经的影响）[9-10]。因此，对难以达到安全消融的肿瘤，IRE 为其带来了希望[11-15]。但是，医生应该意识到可能对患者预后产生负面影响的潜在不良事件。认识、尽早识别、实施预防和干预措施可以降低并发症的发生率和严重程度[16]。

本章将讨论与 IRE 相关的常见复杂问题，并提出提高安全性的措施。第六章（不可逆电穿孔过程中的麻醉管理）讨论了几个与麻醉相关的常见问题，如疼痛管理和使用心动周期同步脉冲，以防止心律失常。这里归纳了特定器官的并发症，但在第四部分各章将进行更广泛的讨论。

IRE 相关并发症可分为三类：

- 与一般治疗相关的风险
- 与电极针放置相关的风险
- 与脉冲电场相关的风险

与一般治疗相关的风险

对于任何类型的肿瘤，患者选择是治疗成功的关键[17]。多学科团队评估合适的患者，应基于：①病史和体格检查，特别强调 IRE 的禁忌证；②实验室检查评估；③适当的术前影像学检查，以评估疾病所处阶段（病变的数量、大小和位置）。储备功能差的患者［美国麻醉医师协会（American Society Anesthesiolotists，ASA）状态评分＞3］不应视为 IRE 的适应证。

应当由委员会认证的介入放射科医生，经 IRE 工程师培训后，实施 IRE 治疗。IRE 治疗的优先方法是当前有争议的话题。这两种方法都有明显的优点和缺点，没有一种方法被证明总体上优于另一种。因此，IRE 治疗方法应该基于执行医师的经验。IRE 开放式治疗需要进行开腹手术，它可以使用术中超声（US）实时区分可切除和不可手术切除的肿瘤并检测微转移。此外，它还使外科医生有可能掌控周围组织结构，以保护它们免受损害。

侵入性较少的经皮 IRE 治疗的优点是使用 CT 引导。这可以实现肿瘤的三维测量和评估其与周围结构的关系。与超声引导的开放式治疗方法相比，CT 引导方法对电极间距离和电极角度的确定更准确。由于并发症发生率较低，经皮手术在缩短住院时间方面更具优势。尽管如此，这两种方法都要求术者在实施图像引导下的肿瘤消融方面有丰富的经验。

术后卧床患者可能发生血栓栓塞并发症，这在死亡率和发病率方面可能是一个危险事件，具有较高的社会影响和成本。术后给予低分子肝素（low-molecular weight heparin，LMWH）直至患者恢复日常活动已被证明是预防这些事件的有效和安全方法[18]。有证据表明，腹部大型手术后，甚至可以连续使用 LMWH[19]达 1 个月之久。

对肿瘤进行干预后，感染是一个主要的问题，这取决于即时治疗，并且更常见于开放式手术后[20]。因此，最大限度地采取无菌预防措施是必需的。关于肿瘤消融预防性使用抗生素的问题是有争议的，一部分操作人员普遍使用，而另外一些操作人员仅在选定的病例中使用。迄今还没有对肿瘤消融患者使用抗生素进行过随机对照试验。目前，与这一话题有关的大部分已公布的资料与不同群体的个人经验有关[21]。

尽管经皮肿瘤消融通常被认为是一种清洁手术，但在胆肠吻合术、胆道支架置入和括约肌切开术后，由于逆行肠内细菌与胆道的沟通，此时应将胰腺和肝 IRE 归为清洁-污染手术。在这些治疗中，通常推荐预防性使用抗生素[20]。此外，如果在 IRE 治疗过程中穿过胃肠道，通常会使用额外剂量的抗生素。在没有确切科学证据的情况下，许多执业医师仍然经验性预防使用抗生素。

在接受开腹手术的患者中，不同的感染并发症（如肺炎、手术部位感染或尿路感染）发生更频繁。应采取适当的预防措施，如早期拔除导尿管，鼓励患者早期下床活动和进行物理治疗，以及采取适当的镇痛管理（见第六章）。

已知 CT 引导的 IRE 治疗中，因患者肢体需长时间定位固定而易导致围术期体位性外周神经损伤（perioperative peripheral nerve injury，PPNI）。因此，患者肢体最好放置在自然位置，而不伸展神经、肌肉、肌腱和血管，这有助于降低外周神经损伤的风险[22]。为了达到安全和最佳定位，可以使用泡沫楔子、固定垫、真空袋或专用定位模具。

与电极针放置相关的风险

成功、安全消融的关键是周密的治疗计划和每个治疗过程的影像成像。所需的电极数量及其放置，应根据肿瘤形状和大小等特征及其与有受伤危险的重要结构的关系来确定[17]。

以开放式方法实施 IRE 治疗时，肿瘤周围结构往往是可见的，并且外科医生在一定程度上可以将其移动或掌控。术中超声不仅可以确定电极针的位置，也可明确电极针与靶器官结构的关系。考虑到溃疡和出血的风险，如果穿透黏膜肿瘤侵入十二指肠等周围的肠道，应当对其 IRE 的适应证提出质疑[23-24]。由于肠道环境可能会污染无菌消融区，所以最好在经皮 IRE 过程中避免用一个或多个电极针穿过十二指肠或结肠。在经皮 IRE 过程中，通过呼吸控制、水囊和气囊分离等在腹内结构之间形成空间。上述所谓的控制技术，是安全、低成本，且易于实施的（图 7.1）。如前所述，如果电极针穿透肠道是不可避免的，则建议预防性使用抗生素。

CT 成像对于经皮介入治疗中的电极针放置是至关重要的，但平扫 CT 对肿瘤的显示往往较差。当使用静脉内造影剂时，显示剂在给药后被限制在一定的时间窗内。由于进行 1 次或 2 次对比注射后，静脉造影剂已经达到最大剂量，因此，不允许进行重复性检查。在 IRE 所需的多个电极针放置过程中，重复成像是必需的。为了在不超过对比阈值的情况下重复和实时地显示肿瘤和邻近血管，可以在实施治疗前将冲洗导管放置于腹主动脉近端（用于胰腺IRE）或肠系膜上动脉（用于肝 IRE）内。通过该导管，使用少量稀释的对比

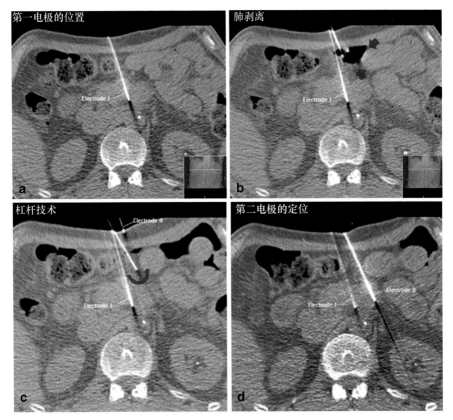

图 7.1　IRE 期间的 CT 引导图像。（**a**）定位第一电极。（**b**）CO_2-水（红色箭头）分离技术，挤开邻近的小肠。（**c**）杠杆技术：放置第二个电极时，通过注气针将穿刺通道内的小肠撬向外侧。（**d**）第二个电极定位后避开小肠穿刺

剂，可以实现准确的对比度增强成像。这提高了电极放置的安全性和准确性，同时降低了造影剂给药的总剂量（图 7.2）[25]。

相较于其他消融技术，与穿刺针置入相关的不良事件（如气胸、出血、胆道损伤）在 IRE 治疗中更常见，这大概是由于在 IRE 治疗过程中，为保证能量输送均匀，电极针需要平行插入，且病灶中心常被危险结构包绕，因而电极针插入通常次数较多[26]。每个电极对的推荐电极间距离为 1.5 ～ 2.0 cm。较大的病变需要几何级数多的电极，通常需要重叠消融，以获得完整的消融，包括无肿瘤边界[27]。不良事件发生的可能性以及不完全肿瘤覆盖的肿瘤残留，可导致残留肿瘤随着电极数量的增加而增加[28]。

为了最大限度地降低每次手术出血的风险，如有必要，应对凝血功能异常进行检查和纠正，目标值是 INR < 1.20，APTT 为 25 ～ 40 s。

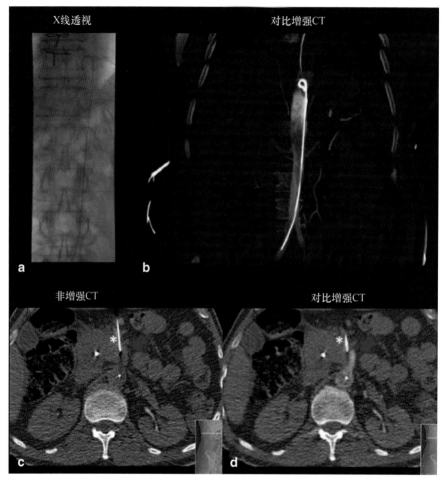

图 7.2 （a）将冲洗导管放置在腹主动脉。（b）冲洗导管，以便在 CT 引导下注入少量对比剂，从而对肿瘤和邻近血管进行重复操作和实时可视化。（c）在主动脉中使用冲洗导管的非增强 CT；在胰腺肿块内没有可见的腹腔干（红色箭头所示），无法确定安全的电极定位（星号所示）。（d）基于导管的 ceCT 在胰腺肿块中的腹腔干（红色箭头所示）和腹腔干旁电极（星号所示）安全位置处的对比显示

与脉冲电场暴露相关的风险

应用多周期瞬时强电脉冲（高达 3000 V），在麻醉管理中存在几个可预见的挑战，并可能导致不同区域的特定并发症（表 7.1）。有关章节将详细讨论这些复杂问题。

表 7.1　IRE 不同区域的特定不良事件

器官	并发症	发生率	严重程度
肝[12]	胆管闭塞	中等	重度
	门静脉血栓形成 / 闭塞	中等	重度
	胆管炎	低	重度
	血胸	低	重度
	气胸	高	轻度
	胸腔积液	中等	轻度
胰腺[12, 36]	门静脉血栓形成 / 闭塞	中等	重度
	胰腺炎	中等	轻至重度
	胆漏	低	重度
	胰十二指肠瘘	低	轻至重度
	血肿	低	轻度
	十二指肠壁坏死或渗漏	低	重度
肾[12]	输尿管阻塞	低	重度
	暂时性血尿	高	轻度
	肾上腺消融	低	轻度
肺[12]	实质性出血	中等	重度
	气胸	很高	轻度
前列腺[36]	暂时功能丧失	中等	轻度
	血尿和（或）碎片	中等	轻度
	排尿困难	低	轻度
	尿路感染	低	轻度
	尿潴留	低	轻度
小骨盆[37]	神经功能丧失	高[38]	重度

a，发生率分别为＜ 1%，≥ 1%＜ 5%，≥ 5%＜ 25% 和≥ 25% 时，分为低风险、中风险、高风险和非常高风险

　　根据 IRE 的作用机制，理论上血管结构应该保持完整[4-6]。然而，在 IRE 治疗后，已经报道有血栓形成和出血[29-31]。IRE 治疗后血管相关并发症报道最多的是血栓形成[11, 30]。静脉血管可能比动脉血管更容易受到损伤，门静脉最常受到血流动力学影响。IRE 治疗后消融区水肿可能会进一步刺激血栓形成和压迫引起的血管梗阻[30]。在急性血管闭塞的情况下，动脉或门静脉支架

置入术可在 IRE 治疗后直接进行[24, 32]。对于容易出现门静脉阻塞的患者，根据先前存在的门静脉狭窄，可在手术前通过将导管插入门静脉来实施支架置入术，然后可轻松地将支架放置在该段静脉内（图 7.3）。

在胆道引流不充分的情况下，推荐在 IRE 之前放置胆道支架或进行PTC 引流。由于内镜逆行胆管内支架［内镜逆行胰胆管造影（endoscopic retrograde cholangiopancreaticograhpy，ERCP）〕允许在不使用留置外部引流管的情况下进行胆道引流，因此该技术被认为是优选的治疗方法。如果患者在IRE 治疗后数周出现胆道梗阻，由于十二指肠或壶腹区广泛肿胀，通过 ERCP置入胆道内支架可能更困难[24]。在 IRE 治疗后数月内，IRE 引起的纤维化和消融区域的重塑可能会阻碍内镜的放置。在这些情况下，经皮经肝胆管引流术（percutaneous transhepatic bile duct drainage，PTCD）或联合技术可能是另一种选择[33]。

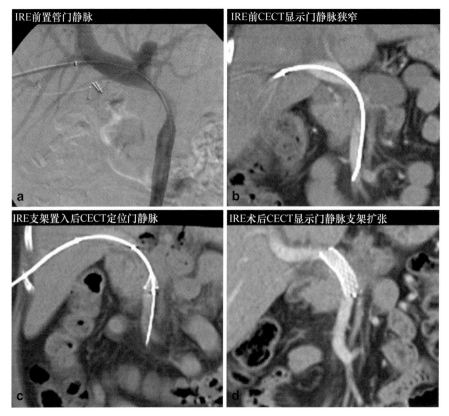

图 7.3 在 IRE 后直接行门静脉支架置入。（**a**）在 IRE 前将导管置入门静脉；（**b**）在 IRE前 CECT 显示门静脉狭窄；（**c**）在 IRE 之后将支架定位在导管上；（**d**）扩张的门静脉支架［Adapted from Vroomen et al.（submitted data）〕

有效的电极针与热敏结构之间的直接接触会导致热损伤，因为在 IRE 过程中电极的发热已被证明是不可避免的（见第九章；不可逆电穿孔的热效应）[10, 23, 34-35]。尽管 IRE 系统内的安全机制会在电流（＞ 50 A）通过的情况下自动切断能量输出，但仍不能完全避免热损伤。为避免潜在的热损伤，电极的有效尖端与热敏胆管或血管之间的距离应至少为 2 mm[12]。电压、脉冲长度、电极间距离、有源尖端长度和电极结构对 IRE 过程中的温度上升和分布都有很大影响。序贯发放电脉冲可以减慢温度上升的速度，从而降低热损伤的程度和缩小损伤体积[34]。进一步的研究应该证明这是否在治疗安全性方面确实有益，以及是否不会影响消融区大小和对肿瘤的疗效。

参考文献

1. Date RS, Siriwardena AK. Radiofrequency ablation of the pancreas. II: intra-operative ablation of non-resectable pancreatic cancer. A description of technique and initial outcome. JOP. 2005;6(6):588–92.

2. Howard JH, et al. Radiofrequency ablation for unresectable tumors of the liver. Am Surg. 2008;74(7):594–600. discussion 600-1

3. Tanabe KK, et al. Radiofrequency ablation: the experts weigh in. Cancer. 2004;100(3):641–50.

4. Ahmed M, et al. Image-guided tumor ablation: standardization of terminology and reporting criteria--a 10-year update. J Vasc Interv Radiol. 2014;25(11):1691–705. e4

5. Bower M, et al. Irreversible electroporation of the pancreas: definitive local therapy without systemic effects. J Surg Oncol. 2011;104(1):22–8.

6. Golberg A, Yarmush ML. Nonthermal irreversible electroporation: fundamentals, applications, and challenges. IEEE Trans Biomed Eng. 2013;60(3):707–14.

7. Lee EW, et al. Advanced hepatic ablation technique for creating complete cell death: irreversible electroporation. Radiology. 2010;255(2):426–33.

8. Maor E, et al. The effect of irreversible electroporation on blood vessels. Technol Cancer Res Treat. 2007;6(4):307–12.

9. Cannon R, et al. Safety and early efficacy of irreversible electroporation for hepatic tumors in proximity to vital structures. J Surg Oncol. 2013;107(5):544–9.

10. Silk MT, et al. Percutaneous ablation of peribiliary tumors with irreversible electroporation. J Vasc Interv Radiol. 2014;25(1):112–8.

11. Martin RC 2nd, et al. Treatment of 200 locally advanced (stage III) pancreatic adenocarcinoma patients with irreversible electroporation: safety and efficacy. Ann Surg. 2015;262(3):486–94. discussion 492-4

12. Scheffer HJ, et al. Irreversible electroporation for nonthermal tumor ablation in the clinical setting: a systematic review of safety and efficacy. J Vasc Interv Radiol. 2014;25(7):997–1011. quiz 1011

13. Silk M, et al. The state of irreversible electroporation in interventional oncology. Semin Intervent Radiol. 2014;31(2):111–7.

14. Thomson KR, et al. Investigation of the safety of irreversible electroporation in humans. J Vasc Interv Radiol. 2011;22(5):611–21.

15. van den Bos W, et al. The safety and efficacy of irreversible electroporation for the ablation of prostate cancer: a multicentre prospective human in vivo pilot study protocol. BMJ Open. 2014;4(10):e006382.

16. Rampersaud YR, et al. Intraoperative adverse events and related postoperative complications in spine surgery: implications for enhancing patient safety founded on evidence-based protocols. Spine (Phila Pa 1976). 2006;31(13):1503–10.

17. Lencioni R, et al. Image-guided ablation of malignant liver tumors: recommendations for clinical validation of novel thermal and non-thermal technologies - a western perspective. Liver Cancer. 2015;4(4):208–14.

18. Holzheimer RG. Low-molecular-weight heparin (LMWH) in the treatment of thrombosis. Eur J Med Res. 2004;9(4):225–39.

19. Bergqvist D, et al. Duration of prophylaxis against venous thromboembolism with enoxaparin after surgery for cancer. N Engl J Med. 2002;346(13):975–80.

20. Sutcliffe JA, et al. Antibiotics in interventional radiology. Clin Radiol. 2015;70(3):223–34.

21. Venketesan AM, et al. Practice guideline for adult antibiotic prophylaxis during vascular and interventional radiology procedures. J Vasc Interv Radiol. 2010;21:1611–30.

22. Sawyer RJ, et al. Peripheral nerve injuries associated with anaesthesia. Anaesthesia. 2000;55(10):980–91.

23. Martin RC 2nd, et al. Irreversible electroporation therapy in the management of locally advanced pancreatic adenocarcinoma. J Am Coll Surg. 2012;215(3):361–9.

24. Scheffer HJ, et al. Ablation of locally advanced pancreatic cancer with percutaneous irreversible electroporation: results of the phase I/II PANFIRE study. Radiology. 2017;282(2):585–97.

25. van Tilborg AA, et al. Transcatheter CT arterial portography and CT hepatic arteriography for liver tumor visualization during percutaneous ablation. J Vasc Interv Radiol. 2014;25(7):1101–11. e4

26. Miklavcic D, et al. A validated model of in vivo electric field distribution in tissues for electrochemotherapy and for DNA electrotransfer for gene therapy. Biochim Biophys Acta. 2000;1523(1):73–83.

27. Ren H, et al. Treatment planning and image guidance for radiofrequency ablation of large tumors. IEEE J Biomed Health Inform. 2014;18(3):920–8.

28. Martin RC, et al. Irreversible electroporation of unresectable soft tissue tumors with vascular invasion: effective palliation. BMC Cancer. 2014;14:540.

29. Martin RC 2nd, et al. Irreversible electroporation in locally advanced pancreatic cancer: potential improved overall survival. Ann Surg Oncol. 2013;20(Suppl 3):S443–9.

30. Narayanan G, et al. Vessel patency post irreversible electroporation. Cardiovasc Intervent Radiol. 2014;37(6):1523–9.

31. Philips P, Hays D, Martin RC. Irreversible electroporation ablation (IRE) of unresectable soft tissue tumors: learning curve evaluation in the first 150 patients treated. PLoS One. 2013;8(11):e76260.

32. Ekici Y, et al. Arterial complication of irreversible electroporation procedure for locally advanced pancreatic cancer. World J Gastrointest Oncol. 2016;8(10):751–6.

33. Testoni PA, et al. Papillary cannulation and sphincterotomy techniques at ERCP: European Society of Gastrointestinal Endoscopy (ESGE) clinical guideline. Endoscopy. 2016;48(7):657–83.

34. van den Bos W, et al. Thermal energy during irreversible electroporation and the influence of different ablation parameters. J Vasc Interv Radiol. 2016;27(3):433–43.

35. Trueba-Arguinarena FJ, de Prado-Otero DS, Poves-Alvarez R. Pancreatic adenocarcinoma treated with irreversible electroporation case report: first experience and outcome. Medicine (Baltimore). 2015;94(26):e946.

36. Wagstaff PG, et al. Irreversible electroporation: state of the art. Onco Targets Ther. 2016;9:2437–46.

37. Niessen C, et al. Palliative treatment of presacral recurrence of endometrial cancer using irreversible electroporation: a case report. J Med Case Rep. 2013;7:128.

38. Vroomen, L., et al. Irreversible electroporation to treat malignant tumor recurrences within the pelvic cavity: a case series. Cardiovasc Intervent Radiol. 2017. [Epub ahead of print].

第八章 治疗计划、定位穿刺、图像引导和治疗终点评估

Lukas Philipp Beyer and Philipp Wiggermann

治疗计划

为达到 IRE 的治疗目的，整个肿瘤在安全边界内必须被足够强的电场所覆盖。确切的阈值取决于组织类型和 IRE 参数，包括脉冲持续时间和脉冲数[1]，但通常推荐高于 600 V/cm 的电场[2]。为了实现这一目标，有必要在精确界定的距离内，在肿瘤周围和（或）肿瘤内准确放置 2～6 个电极针。对于需要超过 6 个电极的较大肿瘤，可以重新定位，以进行重叠消融。

IRE 与热消融方式不同，可用于治疗大血管结构和热敏结构（如神经或胆管）附近的肿瘤。电场的分布取决于电极的位置和组织的电导率，并受到血管电导率的影响[3]。所有电极应尽可能平行放置，以确保能量场均匀。

这意味着电极放置的周密计划是实现完全消融所必需的[4]。纳米刀发生器包含消融区域的简单图形模拟。电极针可以由使用者排列在网格上，并显示预期的消融区域。可以为每个电极针设置特定的消融治疗参数，并且这些更改体现在消融区的实际图形中。消融区的构形应覆盖整个肿瘤和无肿瘤边界[5]。由于消融区域仅向电极外延伸数毫米，所以应将其放置在肿瘤附近[6]，以确保足够的安全边界。

然而，纳米刀模拟并没有考虑局部电场分布，这是 IRE 成功消融最重要的因素。因此，已经开发了软件工具，可以为患者制订特定的治疗计划，包括医学图像分割和治疗参数的数值优化。通过 CT 或 MRI 图像建立靶组织的三维模型，并使用该模型来优化治疗参数。

基于网络的 GO-SMART 微创肿瘤治疗环境计划是由欧盟共同制定的[7]。它可以实现患者扫描图像分割，设置包括电极位置在内的消融参数，以及进行消融病变的数值模拟。另外，它还能从 CT 数据中记录电极的真实位置，

并通过实际位置重新运行模拟。

在临床实践中，由于时间限制，在 IRE 治疗过程中使用基于软件的计划和模拟往往是可以放弃的。在进行肝 IRE 时[8]，以 20 mm 间隔，徒手放置电极，这已被证明是一个有效的治疗距离。

电极针的插入和图像引导

根据肿瘤类型和位置，IRE 电极可以经皮在 CT 或超声引导下定位，也可以在术中超声引导下定位。虽然电极放置类似于 RFA 或 MWA，但最大距离为 2.0 cm 的多个电极平行放置非常具有挑战性[9]。与 MW 或 RF 针相比，19 号 IRE 电极的稳定性有限，因而更难以纠正针头偏差。因此，消融深层和难以成像的病变在很大程度上取决于介入医生的经验，可能非常耗时。例如，CT 引导下肝肿瘤经皮消融，IRE 电极置入的平均持续时间为 87 min[10]。

在超声引导下进行电极针放置时，基于电磁跟踪的计算机断层扫描/磁共振（CT/MR）图像融合成像，可能是一个有价值的工具，特别是对于肝和前列腺[11]的处理。融合后的 CT 或 MR 图像与超声图像可显示相同的平面，并能进行实时计算。对于常规 B 超难以显示的病变，可以联合对比增强 US（contrast enhanced US，CEUS），以改善病变的检测。

由于 CT 可实现对病灶及其周围结构的多层平面重建，因此我们更倾向于采用 CT 引导进行肝和胰腺的消融，而不是超声引导。CT 荧光透视是缩短介入时间的有效工具。这是一种采集模式，允许以虚拟形式进行连续的图像更新。在最初的常规对比增强计划扫描之后，可以通过 CT 透视来放置电极，以便重复检查电极针的位置，直到所有的电极针都被放置在所需的位置。在干预过程中，可以对肝进行额外的螺旋 CT 扫描，以检查电极针位置。

CT 引导下 IRE 治疗的一个主要弊端是对肿瘤和邻近血管的辨识度差，以致电极针安全放置存在困难。已有几种技术被用来提高肿瘤和血管的辨识度。为了减少对比剂"快速追踪"或"低渗透压"，随后可以通过 CT 透视重复给予造影剂[12-13]。对于肝 IRE，可以在肝动脉内置入导管，重复给予小剂量，以便实现对肿瘤及周围血管的实时重复 CT 透视[14]。同样，对于胰腺病变的消融，已推荐将导管放置在近端腹主动脉[15]。

众多消融导航系统的开发为提高精度和缩短介入时间带来了机会。存在几种不同的商业用途的系统和技术，所有这些系统和技术都具有不同的利弊[16]。

可用的导航系统通常可分为两类：患者绝对或相对固定的类型，通过"机器人"移动来放置电极针，以及那些运用光学或电磁跟踪的导航系统。

目前我们知道第一组有两个供应商。两者都支持设计多个平行轨迹，适用于 IRE 电极放置。PerfInt 设备在地板上被定位在一个固定的位置，并包含一个有 5- 自由度轴的立体定向臂。将 iSys1 连接到治疗台上，并在设备上做好不透射线的标记，以便在 CT 扫描中进行半自动定位。目前它在 IRE 中的应用受到其有限运动范围的限制，因此，每次消融可能需要进行数次手动定位，然后进行新的定位扫描。

为了确保足够的目标电流，可以在每个电极组合之间施加测试脉冲（通常是 10 个脉冲，1500 V/cm，持续时间为 70 μs）。如果施加的电流超出期望的范围（通常为 20 ~ 50 A），则可以手动调节电压设置。调整后，可以管理剩余的脉冲。如果肿瘤太大，最大暴露达 2 cm，可以回退一个或多个电极，随后再次消融。

消融监测和终点评估

术中监测和消融后成像是控制消融成功的关键[17]。了解 IRE 后的影像学结果对于评估效果以及确保长期消融成功和早期发现局部消融后复发至关重要。不幸的是，在 IRE 之后的具体成像发现仍有许多未知之处。

对于肝 IRE 治疗，实时监测的实用性已经在人体研究中得到证实。通常情况下，在电极针尖端周围形成一个带有气体的小区域，很可能是由于电解生成氢气和氧气而引起的，这在 B 超影像中表现为小的高回声区。根据所使用的电穿孔方案，这些小气泡也可能覆盖整个消融区域。消融区在消融后立即出现低回声区。在接下来的 15 min 内，该区域逐渐变成等回声，并且在消融后 90 ~ 120 min 开始形成周围高回声边缘。结果表明，该周围边缘与消融区域中坏死 / 凋亡的病理学结果[18]有较显著的相关性。此外，对比增强超声可以通过改善肿瘤各消融区的辨识度来提高其优势。

对于肝肿瘤 IRE 治疗后的短期和长期随访，增强 CT（ceCT）和 MRI（ceMRI）是最常用的成像方式。肝 IRE 的动物研究显示，组织学标本中的消融区域与 ceCT 和 ceMRI 的非增强区域密切相关[19-20]，使得两种成像方式都适宜采用确保肿瘤的完全覆盖和安全边界的评估[21]。与热消融一样，IRE 治疗后，可以检测到短暂的外周边缘对比增强及反应性充血[22-23]。在 CT 图像上也可以观察到气体的形成。在评估富血管性肝肿瘤 IRE 治疗后的 ceCT 或

ceMRI 时，应注意不要将此边缘与残余肿瘤组织混淆[24]。

如果造影剂不合适，则 MRI 对于评估非增强肝肿瘤 IRE 后的结果特别有用。在 T2 加权序列中，与周围肝组织相比，大多数肝转移灶呈现高信号。在 IRE 治疗后，消融区域表现为低信号的中心区域，周围可能是由水肿引起高信号反应性边缘。啮齿动物肝 IRE 研究中，显示低信号区域与经病理学检查证实的消融区高度相关。因此，T2 加权序列的 MRI 可作为 ceCT 或 ceMRI 成像的有效替代方法[20]。

通常在消融术后 1 天行 ceCT，以排除并发症。消融术后 6 周行 ceCT 进一步随访，并应间隔 3 个月定期随访，以排除局部疾病的进展。

虽然 PET-CT 在检测结直肠癌肝转移热消融后的局部进展方面似乎仅优于 CT 或 MRI，但目前还没有关于 IRE 的对照数据[25]。在 IRE 治疗后 3 天，FDG 摄取增加在外周组织边缘可见，这可能是由于消融区外周组织代谢活动增强。通常在 IRE 治疗后 1 个月消失。因此，用 PET-CT 排除残余肿瘤组织应该在 IRE 治疗后 24 小时内或在最初的炎症反应消失后进行[21]。

描述胰腺 IRE 治疗后影像学检查意义的研究较少[26-27]。ceMRI 和 ceCT 均显示出一个不明确的消融区，缺乏或减低了对比增强，消融区域不清或消失，对比增强减弱。消融后扩散加权成像（diffusion-weighted imaging，DWI）信号强度减弱，b800 DWI 局灶性高信号点可能是局部肿瘤复发的早期预测指标。IRE 之后 6 周的影像学表现显示消融区体积增大，之后在进一步随访过程中缩小。与肝 IRE 类似，小气泡在消融区域可见，可能是由于电解所致。FDG PET-CT 在胰腺癌 IRE 随访中的作用至今尚未加以研究。

在前列腺 IRE 后，影像学表现的特征数据更少。虽然灰阶 TRUS 不能显示 IRE 的消融效果，但 CEUS 可显示均匀的非灌注消融区[28]。同样，在 ceMRI 图像上，消融区域作为非对比增强区域是可见的。在某些情况下，T2 加权成像可显示不均匀的信号强度和低信号边缘。CEUS 和 T2 加权 MRI 可显示消融体积与影像学表现和病理学检查结果有很强的相关性。一项使用超声造影的中期随访研究显示，在 IRE 治疗后的前 3 个月，患者前列腺腺体显著退化，IRE 治疗后 6 个月内，消融区显著减小[29]。

参考文献

1. Qin Z, Jiang J, Long G, Lindgren B, Bischof JC. Irreversible electroporation: an in vivo study with dorsal skin fold chamber. Ann Biomed Eng. 2013;41(3):619–29.
2. Neal RE 2nd, Garcia PA, Kavnoudias H, Rosenfeldt F, McLean CA, Earl V, et al. In vivo irre-

versible electroporation kidney ablation: experimentally correlated numerical models. IEEE Trans Biomed Eng. 2015;62(2):561–9.

3. Marcan M, Kos B, Miklavcic D. Effect of blood vessel segmentation on the outcome of electroporation-based treatments of liver tumors. PLoS One. 2015;10(5):e0125591.

4. Kos B, Voigt P, Miklavcic D, Moche M. Careful treatment planning enables safe ablation of liver tumors adjacent to major blood vessels by percutaneous irreversible electroporation (IRE). Radiol Oncol. 2015;49(3):234–41.

5. Sofocleous CT, Sideras P, Petre EN. "How we do it" – a practical approach to hepatic metastases ablation techniques. Tech Vasc Interv Radiol. 2013;16(4):219–29.

6. Scheffer HJ, Nielsen K, van Tilborg AA, Vieveen JM, Bouwman RA, Kazemier G, et al. Ablation of colorectal liver metastases by irreversible electroporation: results of the COLDFIRE-I ablate-and-resect study. Eur Radiol. 2014;24(10):2467–75.

7. Voigt P FJ, Petersen TO, Flanagan R, Pollari M, Payne, Fütterer, J, Portugaller H, Fischer S, Zangos S, Kahn T, Kolesnik M, Moche M. The development of a simulation tool for the clinical use in image guided percutaneous tumor ablations – the Go-Smart project. 96 th German Röntgenkongress; Hamburg, Germany 2015.

8. Ball C, Thomson KR, Kavnoudias H. Irreversible electroporation: a new challenge in "out of operating theater" anesthesia. Anesth Analg. 2010;110(5):1305–9.

9. Lu DS, Kee ST, Lee EW. Irreversible electroporation: ready for prime time? Tech Vasc Interv Radiol. 2013;16(4):277–86.

10. Beyer LP, Pregler B, Michalik K, Niessen C, Dollinger M, Muller M, et al. Evaluation of a robotic system for irreversible electroporation (IRE) of malignant liver tumors: initial results. Int J Comput Assist Radiol Surg. 2017;12(5):803–09.

11. Lee MW. Fusion imaging of real-time ultrasonography with CT or MRI for hepatic intervention. Ultrasonography. 2014;33(4):227–39.

12. Auler MA, Heagy T, Aganovic L, Brothers R, Costello P, Schoepf UJ. Saline chasing technique with dual-syringe injector systems for multi-detector row computed tomographic angiography: rationale, indications, and protocols. Curr Probl Diagn Radiol. 2006;35(1):1–11.

13. Marin D, Nelson RC, Samei E, Paulson EK, Ho LM, Boll DT, et al. Hypervascular liver tumors: low tube voltage, high tube current multidetector CT during late hepatic arterial phase for detection – initial clinical experience. Radiology. 2009;251(3):771–9.

14. van Tilborg AA, Scheffer HJ, Nielsen K, van Waesberghe JH, Comans EF, van Kuijk C, et al. Transcatheter CT arterial portography and CT hepatic arteriography for liver tumor visualization during percutaneous ablation. J Vasc Interv Radiol. 2014;25(7):1101–11. e4

15. Scheffer HJ, Vroomen LG, de Jong MC, Melenhorst MC, Zonderhuis BM, Daams F, et al. Ablation of locally advanced pancreatic cancer with percutaneous irreversible electroporation: results of the phase I/II PANFIRE study. Radiology. 2017;282(2):585–97.

16. Wood BJ, Kruecker J, Abi-Jaoudeh N, Locklin JK, Levy E, Xu S, et al. Navigation systems for ablation. J Vasc Interv Radiol. 2010;21(8 Suppl):S257–63.

17. Appelbaum L, Mahgerefteh SY, Sosna J, Goldberg SN. Image-guided fusion and navigation: applications in tumor ablation. Tech Vasc Interv Radiol. 2013;16(4):287–95.

18. Appelbaum L, Ben-David E, Sosna J, Nissenbaum Y, Goldberg SN. US findings after irreversible electroporation ablation: radiologic-pathologic correlation. Radiology. 2012;262(1):117–25.

19. Lee YJ, Lu DS, Osuagwu F, Lassman C. Irreversible electroporation in porcine liver: acute computed tomography appearance of ablation zone with histopathologic correlation. J Comput Assist Tomogr. 2013;37(2):154–8.

20. Zhang Y, Guo Y, Ragin AB, Lewandowski RJ, Yang GY, Nijm GM, et al. MR imaging to assess immediate response to irreversible electroporation for targeted ablation of liver tissues: preclinical feasibility studies in a rodent model. Radiology. 2010;256(2):424–32.

21. Neal RE II, Cheung W, Kavnoudias H, Thomson KR. Spectrum of imaging and characteristics for liver tumors treated with irreversible electroporation. J Biomed Sci Eng. 2012;5:813–8.

22. Dollinger M, Jung EM, Beyer L, Niessen C, Scheer F, Muller-Wille R, et al. Irreversible elec-

troporation ablation of malignant hepatic tumors: subacute and follow-up CT appearance of ablation zones. J Vasc Interv Radiol. 2014;25(10):1589–94.

23. Kim YS, Rhim H, Lim HK, Choi D, Lee MW, Park MJ. Coagulation necrosis induced by radio-frequency ablation in the liver: histopathologic and radiologic review of usual to extremely rare changes. Radiographics. 2011;31(2):377–90.

24. Kim SK, Lim HK, Kim YH, Lee WJ, Lee SJ, Kim SH, et al. Hepatocellular carcinoma treated with radio-frequency ablation: spectrum of imaging findings. Radiographics. 2003;23(1):107–21.

25. Nielsen K, van Tilborg AA, Scheffer HJ, Meijerink MR, de Lange-de Klerk ES, Meijer S, et al. PET-CT after radiofrequency ablation of colorectal liver metastases: suggestions for timing and image interpretation. Eur J Radiol. 2013;82(12):2169–75.

26. Akinwande O, Ahmad SS, Van Meter T, Schulz B, Martin RC. CT findings of patients treated with irreversible electroporation for locally advanced pancreatic cancer. J Oncol. 2015;2015:680319.

27. Vroomen LG, Scheffer HJ, Melenhorst MC, de Jong MC, van den Bergh JE, van Kuijk C, et al. MR and CT imaging characteristics and ablation zone volumetry of locally advanced pancreatic cancer treated with irreversible electroporation. Eur Radiol. 2017;27(6):2521–531.

28. van den Bos W, de Bruin DM, van Randen A, Engelbrecht MR, Postema AW, Muller BG, et al. MRI and contrast-enhanced ultrasound imaging for evaluation of focal irreversible electroporation treatment: results from a phase I-II study in patients undergoing IRE followed by radical prostatectomy. Eur Radiol. 2016;26(7):2252–60.

29. Beyer LP, Pregler B, Niessen C, Michalik K, Haimerl M, Stroszczynski C, et al. Percutaneous irreversible electroporation (IRE) of prostate cancer: contrast-enhanced ultrasound (CEUS) findings during follow up. Clin Hemorheol Microcirc. 2016;64(3):501–06.

第九章　不可逆电穿孔的热效应

Eran van Veldhuisen，J.A. Vogel，J.H. Klaessens，
and R.M. Verdaasdonk

　　尽管不可逆电穿孔（IRE）被认为是消融软组织的非热效应技术，但是客观的温度测量和数值模型已经表明，治疗期间的温度升高可能是显著的。非热机制被认为是由细胞膜内纳米级孔隙的形成对细胞内稳态的干扰造成的，能允许其内容物透过。然而，组织学上也可观察到热损伤。因此，不可逆电穿孔的机制被认为是这些效应的综合作用。在 IRE 治疗过程中产生的热能可能是导致细胞死亡的一个因素，并且在热敏感结构的存在下也可能是有害的。以往对胰腺和肝使用完全基于热效应的消融技术的研究表明，可能存在较高的发病率，如出血和胆漏。

　　部分 IRE 参数（如场强和脉冲持续时间）与热能的产生呈线性关系，这应该通过详细的治疗计划来预见。此外，组织异质性（包括天然的和人造的），如血管结构或金属支架，可以通过电场吸收效应引起电场的重新分布。这可能导致电场分布不均匀，进而导致肿瘤复发。需要进一步了解这些机制，以便优化治疗。

引言

　　不可逆电穿孔（IRE）是一种消融技术，不是基于热效应，而是基于高电压、低频电脉冲，通过形成纳米级孔隙破坏细胞膜，造成细胞内稳态失衡，导致细胞凋亡和坏死[18]。术语"电穿孔"的来源表明，在细胞膜上形成的孔隙是通过使用电能产生的。然而，之前公布的在 IRE 消融过程中进行温度测量的实验表明，在某些情况下（如高脉冲数、持续时间或电极数量），IRE 引起的温度升高可能是显著的，从而导致热损伤[8, 26]。因此，目前关于 IRE 的工作机制尚未达成共识。据推测，通过这种非热效应机制，IRE 可作为一种替代完全基于热效应的消融技术，如射频消融。在接近或涉及热敏感结构

（如十二指肠、胆管或血管）的情况下，这些热效应技术可能被禁止用于治疗恶性肿瘤。此外，这些技术的治疗效果可能因为通过温度相对较低的血流冷却消融区产生散热效应而受到影响[24]。实施 IRE 治疗对穿越消融区的重要组织结构并无损伤[10]。然而，问题是 IRE 的所有影响是否都是非热源的。与产生热效应是 IRE 不需要的副作用的观点相反，可能的热效应也可以加重组织损伤，从而增强消融的效果。除散热之外，其他因素［如不均匀性（人工的和自然的）］也可能影响消融区的分布。然而，由于对 IRE 工作机制以及消融区分布改变的原因认识有限，因此，尚未实现预测消融区的验证模型。

理论机制

不可逆电穿孔诱导细胞死亡的机制仍然不明确。电脉冲使细胞膜透化的机制被广泛应用，以便将更大的结构递送到细胞质中，如电生物治疗中的 DNA 和电化学治疗中的大型药物分子[20]。IRE 通过在脂质双分子层中形成纳米级孔隙对细胞膜进行透化，对细胞造成热损伤，或者是这些效应的组合，从而引起细胞内稳态失衡[8, 18]。同样，对 IRE 治疗的组织在进行组织学评价时，其表现出细胞凋亡和坏死的特征[8]。与坏死形成鲜明对比的是，细胞凋亡通常引起治疗组织再生，而细胞坏死则形成纤维化瘢痕组织。因此，由细胞凋亡诱导的细胞死亡好于坏死。与纯热消融技术相比，IRE 被认为可引起相对更多的细胞凋亡，这使得 IRE 成为当前局部病灶治疗以外的潜在有益技术，在对 IRE 治疗组织进行组织学评估时常可见热损伤[8]。这可以通过焦耳热效应来解释，在这种效应中，电能通过电阻时转化为热能[26]。然而，不可逆电穿孔效应与热效应的比率仍在讨论之中。

脉冲电场的非热频谱

电穿孔细胞膜透化效应是由电脉冲穿过细胞引起的[18]。在正常情况下，细胞膜是不能自由渗透扩散的。电穿孔可导致细胞膜周围的电化学电位发生变化，从而导致极化细胞膜脂质双层不稳定。细胞膜的形态发生改变，形成含水通路，即所谓的纳米孔，这导致细胞内容物通过细胞膜自由扩散。

电穿孔细胞膜透化效应产生的可假定电穿孔，被认为是通过电场作用而诱导的跨膜电位的结果，即 $\Delta\varphi m$。

$\Delta\varphi m$ 可以用下面的等式定量确定：

$$\Delta\varphi m = -1.5E \times f(\sigma) \times \propto \times \cos\varnothing$$

- $\Delta\varphi m$，细胞膜特定位置的电位差
- E，电场强度（V/cm）
- $\propto$，细胞半径
- $\varnothing$，径向矢量的角度
- $f(\sigma)$，单元电导率的结果函数

由于诱导形成膜电位，使细胞膜变得可透过，细胞内容物可自由扩散，从而通过诱导细胞凋亡导致细胞死亡[10]。

以往，电穿孔是通过测量受电场影响的细胞膜阻抗变化来确定的。这种影响可以是可逆的，也可以是不可逆转的。只有不可逆转的电穿孔才能导致细胞死亡，而可逆电穿孔与细胞存活有关。不可逆电穿孔和可逆电穿孔之间的结果差异是基于电场强度和所施加脉冲的持续时间。多项研究已经证实IRE的非热效应，利用冷冻断裂研究、数值模拟、组织电导率和膜阻抗测量在IRE治疗过程中进行了测量。在这些研究中，确定了一个可以造成不可逆组织损伤的电脉冲参数范围，但其热效应可以忽略不计[3]。一般情况下，可以假定热损伤是由温度超过50℃造成的。

Edd及其同事通过体内实验测量了温度的升高。虽然在电极边缘附近的消融区显示出热损伤的组织学标志，但大多数处理区域显示很可能是非热源性的大体变化[7]。估计这些区域的温度升高 2～3℃，这不足以造成热损伤。Edd 和 Davalos 在对照实验中报道了类似的结果，在这些实验中测量的温度升高约为 1.15℃[6]。因此，组织损伤不能归咎于热损伤，而是 IRE 的直接结果。这些发现得到了肝癌细胞体外实验的支持，证明完全细胞死亡可以在没有热效应的情况下实现[14]。

如果其工作原理是非热能机制，那么 IRE 与现代消融技术相比的主要优点之一就是不引起热损伤。因此，血管、胆管和神经等重要组织在结构上不会受到损伤[10]。此外，理论上 IRE 的作用也不会受到散热效应的影响，而温度相对较低的血液流动与当前基于能量的病灶消融方法[24]一样也会降低治疗效果。因此，不可逆电穿孔可能是治疗不可切除肿瘤的一个有希望的方法。

IRE 的热效应

虽然 IRE 被认为是一种非热消融技术，但以往的实验表明，在治疗过程

中实际上可检测到温度升高，组织学评估证明了显著的热损伤结果[5]。组织热损伤的大体观表现为凝固的白色区域[8]。病理学评估显示，消融区出现细胞质流动和细胞核凝集的迹象，后者被称为"固缩"[1]。在治疗过程中达到最高温度的电极周围经常有这种情况。

离电极针越近，测量的温度越高，这也取决于尖端暴露，如图 9.1 和图 9.2 所示。

如图 9.1 和图 9.2 所示，热能的增加与更高的电场强度、有效的尖端长度、电极间的距离和（或）增加的脉冲数有关（图 9.2、图 9.7、图 9.8 和图 9.9）。

当顺序输送脉冲而不是连续输送时，温度在每次中断时降低。另外，通过延长脉冲串之间的间歇，可以降低所产生的温度升高幅度。

2 项体外研究[25-26]和 4 项体内研究[5、8、27、Vogel 等 . 2016 年（初步数据）]已经表明，在进行 IRE 时可出现温度升高。体外研究证实了温度升高，其中脉冲数越多，脉冲持续时间越长，电极间距越大，则温度越高。2 项体内研究表明，当使用的设置参数在建议范围内时，不会引起热损伤。在一项研究中，对健康猪的胰和肝进行 IRE，根据前述提到的特点报道出现了热损伤。使用标准设置时，没有观察到热损伤，而使用 ≥ 270 个脉冲或电压 > 2000 V/cm 且仅在胰腺组织内时，才会出现热损伤。在第二项研究中，IRE 仅在肝组织内进行，热损伤被定义为经典的组织凝固和组织病理学凝固性坏死和热休克蛋白 -70（HSP-70）的表达。当温度超过 60℃时，热损伤最明显，而单纯基于 IRE 的组织学特征则低于 42℃。

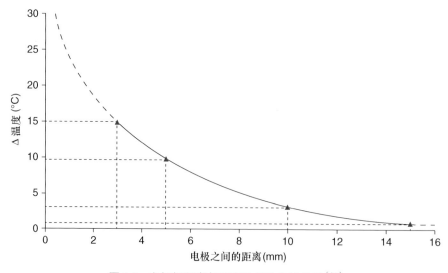

图 9.1　电极间距离与温度的指数曲线关系[26]

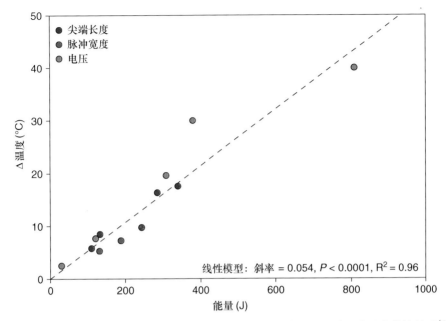

图 9.2 所有温度测量值与所有电极间距离恒定（15 mm）条件下总输出能量的线性关系[26]

另外 2 项 IRE 体内研究[5, 27]在健康的肾、肝和胰腺组织内进行，结果显示肾、肝和胰腺的平均温度分别上升了 21.5℃、13.6℃ 和 10.7℃。在 wagstaff 等的研究中，伴随着病理损伤，其特征是苍白区域变色，而 Vogel 等的研究没有报道病理学改变。

一定体积的组织温度升高可以用一个简单的模型来预测。可使 1 cm³ 体积水（= 1 g）升高 1℃ 所需的能量为 1 cal（= 4.2 J）。给定体积的温度升高可以根据以下公式计算：

$$\Delta T = \frac{E}{v}$$

- E，能量，单位为 J
- V，体积，单位为 cm³

由于热传导，消融过程中产生的热能将有更大体积的散发，因此血液灌注将作为散热方式起作用。根据输送能量的时间范围，这种冷却效果变得更加突出。

通过假设具有可忽略不计的灌注效应（无散热器）的理想情况以及假定组织实际上为 100%（实际上约为 80%），可以估计 IRE 治疗期间的最大限度的温度升高。

　　IRE 脉冲在 2000 V，20 A，持续时间为 90 μs 的情况下，可导致产生约 2 J 的能量。

　　假设电极尖端是长为 2 cm，直径为 1 cm（= 4 cm³）的两个圆柱体（图 9.3），可以计算两个相距 1 cm 的电极周围的加热体积。

　　脉冲以每分钟 90 个脉冲的顺序递送，可导出以下等式：

$$P = I \times V \sim 4J \text{ 每次脉冲}$$

　　因此，对于 90 个脉冲，90×4 J = 360 J。

　　估计最大限度的温度上升取决于电极间的距离（图 9.8）。当有血液灌注时，由此产生的温度升高将会通过散热缓慢下降或者更快地下降。

　　假设最大限度的温度上升只是计算值的一半，则组织的温度水平和暴露时间超过 60 s 很容易导致永久组织损伤，如 Arrhenius 积分（图 9.4）所示。

图 9.3　IED 为 1 cm 的 IRE 简化模型

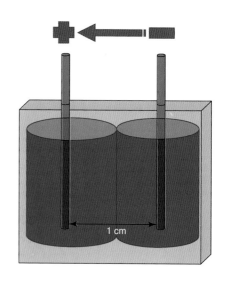

1 cm

图 9.4　由 Moritz 构建的人体皮肤的时间–温度阈值曲线[17]

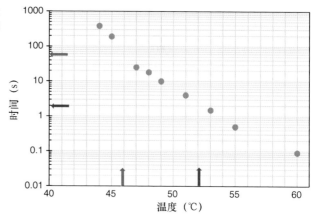

虽然这是一个直接而简单的模型，但是可以作为经验法则用于在生物组织中产生热能的消融技术，以估计最大限度的温度上升。然而，由于导致散热效应活体组织灌注可导致散热效应，并且假设治疗的组织 100% 缺水，根据该模型的定义即高估了 IRE 治疗期间产生的总体热能。

Arrhenius 积分

许多文献已经报道了与温度升高有关的组织热损伤[4, 11-12, 16, 21-22]。Arrhenius 反应速率（1889 年）和 Henriques-Moritz 损伤模型（1947 年）基本描述了从 $t = 0$ 到 $t = \tau$ 的组织热损伤情况。

$$\Omega(t) = \int_0^\tau A e^{-\frac{E_a}{RT(t)}} dt$$

$$= \ln\left\{\frac{C(0)}{C(\tau)}\right\}$$

- $c(t)$ t 时活细胞的浓度
- $c(0)$ 活细胞的初始浓度
- R 通用气体常数
- A 动力学表达式的"频率"因子（s^{-1}）
- E_a 不可逆损伤反应的活化能（$J\,mol^{-1}$）

A 和 E_a 是必须通过实验获得的阿伦尼乌斯系数，对于不同的组织，这些都可以在文献中找到。利用阿伦尼乌斯积分和阿伦尼乌斯系数，可以计算时间-温度暴露时的组织损伤。图 9.4 中显示了人体皮肤的时间-温度阈值[17]。例如，假设温度升高 $10\,°C$，则 60 s 或更长时间就会发生组织损伤。而如果温度升高 $15\,°C$，则 2 s 后即可发生组织损伤。因此，我们可以预测，IRE 在某些情况下可导致热损伤。

电场不均匀性对热能分布的影响

自然不均匀性

可以将组织看成一个电阻，热能的产生是电能作用于组织所致。但是，热能的量因设置的参数不同而异。其次，由于组织异质性，这种热量增加也可能存在。例如，大血管结构或血管簇的存在可能导致产生的热能重新分布，从而影响温度升高[9]。这可能会降低治疗效果。

其次，散热效应得到了证实，在远离大血管组织的消融过程中，温度的上升幅度要高得多，而在胰腺和肝组织的大血管附近，温度几乎没有升高。然而，这种散热对病理结果的影响仍然是未知的。

与散热效应一样，较大的血管结构和血管簇也会引起电场强度的不均匀分布，称为电场沉积。Golberg 等在存在血管结构等自然异质性的情况下进行了电场分布的观察研究[9]。实验结果表明，在血管结构存在的情况下，电场强度有相应的重新定向。在组织学上，观察到场强降低的区域细胞存活，而远离血管结构的区域则显示肝细胞广泛死亡。不仅测量到场强降低的区域，还观察到场强增高的区域。这在治疗过程中可能具有重要意义，而自然异质性的存在以及因此而导致电场的重新分布可以显著降低治疗效果，并可能导致肿瘤细胞存活。

人为不均匀性

最后，消融区金属部件的存在可能导致电能和热能的重新分布[25]。

Mansson 等报道了一名带有金属胆管支架患者接受 IRE 治疗，患者死于十二指肠和结肠穿孔的严重并发症和肠系膜上动脉分支出血，这也是在金属支架附近实施 IRE 的主要障碍[13]。然而，金属支架与并发症之间的因果关系仍无法确定。Scheffer 等在金属支架附近区域实施 IRE 消融时，电极尖端的温度显著上升，金属支架没有直接加热；相反，在支架附近重要组织边缘却有温度显著上升[25]。Dunki-Jacobs 等还指出，当金属植入物（支架和夹子）处于消融区时，温度会升高；然而，没有提供这些实验的具体细节[5]。

此外，Neal 等还在犬前列腺中进行了放疗粒子的体外和体内实验，但在消融方面并没有表现出差异。然而，缺乏效果可能是由于放射粒子的尺寸较小，而较大的植入粒子可能会产生更大的影响[19]。Ben-David 及其同事已证实，接地金属板可导致电场远离正极而贴近金属板[2]，但是，在非接地对象的情况下，不应存在此效果。

热能是潜在的危险副作用

与基于热消融技术［如射频消融（RFA）或高强度聚焦超声（HIFU）］

一样，在 IRE 治疗过程中，在易受影响的结构附近，温度升高可能会有风险。正如之前在 RFA 实验中所报道的那样，穿越重要结构的热损伤可能会导致潜在的出血风险（发生率高达 22%）、胰瘘（发生率为 14%）或胰腺胆漏（发生率为 14%）[15]。IRE 导致的温度升高不容忽视，可能对这些结构造成严重威胁。因此，谨慎的治疗计划至关重要。另一方面，血管和胆管等结构可引起散热效应，使得这些重要结构不容易受到不可逆电穿孔潜在热损伤的影响[8]。

热能是 IRE 的一个作用因素

虽然由 IRE 引起的热损伤通常被认为是不希望产生的副作用，但这一特征也可以促进不可逆电穿孔的效能。热损伤只出现在电极周围（图 9.5），而治疗过程中的温度随着与电极距离的增大而降低。因此，消融区的外围不太容易出现热损伤和细胞死亡。通过仔细的治疗计划和电极放置，可以避免重要的结构损伤。此外，通过将电极集中放置在肿瘤内和肿瘤周围，热损伤可能会提高治疗效果，成为导致肿瘤细胞死亡的因素。

由于 IRE 是一种相对较新的技术，其作用机制尚未完全清楚，因此无法预测消融区均匀分布和最佳治疗方案设置的所有参数。因此，消融区的不均匀分布会导致消融不完全[9]，进而导致肿瘤复发。这可以通过 Philips 等的多机构前瞻性研究来证实。2009—2012 年，共有 150 例患者主要接受肝和胰腺肿瘤治疗[23]。在 18 个月的中位随访后，共报道了 31% 的患者肿瘤复发。因此，需要进一步了解电场的分布和异质性的影响，以便更好地制订治疗计划和获得临床结果。

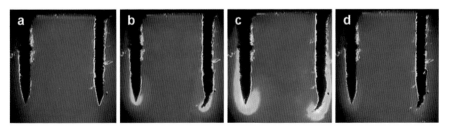

图 9.5　高速彩色纹影图像显示了（**a ～ c**）10 个脉冲的 IRE 脉冲串间的温度梯度分布，以及（**d**）使用默认设置（电极间距离为 15 mm，有效尖端长度为 15 mm，提供 1×90 个脉冲，脉冲宽度为 90 ms，每分钟 90 个脉冲，脉冲强度为 1000 V/cm）[26]

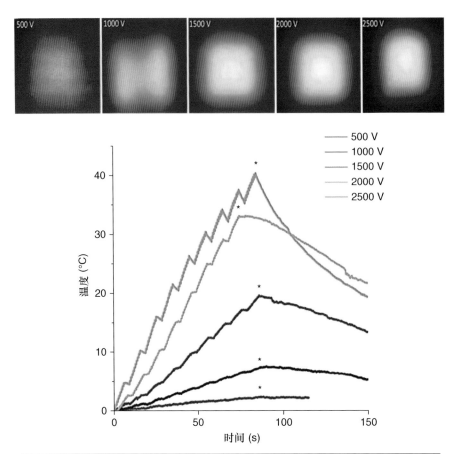

图 9.6　用热相机研究的凝胶实验显示：各种电压随着时间推移的温度（T）升高和电流（A）变化以及所产生的能量耗散。＊表示脉冲传递的结束[26]

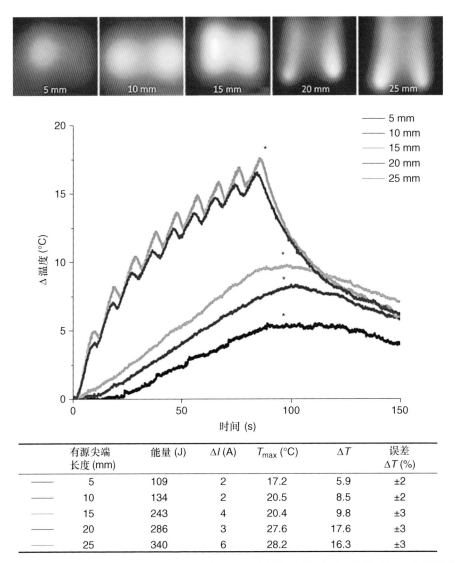

图 9.7　用热相机研究的凝胶实验显示：各种有源尖端长度情况下，随着时间推移的温度（T）和电流（A）变化情况，以及总热量消耗。＊表示脉冲传递的结束[26]

有源尖端 长度 (mm)	能量 (J)	ΔI (A)	T_{max} (℃)	ΔT	误差 ΔT (%)
5	109	2	17.2	5.9	±2
10	134	2	20.5	8.5	±2
15	243	4	20.4	9.8	±3
20	286	3	27.6	17.6	±3
25	340	6	28.2	16.3	±3

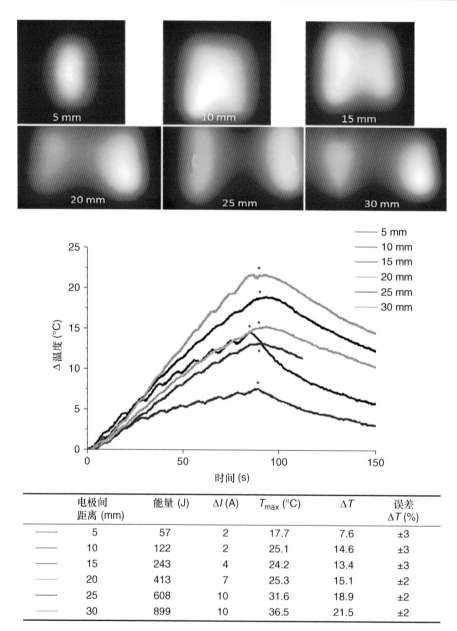

图 9.8　用热相机研究的凝胶实验显示：在 1000 V/cm 时，各种电极间距离情况下，随着时间推移的温度（T）和电流（A）变化情况，以及总热量消耗。＊表示脉冲传递的结束[26]

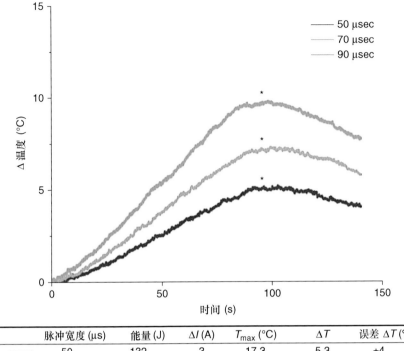

脉冲宽度 (μs)	能量 (J)	ΔI (A)	T_{max} (°C)	ΔT	误差 ΔT (%)
—— 50	132	3	17.3	5.3	±4
—— 70	189	4	19.3	7.3	±4
—— 90	243	4	20.4	9.8	±3

图 9.9 用热相机研究的凝胶实验显示：不同脉冲长度情况下，随着时间推移的温度（T）和电流（A）变化情况，以及总热量消耗。＊表示脉冲传递的结束[26]

结论

尽管 IRE 的作用被认为是非热源性的，但有几个实验已经将消融过程中热能的增加客观化了。这不仅是一种不需要的副作用，也可能导致细胞死亡。然而，对热敏感结构的损坏会在治疗过程中引起严重的并发症。这应该通过仔细的治疗计划来预见。此外，组织不均匀性可能导致电场的不均匀分布，这可能引起不完全消融，进而导致肿瘤复发。因此，需要对不可逆电穿孔的工作机制有更多的了解，以便进行临床优化。

参考文献

1. Appelbaum L, Ben-David E, Sosna J, Nissenbaum Y, Goldberg SN. US findings after irreversible electroporation ablation: radiologic-pathologic correlation. Radiology. 2012;262(1):117–25.
2. Ben-David E, Ahmed M, Faroja M, Moussa M, Wandel A, Sosna J, Appelbaum L, Nissenbaum I, Goldberg SN. Irreversible electroporation: treatment effect is susceptible to local environment and tissue properties. Radiology. 2013;269(3):738–47.
3. Davalos RV, Rubinsky B, Mir LM. Theoretical analysis of the thermal effects during in vivo tissue electroporation. Bioelectrochemistry. 2003;61(1–2):99–107.
4. Dewhirst MW, Viglianti BL, Lora-Michiels M, Hoopes PJ, Hanson M. Thermal dose requirement for tissue effect: experimental and clinical findings. Proc SPIE Int Soc Opt Eng. 2003;4954:37.
5. Dunki-Jacobs EM, Philips P, Martin RC 2nd. Evaluation of thermal injury to liver, pancreas and kidney during irreversible electroporation in an in vivo experimental model. Br J Surg. 2014;101(9):1113–21.
6. Edd JF, Davalos RV. Mathematical modeling of irreversible electroporation for treatment planning. Technol Cancer Res Treat. 2007;6(4):275–86.
7. Edd JF, Horowitz L, Davalos RV, Mir LM, Rubinsky B. In vivo results of a new focal tissue ablation technique: irreversible electroporation. IEEE Trans Biomed Eng. 2006;53(7):1409–15.
8. Faroja M, Ahmed M, Appelbaum L, Ben-David E, Moussa M, Sosna J, Nissenbaum I, Goldberg SN. Irreversible electroporation ablation: is all the damage nonthermal? Radiology. 2013;266(2):462–70.
9. Golberg A, Bruinsma BG, Uygun BE, Yarmush ML. Tissue heterogeneity in structure and conductivity contribute to cell survival during irreversible electroporation ablation by "electric field sinks". Sci Rep. 2015;5:8485.
10. Golberg A, Yarmush ML. Nonthermal irreversible electroporation: fundamentals, applications, and challenges. IEEE Trans Biomed Eng. 2013;60(3):707–14.
11. Henriques FC Jr. Studies of thermal injury; the predictability and the significance of thermally induced rate processes leading to irreversible epidermal injury. Arch Pathol (Chic). 1947;43(5):489–502.
12. Henriques FC, Moritz AR. Studies of thermal injury: I. The conduction of heat to and through skin and the temperatures attained therein. A theoretical and an experimental investigation. Am J Pathol. 1947;23(4):530–49.
13. Mansson C, Nilsson A, Karlson BM. Severe complications with irreversible electroporation of the pancreas in the presence of a metallic stent: a warning of a procedure that never should be performed. Acta Radiol Short Rep. 2014;3(11):2047981614556409.
14. Miller L, Leor J, Rubinsky B. Cancer cells ablation with irreversible electroporation. Technol Cancer Res Treat. 2005;4(6):699–705.
15. Moir J, White SA, French JJ, Littler P, Manas DM. Systematic review of irreversible electroporation in the treatment of advanced pancreatic cancer. Eur J Surg Oncol. 2014;40(12):1598–604.
16. Moritz AR. Studies of thermal injury: III. The pathology and pathogenesis of cutaneous burns. An experimental study. Am J Pathol. 1947;23(6):915–41.
17. Moritz AR, Henriques FC. Studies of thermal injury: II. The relative importance of time and surface temperature in the causation of cutaneous burns. Am J Pathol. 1947;23(5):695–720.
18. Neal RE 2nd, Davalos RV. The feasibility of irreversible electroporation for the treatment of breast cancer and other heterogeneous systems. Ann Biomed Eng. 2009;37(12):2615–25.
19. Neal RE 2nd, Smith RL, Kavnoudias H, Rosenfeldt F, Ou R, McLean CA, Davalos RV, Thomson KR. The effects of metallic implants on electroporation therapies: feasibility of irreversible electroporation for brachytherapy salvage. Cardiovasc Intervent Radiol. 2013;36(6):1638–45.
20. Neumann E, Schaefer-Ridder M, Wang Y, Hofschneider PH. Gene transfer into mouse lyoma

cells by electroporation in high electric fields. EMBO J. 1982;1(7):841–5.

21. Pearce JA. Models for thermal damage in tissues: processes and applications. Crit Rev Biomed Eng. 2010;38(1):1–20.

22. Pearce JA. Comparative analysis of mathematical models of cell death and thermal damage processes. Int J Hyperth. 2013;29(4):262–80.

23. Philips P, Hays D, Martin RC. Irreversible electroporation ablation (IRE) of unresectable soft tissue tumors: learning curve evaluation in the first 150 patients treated. PLoS One. 2013;8(11):e76260.

24. Pillai K, Akhter J, Chua TC, Shehata M, Alzahrani N, Al-Alem I, Morris DL. Heat sink effect on tumor ablation characteristics as observed in monopolar radiofrequency, bipolar radiofrequency, and microwave, using ex vivo calf liver model. Medicine (Baltimore). 2015;94(9):e580.

25. Scheffer HJ, Vogel JA, van den Bos W, Neal RE 2nd, van Lienden KP, Besselink MG, van Gemert MJ, van der Geld CW, Meijerink MR, Klaessens JH, Verdaasdonk RM. The influence of a metal stent on the distribution of thermal energy during irreversible electroporation. PLoS One. 2016;11(2):e0148457.

26. van den Bos W, Scheffer HJ, Vogel JA, Wagstaff PG, de Bruin DM, de Jong MC, van Gemert MJ, de la Rosette JJ, Meijerink MR, Klaessens JH, Verdaasdonk RM. Thermal energy during irreversible electroporation and the influence of different ablation parameters. J Vasc Interv Radiol. 2016;27(3):433–43.

27. Wagstaff PG, de Bruin DM, van den Bos W, Ingels A, van Gemert MJ, Zondervan PJ, Verdaasdonk RM, van Lienden KP, van Leeuwen TG, de la Rosette JJ, Laguna Pes MP. Irreversible electroporation of the porcine kidney: temperature development and distribution. Urol Oncol. 2015;33(4):168 e161–7.

第四部分
临床实践

第十章　不可逆电穿孔治疗肝肿瘤

Karin Nielsen，Hester J. Scheffer，M. Petrousjka van den Tol，
and Anders Nilsson

引言

众所周知，肝是良性和恶性肿瘤发生的重要部位。在西方国家，最常见的肝恶性肿瘤是肝转移瘤，其主要来自结直肠起源的肿瘤转移。原发性肝癌或肝细胞肝癌（HCC）更常见于亚洲和地中海国家的人群。虽然各种实体肿瘤的治疗可能有很大的差异，但它们都有一个共同点。唯一能达到治愈目的的治疗方案是局部治疗。由于现在有数种治疗方式可供选择，因此诊断和治疗评估应由专门的多学科（肿瘤）团队来完成，包括专业外科医生、介入和放射诊断医生、肿瘤科医生、肝病专家、放射肿瘤科医生、病理学家和核医学医生。

从历史上看，肝肿瘤根治性治疗的金标准是手术切除。然而，肝肿瘤能否完全切除受肿瘤所在部位、大小和数量的影响。幸运的是，对于难以完全切除肿瘤的这一患者群体，20世纪80年代已经开始寻找根治肿瘤的替代方法，这些努力迄今仍在继续。局部肿瘤消融已成为一种流行的替代方法，以增加这些患者治疗可能性的选择。最著名的肝肿瘤消融技术是射频消融（RFA）和微波消融（MWA）。虽然在选定的病例中非常有效，但并不适用于治疗所有类型的肝肿瘤。为了克服热消融的两个局限性，即散热效应和对周围结构造成附带损伤的风险，正在寻求替代方案。不可逆电穿孔已经成为一种非热效应的局部消融技术，可以为肝门部胆管和门静脉附近的肿瘤提供解决方案。

IRE是基于肿瘤周围插入的电极之间的强脉冲电场（1000～1500 V/cm）的应用。这些电脉冲改变了肿瘤细胞现有的跨膜电位。因此，肿瘤细胞膜的脂质双层会出现纳米级穿孔。根据脉冲的振幅和持续时间，细胞膜的渗透性

是可逆的，之后细胞存活或不可逆，然后细胞因失去稳态而死亡[1]。虽然IRE 被认为能有效地破坏消融区内的所有细胞，但是 IRE 的热损伤较低，能使细胞外基质相对保存完好。临床前研究表明，肿瘤内部和邻近组织结构（如血管、胆管、神经等重要结构）的完整性在很大程度上得以保留[2-4]。因此，该技术可能为肝门部肿瘤的治疗提供一种解决方案。

生理和解剖学考量

肝段

肝是人体第二大器官，重 1200 ～ 1800 g，由镰状韧带和背裂分为左叶（占总重量的 15%）和右叶。

肝的内部结构最好以其功能解剖而不是形态学解剖来描述。虽然在肝的外表面没有明显的解剖边界，但它是由 8 个不同的区段组成的，这些部分在血流动力学上是自主的。法国外科医生和解剖学家 Claude Couinaud 首先描述了这些功能独立的区段，允许进行区段肝切除，而不会损伤其他肝段。目前肝分区解剖的描述是以他的名字命名的（图 10.1）。

门静脉的第一分叉，将肝分成左肝和右肝。左门静脉、右门静脉的第二分叉将肝分为四个区段：右后、右前、左内和左外。肝的这四个区段由肝左静脉、肝中静脉和肝右静脉分开。从胆囊到下腔静脉，为肝中静脉所在平面，将肝分为左半肝（1/3）和右半肝（2/3）。

门静脉第三次分叉后，除一个区段外，四个区段中的所有区域都被分成两个独立部分，它们自身的脉管束包含胆管、门静脉分支和动脉。只有左前区域由一个区段（Ⅱ）组成，其中包含肝左静脉。

Ⅰ区段或尾状叶静脉接受肝两个部分的血流后，直接回流到下腔静脉。它位于下腔静脉韧带的左侧，稍隐藏在肝背侧较小的网膜中。尾状叶通过下腔静脉背侧的腔静脉韧带连接右半肝。Ⅱ区段、Ⅶ区段、Ⅷ区段与膈肌关系密切，Ⅱ区段特别靠近心脏。

上文已经描述了尾状叶或者Ⅰ区段的位置。其余部分沿顺时针方向从左肝部分开始按顺序编号。Ⅱ区段和Ⅲ区段位于肝左静脉和镰状韧带的外侧，在门静脉平面，Ⅱ区段在上方，Ⅲ区段在下方。Ⅳ区段位于镰状韧带和肝左、肝中静脉的中间。它被细分为Ⅳa（上部分）和Ⅳb（下部分）区段。从Ⅴ区段到Ⅷ区段组成右半肝。Ⅴ区段位于肝中静脉和肝右静脉之间，其平面位置与胆囊密切相关。Ⅵ区段位于门静脉右侧肝静脉平面下方，与右

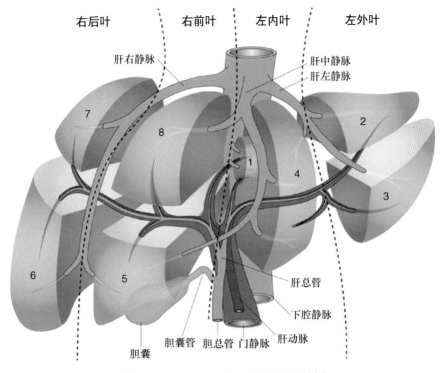

右后叶　　　右前叶　　　左内叶　　　左外叶

肝右静脉

肝中静脉
肝左静脉

7

8

2

1

4

3

6

5

肝总管

下腔静脉

肝动脉

胆囊管　胆总管　门静脉

胆囊

图 10.1 Claude Couinaud 的区段肝解剖

肾及结肠肝曲有关。Ⅶ区段位于门静脉右侧肝静脉平面上方，主要位于腹膜后。Ⅷ区段位于肝中静脉和肝右静脉之间的平面上方，与腔静脉和膈肌密切相关。

肝门血管

　　肝门血管包含三个主要结构：供血动脉、门静脉系统分支和胆管。

　　动脉供血占总血量的 25% 供氧量占 50%。正常情况下，肝动脉起源于腹腔干。在肝十二指肠韧带，肝动脉分为肝右动脉和肝左动脉。肝动脉的肝内走向是沿着门静脉分支和胆管进入肝的不同区段，肝右动脉通常供应Ⅳ区段。肝动脉完全结扎往往会导致肝坏死，这取决于侧支循环。结扎肝左动脉或肝右动脉不会导致坏死，因为左叶和右叶之间的小区段间动脉在结扎后 24 h 内就会打开。解剖变异的概率高达 40%。

　　肝内胆管沿肝门血管向肝门走行，左、右肝管汇合形成肝总管。只有 1 cm 的右肝管非常短。超过 15% 的患者有解剖变异。有时，Ⅴ / Ⅷ和Ⅵ / Ⅶ区段的胆管分别经左肝管排出，Ⅶ / Ⅷ区段的胆管偶尔终止于胆总管。

胆囊附着在肝IV区段和V区段。消融前的胆囊切除术可以是强制性的，这取决于肿瘤的位置。

门静脉供血占肝血流量的75%，供氧量占50%。肠系膜上静脉和脾静脉连同左、右胃静脉组成门静脉。它穿过肝十二指肠韧带，在肝门分为左、右分支，其中右分支较短，而左分支较长。肝内分叉如上文（"区段"）所述。门静脉系统并不存在肝内分流。

静脉回流

肝静脉回流由三条肝静脉组成，尽管15%的患者存在副静脉。肝右静脉回流肝VI / VII区段和部分V / VIII区段血流。肝中静脉回流IVb区段全部及IVa/ V / VIII区段的一部分血流。肝左静脉回流肝II / III区段和部分IVa区段血流。

这三条静脉都汇入上腔静脉。肝中静脉和肝左静脉汇入腔静脉前常有一小段共同通道。这种常见的静脉比肝右静脉具有更长的肝外行程。肝 I 区段直接流入具有多个小静脉的腔静脉。

器官特异性疾病：肝实性肿瘤

肝实质内可见多种不同来源的的肿瘤。非实性肿瘤的 IRE 适应证尚未确立，因此不属于本章介绍的范畴。

良性肿瘤

肝细胞腺瘤

肝细胞腺瘤（hepatocellular adenoma，HCA）是一种相对少见的肝良性肿瘤，女性比男性更常见。女性与男性发病比例为（3.9 ～ 11）：1[5]。多年来，口服避孕药与肝细胞腺瘤之间的联系已明确，并在20世纪70年代首次被描述[6]。与使用口服避孕药不到1年的女性相比，使用避孕药超过9年的女性患 HCA 的相对风险是前者的25倍。尽管在男性中并不常见，但腺瘤与合成代谢类固醇的使用有关[7]。与腺瘤相关的其他疾病包括雄激素类固醇、β - 地中海贫血、酪氨酸血症、1型糖尿病、血色素沉着病、使用比妥类药物和氯米芬。

HCA 自发进展为肝细胞肝癌是罕见的，但病变范围较大者可能发生。此外，较大的腺瘤有可能自发性破裂和出血，甚至可能导致休克。因此，当HCA 直径超过 5 cm 时，应考虑局部治疗，如手术切除、RFA 或栓塞等。妊娠期间，激素引起的 HCA 生长可能会导致自发性出血或破裂，可能威胁到母亲和胎儿的生命。因此，建议患有较大（＞ 5 cm）腺瘤或激素敏感腺瘤的女性患者避免妊娠或在怀孕前接受侵入性治疗[8-10]。当糖原贮积症（Ⅰ型和Ⅲ型）患者发生腺瘤时，它也可能是肝细胞肝癌的前期病变[11]。

局灶性结节性增生（FNH）

肝的这种良性病变通常是在女性育龄期偶然发现的。局灶性结节性增生（focal nodular hyperplasia，FNH）的起源被认为是由于正常肝细胞的增生性生长，并形成一个畸形的胆汁引流系统。它也被认为是对先前存在的动静脉畸形的反应[12]。当诊断确定时，很少说明治疗方法。只有较大的（＞ 5 cm）病变可能是腹部疾病的原因，特别是位于肝左叶时。动脉供应源自肝动脉，而静脉回流进入肝静脉。FNH 不包含门静脉供应。这使得这种病变特别容易受到动脉栓塞的影响。

（巨型）血管瘤

肝血管瘤是一种良性非肿瘤性血管内病变，又称静脉畸形。其确切的病因尚不清楚。然而，其病因可能是遗传因素。血管瘤是最常见的良性肝肿瘤。病变超过 5 cm 者被称为巨大血管瘤[13]。虽然大多数血管瘤是无症状的，但是较大的病变可能会引起各种各样的症状，包括疼痛、腹胀、恶心、呕吐和发热。对于无症状的患者，最常用的治疗方法是手术切除。不幸的是，手术切除与高达 27% 的发病率和甚至较低的死亡风险相关[13-15]。虽然主要基于小样本病例系列和病例报道，但射频消融（RFA）已显示出有希望的结果，对相对较小的 GCH 采取侵入性较小的治疗，在最近的文献中报道只有轻微并发症[16-17]。最近一个小样本人群研究显示，双极 RFA 可作为较好的血管瘤手术治疗替代方法[18]。血管瘤体积显著缩小（58% ～ 92%）（2/4 的患者）或伴随症状明显（2/4 的患者）缓解。然而，在实施双极 RFA 时也可出现急性肾衰竭等并发症[19]。

恶性肿瘤

在西方国家，大多数恶性肝肿瘤是来自不同原发性肿瘤的转移，最常见的部位是结、直肠。在地中海、非洲和亚洲国家，肝细胞肝癌更为常见。

转移性肝癌

大量的原发性恶性肿瘤有转移至肝的能力。普遍认为，结直肠癌转移瘤是可以经处理治愈的。因此，当肿瘤负荷允许彻底根除时，应该启动局部治疗。尽管小肠肿瘤转移很罕见，但一般认为，其治疗与结肠直肠癌转移相似。除肠源性肿瘤外，对转移性肿瘤的治疗还没有达成共识。当来自不同部位的原发肿瘤（如乳腺癌、肺癌或黑素瘤）发生寡转移（肿瘤学）时，应始终在多学科团队中讨论治疗的适应证。

结直肠癌是目前西方国家第三大肿瘤相关死亡原因。对此类患者关注的主要领域是其中 40% ～ 60% 的患者发生血行转移，其中 50% 的患者在诊断原发肿瘤时存在转移[20]。肝转移是决定其预后的重要因素；诊断时无远处转移的患者 5 年生存率为 60% ～ 95%；当同时存在肝转移时，这个比例将大幅下降到 8%[20]。

从传统看，手术切除被认为是潜在治疗的金标准。当所有转移瘤都可以切除时，治愈是可能的，5 年总体生存率为 25% ～ 60%[21-23]。目前，手术切除的唯一标准是，残余肝占健康肝的比例应该超过 25%，在全身化疗或潜在肝病后，应超过 30%，并有足够的血液回流和胆道引流，至少有两个连续的肝区段[24]。尽管扩大了可切除性标准，但大部分（70% ～ 80%）的结直肠癌肝转移（colorectal carcinoma liver metastases，CRLM）患者由于肝残余量不足，即使转换化疗后也不能切除。为了克服这个问题，开发了新的外科技术。术前门静脉栓塞（portal vein embolization，PVE）诱导栓塞的含有肿瘤的肝区段萎缩，而非栓塞肝区段发生代偿性肥大。这增加了残余肝体积及其功能，保证了手术切除肿瘤病灶的可能。虽然这种技术在选定的肿瘤患者中将其不可切除性转化为可切除性，但在栓塞和切除之间的时间间隔内，肿瘤也会进展，这导致 6.4% ～ 33% 的转移性肿瘤不可切除[25]。PVE 常用于两阶段肝切除术。在两阶段策略中，第一次非肝切除术后代偿性肝再生可以使第二次肿瘤根治性切除成为可能。最初被认为条件符合可接受这一策略的患者中，有 70% 的人被证明接受了这两种手术。

20 世纪 80 年代就开始寻找替代方法实现彻底根治肿瘤而不需要手术切除，并且目前仍在继续。肿瘤局部消融已成为一种流行的替代方法，以扩大这些患者治疗可能性的选择，射频消融（RFA）被视为临床上最可靠的消融技术。

RFA 的原理是基于形成高频交流电，随细胞内水的蒸发而产生热量，从而导致不可逆的细胞变化，包括细胞内蛋白质变性、膜脂质双层溶解以及单个肿瘤细胞和消融区内所有其他细胞的凝固性坏死。这种效应是通过使用频率低于 30 MHz（通常为 375 ～ 500 kHz）的电磁波来实现的。这会引起离子运动，从而产生摩擦热，通过传导延伸到组织内。经皮使用 CT 引导，或使用术中超声，将射频针插入肿瘤中心。后者可以通过开放式或腹腔镜方式进行。插入射频针之后，会展开一个小的 "伞"，以增加消融区，从而覆盖最大直径为 3 ～ 3.5 cm。对较大的肿瘤需要进行多次消融。

最近的文献表明，RFA 可以导致肿瘤完全清除和延长预期寿命。孤立性结直肠癌肝转移患者的中位和 5 年生存率分别报道为 40 个月和 46.5%[26]。这项技术尤其适用于不符合手术切除条件的转移性肿瘤患者，且患者通常有一个以上的病灶。这使得两种技术的比较不可靠。然而，对每名 RFA 患者平均治疗 3 个病灶时，5 年生存率可达到 18% ～ 43%[27-29]，这似乎可与手术切除 3 个病灶者生存率为 22% ～ 38% 相提并论。[30-31]。Otto 等对 CRLM 手术切除与经皮射频消融治疗的手术效果进行了前瞻性研究，虽然病变部位直径达 5 cm 的患者被纳入，但结果与其他有关 RFA 的研究结果一致：RFA 治疗后，局部肿瘤复发率较高，无进展生存期较短，但总体生存率相当[32]。Ruers 等在 EORTC 研究中通过对比 RFA 联合化疗和单纯化疗发现，DFS 显著延长，甚至 OS 显著改善（中位数 45.6 个月 vs. 40.5 个月，$P = 0.01$）[33]。

与其他消融技术相比，RFA 的发病率和死亡率较低，分别为 6% ～ 9% 和 0 ～ 2%[34]。经皮微创手术的获益可能优于手术切除，特别是合并严重并发症无法实施大手术的患者。

RFA 比手术更注重靶向聚焦治疗，其重要的优势在于针对性摧毁局部靶组织而保存周围肝组织，从而有可能一次性治疗肝双侧多发性肿瘤病灶（＞ 10 个）。

RFA 的主要缺点是局部复发风险，这种风险确实比手术切除后更频繁。事实上这是一个值得关注的问题。根据肿瘤大小和部位的不同，局部复发率报道为 3.6% ～ 40%，而切除后复发率为 2% ～ 5%[28, 34]。对于体积较大的肿瘤和位于大血管附近的肿瘤，这种风险会增大，因为热量可能会扩散到流动的血液中，即所谓的 "散热" 效应。直径＜ 2 cm 的肿瘤几乎不存在这个问题，但是直径＞ 5 cm 的肿瘤在 RFA 之后，有 40% 的高复发率。因此，微波消融（MWA）被研发出来。MWA 利用介电滞后和活跃的组织加热，并不依赖于被动传导的热量。出于这个原因，MWA 通常优于 RFA，适用于血管周围 CRLM。然而，微波治疗系统也面临着一些限制，包括发生器功率不足、轴加热、穿刺针直径大、消融区域长而相对较薄、消融区域较难预测、峰值温度较高及潜在的危险，以及堵塞重要的血管或损害重要的结构，如主要胆管[35]。

从历史上看，传统的外照射放射治疗（external beam radiation therapy，EBRT）在转移性肝癌治疗方面的作用有限。EBRT 使用较大的辐射场，不可避免地将较高比例的放射剂量提供给周围的邻近结构。肝组织对放射线的低耐受性使放射性肝病（radiation-induced liver disease，RILD）的发生风险增大。RILD 综合征以碱性磷酸酶和肝转氨酶升高为特征，这通常发生在放疗后的 2 周至 4 个月，并可能导致肝衰竭和死亡[36]。为了最大限度地提高放射效率和尽量减小毒性，研究调查了其他放射输送方式。放射治疗最新的进展是立体定向全身放射治疗（stereotactic ablative body radiotherapy，SABR，SBRT）。SABR 与标准的放射疗法相比，传统的放疗（1.5 ～ 3 Gy）可以达到更大的照射量，SABR 需要在单个或者几个部分（1 ～ 6 个部分）精确地输送高剂量[37-38]。这限制了提供给正常肝组织的剂量，导致毒性降低和剂量递增至肿瘤。治疗计划基于四维诊断成像，考虑到与呼吸相关的目标运动，采取同步呼吸控制。

SABR 已经被证明对肝门部肿瘤是有价值的。然而，当其他器官位于放射区域 8 mm 以内时，如胃或十二指肠，这种技术就会被排除。对于多个（＞ 3 个）肿瘤或直径＞ 6 cm 的肿瘤，RILD 或其他毒性的风险仍然会增高[39]。因此，类似于 IRE，SABR 似乎最适用于不适合手术切除或 RFA 的转移性肿瘤。由于肿瘤分期和患者群体存在巨大差异，局部控制而不是生存期是当前 SABR 研究中最重要的目标。在评估对不能切除的 CRLM 患者使用 SABR 的研究中，报道 2 年肿瘤病灶局部控制率为 72% ～ 90%[40-41]。

肝细胞肝癌

肝细胞肝癌（HCC）是最常见的肝癌类型，也是全世界最常见的肿瘤之一。在发达国家，这是一种相对罕见的疾病，但在乙型肝炎感染常见的地区，其发病率显著增高。临床可以表现为黄疸、腹水、凝血功能障碍、体重减轻和右上腹疼痛。

最重要的危险因素在不同的国家差异较大，包括酗酒、乙型肝炎、丙型肝炎（占全球病因的 25%）、黄曲霉毒素、肝硬化、血色素沉着病、α1-抗胰蛋白酶缺乏症、2 型糖尿病（可能是由肥胖引起的）和血友病[42-44]。在中国这样乙型肝炎流行的国家，这是 HCC 的主要原因，而在乙型肝炎发病率较低的发达国家，由于疫苗接种率较高，HCC 的主要原因是肝硬化（通常继发于丙型肝炎、肥胖或酗酒）。

由于技术的改进，HCC 的治疗方法显著增加。从理论上讲，小肝癌的最佳治疗方法是肝移植，但供体器官稀缺和高昂的成本限制了这种治疗方法的应用。除了传统的手术切除和肝移植之外，其他疗法，如经导管动脉栓塞化疗（transcatheter arterial chemoembolization，TACE）、RFA、经皮乙醇注射（PEI）和经皮微波消融（MWA），也已被使用。SABR 目前在 HCC 的治疗中不起主要作用，仍然被认为是实验或移植前的过度治疗。

尽管有这些治疗选择，但 HCC 仍然是世界范围内肿瘤相关死亡率居第 2 位的疾病，因为大多数患者都是在晚期被确诊的。

HCC 的治疗选择基于巴塞罗那标准[45]。这种分类方法采用与肿瘤分期、肝功能状态、临床表现和肿瘤相关症状有关的变量，并将描述的分期与治疗方案联系起来。0 期、A 期、B 期 HCC 患者，可通过手术切除、血管介入或肝移植进行治疗。分期为 C 期、D 期的 HCC 患者必须依赖（姑息性）全身治疗，使用索拉非尼，即 II 期临床试验药物，以缓解症状。对于实施肝移植的患者，需要符合米兰标准：直径 ≤ 5 cm 的单个肿瘤或最多 3 个直径 ≤ 3 cm 的肿瘤，无肝外受累，无大血管受累[46]。因此，在手术切除和非手术切除病例中，对小 HCC 治疗策略的要求都有所提高[47]。

所有 HCC 患者的 5 年总体生存率为 14%，但高度依赖于疾病的进程。0 期和 A 期患者在手术（移植或切除）后 5 年生存率分别为 80% ～ 90% 和 70% ～ 80%。B 期患者血管介入治疗后的中位生存期为 36 ～ 45 个月。使用索拉非尼治疗的 C 期患者总生存期缩短至 9 ～ 10 个月，在终末期肝癌患者，生存期缩短到 3 ～ 4 个月[48]。

IRE 当前和未来的适应证

良性肿瘤

目前 IRE 不常用于肝良性肿瘤。文献仅有个案报道，患者是一位有强烈怀孕愿望的女性，因其肝细胞腺瘤较大且位于肝中心部位，被认为不适合手术切除和热消融。由于肿瘤存在广泛的动脉血供，因此栓塞也被证明是不成功的。经皮 IRE 治疗[49]后，消融区远远大于预期，且无并发症发生。然而，局部环境和组织特异性电导率会对消融区的大小和形状造成影响[50]。假设消融区面积的增加可能表明腺瘤组织的电导率高于正常肝实质，可导致 IRE 的电场阈值降低。将来的工作应将消融体积与数值模拟联系起来，从而确定每个特定肿瘤的有效电场阈值，以指导消融。

除了肝中心部位罕见的 HCA 是绝对治疗适应证外，目前在良性肝肿瘤中没有其他应用 IRE 的适应证。

恶性肿瘤

IRE 特别适用于肝恶性肿瘤，由于其所处解剖位置，这些肿瘤病灶完全不适合进行手术切除或热消融。目前，IRE 应用指征主要是结、直肠癌肝转移、肝癌和来源于其他部位肿瘤的肝转移。目前正在对无法切除的肝门部胆管癌 IRE 进行研究（见第十二章）。因此，对 IRE 来说，确定肿瘤局部消融的指征，应始终在多学科评估之后进行。与手术切除类似，图像引导消融的一般标准是以治愈为目的进行的，这意味着所有肿瘤必须适合某种局部治疗。因此，在同一疗程中联合其他治疗方式，如手术切除或热消融，并不少见。IRE 是可重复的，可用于治疗残留肿瘤以及新发肿瘤[51]。

尽管没有严格的肿瘤大小标准，但类似于射频消融，IRE 似乎对直径≤ 3 cm 的肿瘤最有效；超过这个大小治疗的效率会迅速降低，并可能需要分期治疗与多次消融[52]。与此同时，也没有绝对适合进行 IRE 治疗的肿瘤大小[53]。除了病灶的大小和数量外，年龄、临床表现、合并症和既往治疗情况等因素，也在评估患者是否适合局部治疗方面发挥着作用。鉴于肿瘤局部消融的有效性，应由多学科肝肿瘤委员会讨论 IRE 的适应证。

在作者的机构，不适合热消融的定义是：为了保护肝功能，至少一条肝静脉和一条门静脉必须得到保护。距离主要血管 5 mm 以内的肿瘤病灶被认为不适合进行射频消融，因为存在散热效应造成的消融不完全的风险。这个风险不包括微波消融。然而，由于 MWA 产生较高的温度和更不可预测的消融区大小，这些血管有发生闭塞的危险。因此，如果在以往的肝手术之后只剩下两条门静脉或肝静脉，并且随后在其中一个静脉分叉内发展出病变，则由于血管闭塞和肝血液灌注关闭的风险，MWA 是禁忌的。同样，如果在先前的外科手术之后只有一条门静脉或肝静脉得以保存，那么在静脉附近实施 MWA 就太危险了。在这些情况下，IRE 可以是一个合适的治疗选择。由于存在热损伤的风险，与左肝管、右肝管或肝总管距离＜ 5 mm 的肿瘤病灶，因为有胆管损伤的风险，也被认为不适合实施 RFA 或 MWA。

禁忌证

与患者相关的禁忌证包括 ASA ＞ 3，包括不适合接受全身麻醉以及室性心律失常的患者。癫痫可以被认为是一个相对禁忌证[54]。应纠正凝血功能异常（INR ＜ 1.2，APTT 25 ～ 40，血小板计数＞ 150 000/ml）（见第 6 章）。

肝肿瘤已经浸润肝门血管者不适于进行 IRE。消融区与肝门血管的距离

（包括 0.5～1 cm 的无瘤边缘）应该至少为 2 mm。靠近电极针的组织温度升高可能会对这些重要结构造成损伤，并有出血或胆漏的风险。

当金属支架存在于胆管中时，需要特别小心，因为在金属物体存在的情况下，电场的重新分布和热量的产生是不可预测的，且难以解释（见第 9 章）[55]。最近的临床前研究表明，金属支架附近的 IRE 不会导致金属支架的温度显著增高，而是导致电极周围温度升高，从理论上讲，这可能导致热损伤。在体内，观察到与支架相邻的残留活组织区域。这些发现提示，在可能的情况下，在 IRE 之前放置塑料胆道内支架或去除金属支架具有可行性[56]。应进一步探讨金属物体对电场分布和后续消融区的影响。

患者检查和治疗计划

多学科决策的必要性再怎么强调也不为过。这样，就可以讨论所有可能的选择。患者应清楚 IRE 尚处于初步应用阶段，应了解所有其他可能的治疗方案。

手术前诊断往往可以结合患者的病史，应用超声成像、四维肝 CT 和（或）对比增强 MRI 或 ^{18}F- 氟代脱氧葡萄糖（^{18}F-fluorine deoxyglucose，^{18}F-FDG）正电子发射断层扫描（用于 CRLM）。血液检测包括特定的肿瘤标志物，如 CRLM 的癌胚抗原（carcinoembryonic antigen，CEA）和肝癌的甲胎蛋白（alpha-fetoprotein，AFP）。对于结直肠癌以外的转移性病灶，组织学检查优选粗针穿刺活检。

在手术之前和手术过程中采取的安全预防措施从遵守上述绝对禁忌证开始。所有患者在手术前应该禁食 4～6 小时。所有治疗（开放式和经皮途径）都需要全身麻醉，包括使肌肉完全放松，以防止肌肉收缩（以 0～4 级表示，见"麻醉学"章节）。在进行手术之前，通过应用连接到 IRE 装置的三导联心电图来确认准确监测的 R 波。手术开始时，我们会使用除颤器垫作为预防措施。在没有严重心律失常或心脏并发症的情况下才停止使用。

有关技术、方法和图像引导技巧

关于 IRE，其电极针按预先确定的方案放置非常重要，操作者应共同确认电极针间的距离、电极针间的平行走向，电极针应距离重要结构至少多少毫米，否则，这些结构易被电极针周围少量的热能所损伤。因此，电极针可以在外科开放式手术中、腹腔镜手术中或经皮路径过程中放置。其引导技术可以是触诊（在开放式手术中）、CT 或超声。另外，基于穿刺引导装置或更先进的计算机机器人技术，电极针放置可以在 CT 和超声引导下"徒手"进行。有人建议，使用机器人引导可以节省时间，这一点很重要，因为 IRE 电极针的放置可能相当耗时，特别是在使用多达 6 个电极针的情况下[57-58]。然而，到目前为止，就消融结果而言，还没有证据表明一种技术或几种技术的组合是优越的，无论是在最初的消融区还是之后的局部复发区域。然后，这种方法必须基于肿瘤的位置、可用的资源以及实施消融操作者的个人技能等。显然，经皮治疗的侵入性较小，但也依赖于适当的成像。例如，大多数患者的小肿瘤难以在 CEUS 或 CT 上显示，可以在术中同期完成，而成像清晰的肿瘤可以基于 CT（大多数患者）或超声（少数患者）引导经皮进行。当然，可以使用上述技术的任意组合，即术中超声检查，在超声引导下放置电极针，再应用 CT 检查电极针位置。重要的是，所涉及的操作人员可以选择适合的方法，并且可以充分放置电极针，因为这对于取得成功至关重要[50, 59]。与所有干预一样，看到其他人完成的一个治疗过程（最好是与其他人的治疗计划一样），有助于克服与所有新治疗方法一样确实存在的学习曲线[60]，并且可以获得提示和技巧。尽管电极针头足够锐利，可以穿透皮肤，但是通常使用一个小切口来确保针头顺利通过。当使用超声引导时，还有另外一个优势，那就是当针头穿过组织时，有经验的介入超声医生可以"感觉"组织平面，而针头周围没有皮肤"卡住"。另一方面，切口部位的凝血将最终干扰电极针放置的超声显像质量。

与所有 IRE 治疗一样，全身麻醉是强制性的，可以达到深度肌肉松弛，以避免患者在电治疗脉冲时发生肌肉收缩。最好的情况是，肌肉过度收缩仅仅会造成一些困扰；而最坏的情况是，它可能导致电极针脱位，从而导致治疗效果不佳，甚至损坏靠近针尖的敏感结构。大多数患者治疗时取仰卧位，因为这是 CT 和超声最常用的检查体位，也更便于麻醉师操作。然而，仰卧位甚至俯卧位可以用来确保从皮肤到肿瘤区域的电极针植入通道安全。尽管 IRE 是一种安全的方法[52]，但是仍需插入能够造成血管、肠道结构等损伤的电极针头，所以必须重视患者的体位和相关技巧（如水分离），以实现电极针植入的最佳路径。

在 IRE 消融的实际操作中，相对于冷消融或热消融，电脉冲消融是比较安全的，因为在更困难的体位对更大的肿瘤进行治疗时，还未观察到并发症发生率增高[60]。然而，电脉冲可能会导致血管痉挛，通常是动脉和静脉狭窄。在大多数情况下，这可以在短时间内得到缓解，但剩余部分的血管和胆管狭窄仍然存在[61-62]。由电极针造成的损伤可能引起的并发症当然主要是局部血肿，或者是更严重的弥漫性出血。对肝肿瘤进行 IRE 消融时，电极针常采用经胸腔肋间入路。尽管已有发生气胸的相关报道，但迄今为止临床意义不大。与所有肝消融术一样，对接受过乳头切开术或胆总管空肠吻合术的患者进行消融时应该谨慎。应考虑预防性使用抗生素，因为有脓肿形成的风险[63-64]。体内研究表明，针头周围的温度略有升高，这需要注意，尽管到目前为止还没有并发症可归因于此[55]。然而，当金属支架被放置在消融区时，这种效果被证明更为显著，尽管支架本身并没有变热。另外，IRE 消融后，可以在支架附近发现活性组织，可能会起到 Faraday 隔离效应，阻止适当的治疗。而 IRE 治疗本身，因为消融肝组织，将导致肝功能检测指标增高，但并不比与其他消融技术更严重，不应该被视为过度肝损伤的征象[65]。

IRE 作为一种消融方法，其总体目的是保护血管等易受损伤的结构，所以与热消融相反，尽管 IRE 消融区的血流灌注降低，但其仍然存在。在进行后续成像时，记住这一点很重要。在所有的对比增强图像上使用了许多方法，均发现血流灌注减少。CT 应该在初诊阶段完成，3D 分析可能会有所帮助[66-67]。IRE 消融后，B 超检查显示低回声区可以视为消融区的征象，而其绝对大小不能作为评价指标。然而，CEUS 能够对消融做出准确的估计[68]。当使用 MRI 进行随访时，重要的是要掌握 IRE 后的变化，因为许多成像参数将会发生改变[69]。

目标可视性的优化

在未经增强的 CT 图像上，肿瘤组织和消融区往往几乎看不到，特别是在化疗前接受 IRE 治疗时。在 CT 引导下进行 IRE 期间，经静脉注射造影剂后，肿瘤和周围血管以及诱发的消融区显影往往被限于时间窗内。因此，如果在手术前对治疗计划所需的 1 次或 2 次注射达到造影剂的最大剂量，则会限制术中监测的重复性。这是一个主要的缺点，因为动态、实时的肿瘤和血管显像是电极针安全和精确放置的关键。减少对比剂剂量的方法是快速追踪。这允许进行所有消融方式的预消融和消融后对比成像[70]。为进一步改善术中病变和血管的显像特征，我们最近证明了经导管 CT 肝血管造影（CT hepatic angiography，CTHA）与经皮肝肿瘤消融的可行性[71]。将造影剂直接注射到适当的肝动脉，可实现反复增强成像和实时 CT 透视，从而提高病灶的显影率，并能提供血管周围的实时信息。IRE 治疗后，消融区域被清楚地划定，其典型外观表现为消融区边缘被血管过度包围（图 10.2、图 10.3 和图 10.4）。

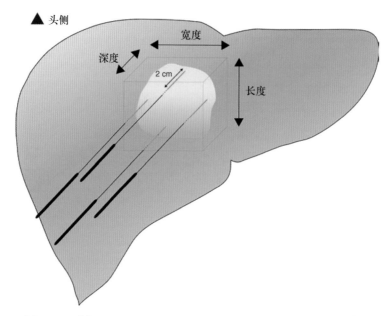

图 10.2 引自 Scheffer 等。与电极应用相关的深度、长度和宽度[72]

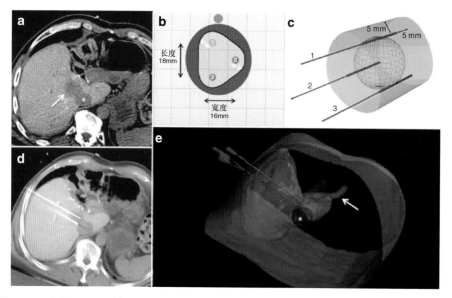

图 10.3 引自 Scheffer 等。（**a**）在 IRE 前 CT 影像显示中央衰减性 CRLM（箭头所示）。星号表示下腔静脉。（**b**）电极放置计划，黄色圆圈（长 18 mm，宽 16 mm）代表肿瘤，白色箭头表示预期的无肿瘤边缘。（**c**）计算消融区在所有方向上从各电极向外延伸 5 mm。（**d**）CT 荧光显示 3 个电极中有 2 个放置在肿瘤周围。（**e**）三维重建成像显示肿瘤周围的电极以及肿瘤与下腔静脉（星号所示）和总胆管（箭头所示）紧密相邻[72]

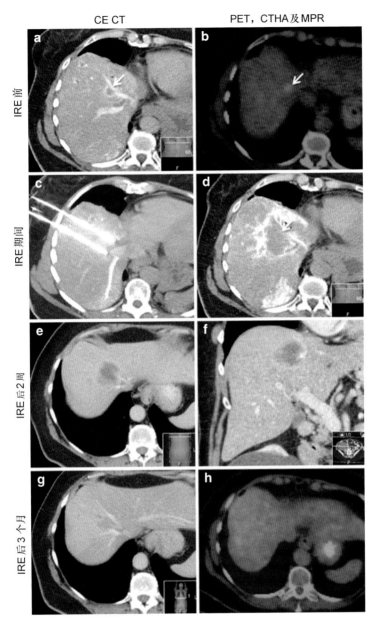

图 10.4　引自 Scheffer 等。（ a ）经导管肝动脉造影（CTHA）显示肝中静脉旁有一个小的非导丝 CRLM（箭头所示）。（ b ）IRE 前 PET-CT 显示亲 FDG 灶（箭头所示）。（ c ）使用两个原位电极的 CT 荧光透视。（ d ）IRE 治疗后立即出现 CTHA，显示环绕损伤区域（箭头所示）周围高度衰减边缘有一个大的非增强消融区。（ e ）IRE 治疗后 2 周 ceCT 显示低密度消融区缩小。（ f ）IRE 治疗后 2 周 ceCT 的冠状 MPR。（ g ）IRE 治疗后 3 个月，显示非增强消融区进一步缩小。（ h ）IRE 治疗后 3 个月 PET-CT 显示没有示踪剂摄取的治疗损伤。CTHA，CT 肝动脉造影[72]

并发症

文献系统回顾评价了 129 例（227 处肿瘤）患者肝 IRE 的安全性。总体并发症发生率为 16%（21/129），均为轻微并发症[52]。在 IRE 中施加的电场可引起心律失常，但与心律同步脉冲可显著降低这种风险（见"麻醉学"一章）。系统评价结果表明，患者仅发生轻微的心律失常（发生率＝2.2%）。即使肝肿瘤位于心脏附近，当脉冲与 R 波同步输送时，IRE 也可以安全应用[73]。

在使用开放式治疗方法时，应考虑到所有与肝手术相关的并发症，特别是当 IRE 与手术切除联合应用时。某些并发症与手术创伤直接相关，包括出血、伤口感染、疝、胆汁瘤或（腹内）脓肿形成。其他并发症与术后疼痛和不活动有关，包括肠梗阻、尿路感染、肺炎和血栓栓塞并发症。

经皮入路的不良事件可能与体位有关。患者处于全身麻醉状态，手臂置于头部，这是 CT 引导手术过程中所需的体位，存在臂丛神经性瘫痪的显著风险[4]。

与穿刺有关的并发症（如气胸和出血）是罕见的，并与其他穿刺针引导的肝介入治疗相当[72]。

系统评价中涉及的病变大多位于门静脉和胆管附近。在 129 例接受治疗的患者中，已报道 8 例（6%）出现这些结构的狭窄或闭塞，其中 2 例可能与肿瘤进展有关[74]。尽管 IRE 被认为主要是非热性的，但紧邻电极的热量形成已被描述[75]，这可能导致热凝固和随后的与一个电极针头直接接触的胆管闭塞[74]。为了防止在热敏感的重要结构附近消融时发生意外损伤，我们建议避免将电极针放置在距离主要胆管或大血管小于 2 mm 处。总的来说，考虑到 IRE 主要在肝门、血管和胆管结构附近或周围进行，这些结构的保存似乎是可能的。这表明，在这些区域，IRE 可能是比热消融更安全的选择。还需要进一步长时间的随访研究，以证实这些结果。

回顾性比较肝 IRE 和 RFA 的术后疼痛显示，类似的中度疼痛强度与口服止痛药的疼痛程度相当[76]。

应尽可能避免在电极针放置过程中对肠道的损伤。在开放式 IRE 中，这通常不是问题。在经皮实施 IRE 治疗过程中，可以选择气囊、水囊或球囊分离来增加不同重要结构之间的距离（参见第七章）。当目标病灶靠近消化道附近（如十二指肠或胃）时，这也很有用。如果不能避免累及消化道，则建议预防性应用抗生素。

随访和疗效评估

最近发表的一项关于肝 IRE 的系统回顾报道，IRE 治疗后 24 小时内，提示肝细胞损伤的转氨酶 ALT 和 AST 迅速升高[69]。在这项研究中，转氨酶在 1 个月或 2 个月后又恢复到正常水平。血清胆红素也在第 1 天升至最高水平，2 个月后恢复正常。升高的峰值与其他消融方式一致。在随访过程中，应每 3 个月监测肿瘤标志物癌胚抗原（CEA）和甲胎蛋白（AFP）1 次。胆红素水平也应予以监测；作为肿瘤进展或 IRE 治疗后的并发症，胆红素升高提示胆管闭塞或狭窄征象。

CT 和磁共振成像（MRI）是肝射频消融和微波消融后残留或复发性疾病最常用的影像学检查方法。多项研究显示，在 CRLM 热消融后的随访中，PET-CT 优于单纯的形态学成像，对于局部肿瘤进展检测的灵敏度和特异性，PET-CT 分别为 92% 和 100%，ceCT 分别为 83% 和 100%[77]。

计算机断层扫描（CT）

ceCT 可确保 IRE 治疗后消融区立即出现低密度影，并可显示增强的外周边缘。随访 CT 成像在治疗后 4 ～ 6 周进行，以排除新的病变部位和局部病变进展。实际上，IRE 后早期，通过 CT 很难排除局部进展，因为 CRLM 通常不会增强，除非有额外受累病变或术后低密度影病变区域显著增大。在消融后的数个月内，消融区缓慢缩小，不应显示造影剂的吸收（图 10.4 g）。

正电子发射计算机断层扫描（PET-CT）

PET 扫描可显示 IRE 消融后的动态影响。在 IRE 之后 3 天，消融区域周围出现一个 FDG 高摄取带。IRE 消融区域外围初始示踪剂摄取增加可能是由于炎症反应，随着细胞碎片从消融靶区被去除，消融靶区的代谢活动增加[78]。对于 PET 活跃病灶，我们发现，在 IRE 之后 24 小时内获得 PET 活跃病灶，有助于评估消融的完整性，此时必须显示消融区域内缺乏示踪剂吸收。根据我们的经验，炎症反应在病灶边缘可见，边缘状示踪剂摄取增加可持续数月，这使得评估消融区变得困难。然而，消融病变显示高摄取，而不是边缘性高摄取，被认为是可疑局部复发。

磁共振成像

在 IRE 之前，与正常肝实质相比，T1 加权像（图 10.5a）的病灶呈低信号，T2 加权像呈高信号（图 10.5b）。IRE 治疗后 1 天，T1 加权对比增强 MRI 显示非增强低信号中心和稍微增强的外周边缘（图 10.5d）。

消融区域的 T2 加权 MRI 通常显示低信号中心，周围是高信号反应性边缘，可能是由离子泄漏导致的细胞毒性水肿引起的（图 10.5e）。弥散加权成

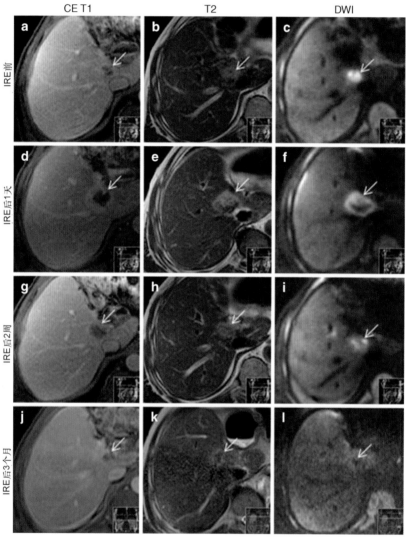

图 10.5　引自 Scheffer 等。IRE 治疗的中央 CRLM 的 MR 图像。（a～c）IRE 前 CE T1 加权、T2 加权和病变部位的 DWI 图像。（d，e）IRE 治疗后 1 天 MRI 显示，在 T2 加权图像上具有高信号边缘的低信号消融区域和在 CE T1 加权图像上的增强边缘。（f）IRE 治疗后 1 天，DWI 图像显示特别是在外周消融区域的扩散限制和缩小的消融病灶的扩散限制（箭头所示）。（g～l）IRE 治疗后 2 周和 3 个月，CE T1 加权、T2 加权和 DW 图像显示消融区域的分辨率[72]

像 b800 显示类似的影像学表现（图 10.5f）。

　　Barabasch 等报告了对比结果，他们前瞻性地研究了 27 例 37 处肝转移瘤患者肝 IRE 治疗后的 MRI 表现。在他们的研究中，95% 的病例在 IRE 治疗后 3 个月内高密度边缘及其强化消退[79]。消融区仅在一半以上的病例（57%，21/37）完全消退，平均 14 周后消退。对于 CT 和 PET，当评估即刻 IRE 治疗后的结果时，应注意不要将充血的边缘与残留肿瘤区域混淆，后者表现为局灶性和不规则的强化。

肿瘤复发

　　肿瘤消融后的主要顾虑是局部肿瘤进展（local tumor progression，LTP）风险。在四维肝 CT 图像上，LTP 被定义为在消融区 1 cm 内生长（> 20%，最长直径，轴向平面）的低密度病灶。在 18F-FDG PET-CT 上，消融区域 1 cm 内的 FDG 高摄取病灶被认为是 LTP[77]。LTP 的早期诊断是有必要的，因为反复治疗仍然可以实现完全的肿瘤清除，特别是对于较小的肿瘤复发者。

　　在报道 CRLM 和 HCC 的 IRE 结果方面的主要挑战是，缺乏能够充分反映该治疗有效性的统一评价标准。当肿瘤完全消融时，需要具体的围术期影像学标准，以消除介入放射科医生的疑虑。最近提出了针对 CRLM 新的反应评价系统，该系统也可以通过代谢成像和标记积分（Metabolic Imaging And Marker，MIAMI）标准[51]应用于肿瘤消融和经动脉栓塞方式（表 10.1）。

　　这些标准的价值在于联合使用实体瘤临床疗效评价标准（Response Evaluation Criteria In Solid Tumors，RECIST）和两个功能参数（PET 活性和癌胚抗原水平）。MIAMI 标准的应用将患者分为 2 组：具有临床益处（完全缓解、部分缓解和病情稳定）和没有临床益处（疾病进展）的患者。本研究观察了 IRE 对 CRLM 的疗效，当应用 MIAMI 标准时，临床获益的患者生存期明显比未显示临床获益的患者长（P = 0.018）。显然，这些标准需要在更大样本的研究中进行验证，才能被推荐应用于临床。

　　Barabasch 等发现，在 3 名患者中，MRI 研究中描述的增强边缘在 24 小时内不完整，不包括目标病变的全部体积，影像学随访证实消融并不完全[79]。因此，他们建议，如果对 CT 引导的 IRE 术后局部完整性存在疑问，则在 IRE 之后第 2 天进行磁共振成像是有用的。对于长期随访，他们还建议在手术后 3 个月开始，因为到那时，至少在非硬化的肝组织内，炎症迹象（高密度边缘和显著对比增强）应该消退[80]。在啮齿类动物肝 IRE 研究中，放射消融

表 10.1　MIAMI 标准

详情	完全缓解	部分缓解	疾病稳定	疾病进展
CT 上最长尺寸的总和（RECIST）	靶病变的任何减少或增加＜20%	任何减少或增加＜20%	任何减少或增加＜20%	增加≥20% 或任何新的病变
PET/CT 扫描 SUV_{max}（PERCIST）	靶病灶 FDG 摄取消散	降幅≥30%	SUV_{max} 变化不超过±30%	新的异常 FDG 病灶
治疗后 CEA 水平	CEA 水平的正常化	降幅≥50%	—	—
所需的标准	RECIST + PERCIST 或 CEA	RECIST + PERCIST 或 CEA	两者中任意 1 项	两者中任意 1 项

a 如果 CT 是唯一可用的评估模式，则 MIAMI 效果将与 RECIST 效果相同。如果三种模式都可用，并且存在不一致性，则 RECIST 和 PERCIST 效果优先于 CEA 效果。CEA，癌胚抗原；PERCIST 正电子发射断层扫描实体瘤临床疗效评价标准，RECIST 实体瘤临床疗效评价标准，SUV_{max} 最大标准化摄取值

区测量显示与组织学检查确认的消融区高度相关（T1 和 T2 加权测量，$P = 0.001$），因此也可作为完全或不完全消融以及临床结果随访评估的指标[81]。

文献回顾

　　新的肿瘤治疗方法，通常通过Ⅲ期随机试验，最好将新的治疗方法与目前的标准进行比较后得到明确。然而，在局部肿瘤消融领域，自几十年前推出以来，这一途径已被证明是困难的，随机临床试验的数量仍然非常有限。IRE 的临床数据大多来自病例系列报道和有 4 级证据的病例报道，并受到以下几个因素限制，如随访时间短、患者数量少、不同的研究设计和患者选择、回顾性研究设计以及变量成像方式[82]。在解释当前数据时，应考虑到这些限制因素。

　　IRE 目前仅用于可能接受以缓解为目的的化疗患者"最后手段"的治疗[83-85]。在已报道的研究中，早期疗效范围大多在 55%～95%（表 10.2）。有几项研究报道，较大的肿瘤复发风险增高[4, 74, 84, 86]。Cheang 等[86] 报道，对于肿瘤＜3 cm 的患者，疗效明显较好：在 18 个月的时间内，肿瘤＜3 cm 者，消融成功率达到 93%；肿瘤＜2 cm 者，消融成功率达到 100%（$P = 0.003$）。Cannon 等[83] 报道，12 个月时，肿瘤＜3 cm 者治疗有效率为 98%。

表 10.2　IRE 对肝肿瘤有效性的临床调查研究概况

研究	年份	患者（病灶数）	大小（cm），中位数（范围）	方法	肿瘤类型（患者数）	有效性
Cannon 等[83]	2012	44（48）	2.5（1.1～5.0）	开腹（14）经皮（28）Lap（2）	HCC（14）CRLM（20）其他（10）	3 个月 97%6 个月 95%
Cheung 等[86]	2013	11（18）	1.9（1～6.1）	经皮	HCC（11）	3 个月 67%12 个月 72%
Hosein 等[51]	2014	29（58）	2.7（1.2～7.0）	经皮	CRLM	11 个月 79%
Kingham 等[84]	2012	28（54）	1.0（0.5～5.0）	开腹（22）经皮	HCC（2）CRLM（21）其他（5）	3 个月 96%6 个月 93%
Niessen 等[64]	2016	34（65）	2.4（0.2～7.1）	经皮	HCC（33）CRLM（22）其他（10）	3 个月 87.4%6 个月 79.8%12 个月 74.8%平均 TTP 15.6 个月
Silk 等[74]	2014	9（19）	3.0（1.0～4.7）	经皮	CRLM（8）其他（1）	9 个月 55%
Thomson 等[4]	2011	13（45）	2.8（1.0～8.8）	经皮	CRLM（6）其他（7）	3 个月 67%

Silk 等[74] 报道，9 名患者中有 5 名局部肿瘤复发，其平均肿瘤大小为 3.0 cm。可能的解决方案是增加治疗更大区域病变所需的电极针数量或重新定位的电极针数量。例如，电极针间距离为 2 cm 的 4 个电极针阵列产生 3 cm 的消融区域。考虑到 1 cm 的无肿瘤边界，这意味着 4 个电极针阵列的最大病变大小为 1 cm。电极针误差毫米的余量可能会导致肿瘤残余，因此，在手术过程中准确的影像成像是必不可少的。据推测，精确放置较大的探针阵列更为困难，尤其是因为应当避免通过易受损伤的结构进行电极针放置。

值得注意的是，在 Kingham 等治疗的肿瘤患者中，44% 的肿瘤距离主要门静脉＜ 0.5 cm，14% 的肿瘤与主要门静脉的距离为 0.6 ～ 1 cm，这意味着由于散热效应诱发复发的可能性，是 RF 消融的相对禁忌证[84]。6 个月的有效率为 93%。同样，在 Cheung 等治疗的 3 例 HCC 患者中，有 2 例在右门静脉（$n = 2$）和肝中静脉（$n = 1$）附近的 IRE 也很成功。显示残留病变的肿瘤长径为 6.1 cm。这表明，细胞损伤机制确实不受散热的影响。

目前 IRE 的肿瘤局部控制率仍然低于热消融和手术切除，特别是对于较大的肿瘤。有几个方面可能会提高疗效。例如，动物研究表明，肿瘤消融效果取决于肿瘤组织的电导率变化等因素。这些变化可以在对肿瘤进行 IRE 消融时提供实时反馈[87-89]。然而，有关器官特异性和肿瘤特异性电场剂量反应的研究迄今仍然缺乏，对破坏具有不规则几何形状和异质性的恶性肿瘤组织的临床可能性尚不清楚。了解不同组织类型的电学和热学特性，可以确定一个足够强的最佳电场，使组织消融达到最大化，同时又足够低，以避免过度的热效应[90]。希望不断丰富的知识有助于未来治疗效果的提高。与 SABR 相比，IRE 对肝肿瘤的价值尚未被研究，并将成为未来临床试验的重点（COLDFIRE-3，准备研究）。

结论

目前，IRE 主要应用于相对较小的肝癌和结直肠癌肝转移的合适患者，且这些患者确实不适合进行手术切除和热消融。一般而言，对于邻近门静脉三联征或肝静脉蒂的肿瘤采取热消融是不安全和不太有效的。随着消融装置的技术改进以及有关组织特异性电场知识的积累，未来 IRE 的疗效将会得到提高。

参考文献

1. Lee EW, Thai S, Kee ST. Irreversible electroporation: a novel image-guided cancer therapy. Gut Liver. 2010;4(Suppl 1):S99–S104.
2. Edd JF, Horowitz L, Davalos RV, Mir LM, Rubinsky B. In vivo results of a new focal tissue abla-tion technique: irreversible electroporation. IEEE Trans Biomed Eng. 2006;53(7):1409–15.
3. Maor E, Ivorra A, Leor J, Rubinsky B. The effect of irreversible electroporation on blood ves-sels. Technol Cancer Res Treat. 2007;6(4):307–12.
4. Thomson KR, Cheung W, Ellis SJ, Federman D, Kavnoudias H, Loader-Oliver D, et al. Investigation of the safety of irreversible electroporation in humans. J Vasc Interv Radiol. 2011;22(5):611–21.
5. Reddy KR, Kligerman S, Levi J, Livingstone A, Molina E, Franceschi D, et al. Benign and solid tumors of the liver: relationship to sex, age, size of tumors, and outcome. Am Surg. 2001;67(2):173–8.
6. Baum JK, Bookstein JJ, Holtz F, Klein EW. Possible association between benign hepatomas and oral contraceptives. Lancet. 1973;2(7835):926–9.
7. Martin NM, Abu Dayyeh BK, Chung RT. Anabolic steroid abuse causing recurrent hepatic

adenomas and hemorrhage. World J Gastroenterol. 2008;14(28):4573–5.

8. Agrawal S, Agarwal S, Arnason T, Saini S, Belghiti J. Management of hepatocellular adenoma: recent advances. Clin Gastroenterol Hepatol. 2015;13(7):1221–30.

9. Almashhrawi AA, Ahmed KT, Rahman RN, Hammoud GM, Ibdah JA. Liver diseases in pregnancy: diseases not unique to pregnancy. World J Gastroenterol. 2013;19(43):7630–8.

10. Broker ME, Ijzermans JN, van Aalten SM, de Man RA, Terkivatan T. The management of pregnancy in women with hepatocellular adenoma: a plea for an individualized approach. Int J Hepatol. 2012;2012:725735.

11. Kudo M. Hepatocellular adenoma in type Ia glycogen storage disease. J Gastroenterol. 2001;36(1):65–6.

12. Grazioli L, Morana G, Kirchin MA, Schneider G. Accurate differentiation of focal nodular hyperplasia from hepatic adenoma at gadobenate dimeglumine-enhanced MR imaging: prospective study. Radiology. 2005;236(1):166–77.

13. Lerner SM, Hiatt JR, Salamandra J, Chen PW, Farmer DG, Ghobrial RM, et al. Giant cavernous liver hemangiomas: effect of operative approach on outcome. Arch Surg. 2004;139(8):818–21. discussion 21–3.

14. Clarke DL, Currie EJ, Madhavan KK, Parks RW, Garden OJ. Hepatic resection for benign non-cystic liver lesions. HPB (Oxford). 2004;6(2):115–9.

15. Hoekstra LT, Bieze M, Erdogan D, Roelofs JJ, Beuers UH, van Gulik TM. Management of giant liver hemangiomas: an update. Expert Rev Gastroenterol Hepatol. 2013;7(3):263–8.

16. Fan RF, Chai FL, He GX, Wei LX, Li RZ, Wan WX, et al. Laparoscopic radiofrequency ablation of hepatic cavernous hemangioma. A preliminary experience with 27 patients. Surg Endosc. 2006;20(2):281–5.

17. Sharpe EE 3rd, Dodd GD 3rd. Percutaneous radiofrequency ablation of symptomatic giant hepatic cavernous hemangiomas: report of two cases and review of literature. J Vasc Interv Radiol. 2012;23(7):971–5.

18. Meijerink MR, van den Tol P, van Tilborg AA, van Waesberghe JH, Meijer S, van Kuijk C. Radiofrequency ablation of large size liver tumours using novel plan-parallel expandable bipolar electrodes: initial clinical experience. Eur J Radiol. 2011;77(1):167–71.

19. van Tilborg AA, Dresselaars HF, Scheffer HJ, Nielsen K, Sietses C, van den Tol PM, et al. RF ablation of giant hemangiomas inducing acute renal failure: a report of two cases. Cardiovasc Intervent Radiol. 2016;39(11):1644–8.

20. Leporrier J, Maurel J, Chiche L, Bara S, Segol P, Launoy G. A population-based study of the incidence, management and prognosis of hepatic metastases from colorectal cancer. Br J Surg. 2006;93(4):465–74.

21. Abdalla EK, Vauthey JN, Ellis LM, Ellis V, Pollock R, Broglio KR, et al. Recurrence and outcomes following hepatic resection, radiofrequency ablation, and combined resection/ablation for colorectal liver metastases. Ann Surg. 2004;239(6):818–25. discussion 25–7.

22. Koopman M, Antonini NF, Douma J, Wals J, Honkoop AH, Erdkamp FL, et al. Sequential versus combination chemotherapy with capecitabine, irinotecan, and oxaliplatin in advanced colorectal cancer (CAIRO): a phase III randomised controlled trial. Lancet. 2007;370(9582):135–42.

23. Wei AC, Greig PD, Grant D, Taylor B, Langer B, Gallinger S. Survival after hepatic resection for colorectal metastases: a 10-year experience. Ann Surg Oncol. 2006;13(5):668–76.

24. Clavien PA, Petrowsky H, DeOliveira ML, Graf R. Strategies for safer liver surgery and partial liver transplantation. N Engl J Med. 2007;356(15):1545–59.

25. de Graaf W, van den Esschert JW, van Lienden KP, van Gulik TM. Induction of tumor growth after preoperative portal vein embolization: is it a real problem? Ann Surg Oncol. 2009;16(2):423–30.

26. Wu YZ, Li B, Wang T, Wang SJ, Zhou YM. Radiofrequency ablation vs hepatic resection for solitary colorectal liver metastasis: a meta-analysis. World J Gastroenterol. 2011;17(36):4143–8.

27. Evrard S, Rivoire M, Arnaud J, Lermite E, Bellera C, Fonck M, et al. Unresectable colorec-

tal cancer liver metastases treated by intraoperative radiofrequency ablation with or without resection. Br J Surg. 2012;99(4):558–65.

28. Nielsen K, van Tilborg AA, Meijerink MR, Macintosh MO, Zonderhuis BM, de Lange ES, et al. Incidence and treatment of local site recurrences following RFA of colorectal liver metastases. World J Surg. 2013;37(6):1340–7.

29. Siperstein AE, Berber E, Ballem N, Parikh RT. Survival after radiofrequency ablation of colorectal liver metastases: 10-year experience. Ann Surg. 2007;246(4):559–65. discussion 65–7.

30. Al-Asfoor A, Fedorowicz Z, Lodge M. Resection versus no intervention or other surgical interventions for colorectal cancer liver metastases. Cochrane Database Syst Rev. 2008;2:CD006039.

31. Muratore A, Ribero D, Zimmitti G, Mellano A, Langella S, Capussotti L. Resection margin and recurrence-free survival after liver resection of colorectal metastases. Ann Surg Oncol. 2010;17(5):1324–9.

32. Otto G, Duber C, Hoppe-Lotichius M, Konig J, Heise M, Pitton MB. Radiofrequency ablation as first-line treatment in patients with early colorectal liver metastases amenable to surgery. Ann Surg. 2010;251(5):796–803.

33. Ruers T, Punt C, Van Coevorden F, Pierie JP, Borel-Rinkes I, Ledermann JA, et al. Radiofrequency ablation combined with systemic treatment versus systemic treatment alone in patients with non-resectable colorectal liver metastases: a randomized EORTC intergroup phase II study (EORTC 40004). Ann Oncol. 2012;23(10):2619–26.

34. Wong SL, Mangu PB, Choti MA, Crocenzi TS, Dodd GD 3rd, Dorfman GS, et al. American Society of Clinical Oncology 2009 clinical evidence review on radiofrequency ablation of hepatic metastases from colorectal cancer. J Clin Oncol. 2010;28(3):493–508.

35. van Tilborg AA, Scheffer HJ, de Jong MC, Vroomen LG, Nielsen K, van Kuijk C, et al. MWA versus RFA for perivascular and peribiliary CRLM: a retrospective patient- and lesion-based analysis of two historical cohorts. Cardiovasc Intervent Radiol. 2016;39(10):1438–46.

36. Dawson LA, Normolle D, Balter JM, McGinn CJ, Lawrence TS, Ten Haken RK. Analysis of radiation-induced liver disease using the Lyman NTCP model. Int J Radiat Oncol Biol Phys. 2002;53(4):810–21.

37. Potters L, Kavanagh B, Galvin JM, Hevezi JM, Janjan NA, Larson DA, et al. American Society for Therapeutic Radiology and Oncology (ASTRO) and American College of Radiology (ACR) practice guideline for the performance of stereotactic body radiation therapy. Int J Radiat Oncol Biol Phys. 2010;76(2):326–32.

38. Seung SK, Larson DA, Galvin JM, Mehta MP, Potters L, Schultz CJ, et al. American College of Radiology (ACR) and American Society for Radiation Oncology (ASTRO) practice guideline for the performance of Stereotactic Radiosurgery (SRS). Am J Clin Oncol. 2013;36(3):310–5.

39. Comito T, Clerici E, Tozzi A, D'Agostino G. Liver metastases and SBRT: a new paradigm? Rep Pract Oncol Radiother. 2015;20(6):464–71.

40. Kirichenko A, Gayou O, Parda D, Kudithipudi V, Tom K, Khan A, et al. Stereotactic body radiotherapy (SBRT) with or without surgery for primary and metastatic liver tumors. HPB (Oxford). 2016;18(1):88–97.

41. Scorsetti M, Clerici E, Comito T. Stereotactic body radiation therapy for liver metastases. J Gastrointest Oncol. 2014;5(3):190–7.

42. Alter MJ. Epidemiology of hepatitis C virus infection. World J Gastroenterol. 2007;13(17):2436–41.

43. El-Serag HB, Hampel H, Javadi F. The association between diabetes and hepatocellular carcinoma: a systematic review of epidemiologic evidence. Clin Gastroenterol Hepatol. 2006;4(3):369–80.

44. White DL, Kanwal F, El-Serag HB. Association between nonalcoholic fatty liver disease and risk for hepatocellular cancer, based on systematic review. Clin Gastroenterol Hepatol. 2012;10(12):1342–59 e2.

45. Llovet JM, Fuster J, Bruix J, Barcelona-Clinic Liver Cancer G. The Barcelona approach: diag-

nosis, staging, and treatment of hepatocellular carcinoma. Liver Transpl. 2004;10(2 Suppl 1):S115–20.

46. Mazzaferro V, Regalia E, Doci R, Andreola S, Pulvirenti A, Bozzetti F, et al. Liver transplantation for the treatment of small hepatocellular carcinomas in patients with cirrhosis. N Engl J Med. 1996;334(11):693–9.

47. Dong W, Zhang T, Wang ZG, Liu H. Clinical outcome of small hepatocellular carcinoma after different treatments: a meta-analysis. World J Gastroenterol. 2014;20(29):10174–82.

48. European Association For The Study Of The L, European Organisation For R, Treatment Of C. EASL-EORTC clinical practice guidelines: management of hepatocellular carcinoma. J Hepatol. 2012;56(4):908–43.

49. Scheffer HJ, Melenhorst MC, van Tilborg AA, Nielsen K, van Nieuwkerk KM, de Vries RA, et al. Percutaneous irreversible electroporation of a large centrally located hepatocellular adenoma in a woman with a pregnancy wish. Cardiovasc Intervent Radiol. 2015;38(4):1031–5.

50. Ben-David E, Ahmed M, Faroja M, Moussa M, Wandel A, Sosna J, et al. Irreversible electroporation: treatment effect is susceptible to local environment and tissue properties. Radiology. 2013;269(3):738–47.

51. Hosein PJ, Echenique A, Loaiza-Bonilla A, Froud T, Barbery K, Rocha Lima CM, et al. Percutaneous irreversible electroporation for the treatment of colorectal cancer liver metastases with a proposal for a new response evaluation system. J Vasc Interv Radiol. 2014;25(8):1233–9. e2.

52. Scheffer HJ, Nielsen K, de Jong MC, van Tilborg AA, Vieveen JM, Bouwman AR, et al. Irreversible electroporation for nonthermal tumor ablation in the clinical setting: a systematic review of safety and efficacy. J Vasc Interv Radiol. 2014;25(7):997–1011. quiz.

53. Sofocleous CT, Sideras P, Petre EN. "How we do it" – a practical approach to hepatic metastases ablation techniques. Tech Vasc Interv Radiol. 2013;16(4):219–29.

54. Nielsen K, Scheffer HJ, Vieveen JM, van Tilborg AA, Meijer S, van Kuijk C, et al. Anaesthetic management during open and percutaneous irreversible electroporation. Br J Anaesth. 2014;113(6):985–92.

55. Dunki-Jacobs EM, Philips P, Martin RC 2nd. Evaluation of thermal injury to liver, pancreas and kidney during irreversible electroporation in an in vivo experimental model. Br J Surg. 2014;101(9):1113–21.

56. Scheffer HJ, Vogel JA, van den Bos W, Neal RE 2nd, van Lienden KP, Besselink MG, et al. The influence of a metal stent on the distribution of thermal energy during irreversible electroporation. PLoS One. 2016;11(2):e0148457.

57. Beyer LP, Pregler B, Michalik K, Niessen C, Dollinger M, Muller M, et al. Evaluation of a robotic system for irreversible electroporation (IRE) of malignant liver tumors: initial results. Int J Comput Assist Radiol Surg. 2017;12(5):803–9.

58. Beyer LP, Pregler B, Niessen C, Schicho A, Haimerl M, Jung EM, et al. Stereotactically-navigated percutaneous Irreversible Electroporation (IRE) compared to conventional IRE: a prospective trial. Peer J. 2016;4:e2277.

59. Golberg A, Bruinsma BG, Uygun BE, Yarmush ML. Tissue heterogeneity in structure and conductivity contribute to cell survival during irreversible electroporation ablation by "electric field sinks". Sci Rep. 2015;5:8485.

60. Philips P, Hays D, Martin RC. Irreversible electroporation ablation (IRE) of unresectable soft tissue tumors: learning curve evaluation in the first 150 patients treated. PLoS One. 2013;8(11):e76260.

61. Lee YJ, Lu DS, Osuagwu F, Lassman C. Irreversible electroporation in porcine liver: short- and long-term effect on the hepatic veins and adjacent tissue by CT with pathological correlation. Investig Radiol. 2012;47(11):671–5.

62. Narayanan G, Bhatia S, Echenique A, Suthar R, Barbery K, Yrizarry J. Vessel patency post irreversible electroporation. Cardiovasc Intervent Radiol. 2014;37(6):1523–9.

63. Dollinger M, Beyer LP, Haimerl M, Niessen C, Jung EM, Zeman F, et al. Adverse effects

of irreversible electroporation of malignant liver tumors under CT fluoroscopic guidance: a single-center experience. Diagn Interv Radiol. 2015;21(6):471–5.

64. Niessen C, Beyer LP, Pregler B, Dollinger M, Trabold B, Schlitt HJ, et al. Percutaneous ablation of hepatic tumors using irreversible electroporation: a prospective safety and midterm efficacy study in 34 patients. J Vasc Interv Radiol. 2016;27(4):480–6.

65. Froud T, Venkat SR, Barbery KJ, Gunjan A, Narayanan G. Liver function tests following irreversible electroporation of liver tumors: experience in 174 procedures. Tech Vasc Interv Radiol. 2015;18(3):140–6.

66. Lee YJ, Lu DS, Osuagwu F, Lassman C. Irreversible electroporation in porcine liver: acute computed tomography appearance of ablation zone with histopathologic correlation. J Comput Assist Tomogr. 2013;37(2):154–8.

67. Vollherbst D, Fritz S, Zelzer S, Wachter MF, Wolf MB, Stampfl U, et al. Specific CT 3D rendering of the treatment zone after Irreversible Electroporation (IRE) in a pig liver model: the "Chebyshev Center Concept" to define the maximum treatable tumor size. BMC Med Imaging. 2014;14:2.

68. Sugimoto K, Moriyasu F, Kobayashi Y, Kasuya K, Nagakawa Y, Tsuchida A, et al. Assessment of various types of US findings after irreversible electroporation in porcine liver: comparison with radiofrequency ablation. J Vasc Interv Radiol. 2015;26(2):279–87 e3.

69. Guo Y, Zhang Y, Nijm GM, Sahakian AV, Yang GY, Omary RA, et al. Irreversible electroporation in the liver: contrast-enhanced inversion-recovery MR imaging approaches to differentiate reversibly electroporated penumbra from irreversibly electroporated ablation zones. Radiology. 2011;258(2):461–8.

70. Auler MA, Heagy T, Aganovic L, Brothers R, Costello P, Schoepf UJ. Saline chasing technique with dual-syringe injector systems for multi-detector row computed tomographic angiography: rationale, indications, and protocols. Curr Probl Diagn Radiol. 2006;35(1):1–11.

71. van Tilborg AA, Scheffer HJ, Nielsen K, van Waesberghe JH, Comans EF, van Kuijk C, et al. Transcatheter CT arterial portography and CT hepatic arteriography for liver tumor visualization during percutaneous ablation. J Vasc Interv Radiol. 2014;25(7):1101–11 e4.

72. Scheffer HJ, Melenhorst MC, Echenique AM, Nielsen K, van Tilborg AA, van den Bos W, et al. Irreversible electroporation for colorectal liver metastases. Tech Vasc Interv Radiol. 2015;18(3):159–69.

73. Deodhar A, Dickfeld T, Single GW, Hamilton WC Jr, Thornton RH, Sofocleous CT, et al. Irreversible electroporation near the heart: ventricular arrhythmias can be prevented with ECG synchronization. AJR Am J Roentgenol. 2011;196(3):W330–5.

74. Silk MT, Wimmer T, Lee KS, Srimathveeravalli G, Brown KT, Kingham PT, et al. Percutaneous ablation of peribiliary tumors with irreversible electroporation. J Vasc Interv Radiol. 2014;25(1):112–8.

75. Faroja M, Ahmed M, Appelbaum L, Ben-David E, Moussa M, Sosna J, et al. Irreversible electroporation ablation: is all the damage nonthermal? Radiology. 2013;266(2):462–70.

76. Narayanan G, Froud T, Lo K, Barbery KJ, Perez-Rojas E, Yrizarry J. Pain analysis in patients with hepatocellular carcinoma: irreversible electroporation versus radiofrequency ablation-initial observations. Cardiovasc Intervent Radiol. 2013;36(1):176–82.

77. Nielsen K, van Tilborg AA, Scheffer HJ, Meijerink MR, de Lange-de Klerk ES, Meijer S, et al. PET-CT after radiofrequency ablation of colorectal liver metastases: suggestions for timing and image interpretation. Eur J Radiol. 2013;82(12):2169–75.

78. Neal RE, Cheung W, Kavnoudias H, Thomson KR. Spectrum of imaging and characteristics for liver tumors treated with irreversible electroporation. J Biomed Sci Eng. 2012;5(12A):5.

79. Barabasch A, Distelmaier M, Heil P, Kramer NA, Kuhl CK, Bruners P. Magnetic resonance imaging findings after percutaneous irreversible electroporation of liver metastases: a systematic longitudinal study. Investig Radiol. 2017;52(1):23–9.

80. Padia SA, Johnson GE, Yeung RS, Park JO, Hippe DS, Kogut MJ. Irreversible electroporation in patients with hepatocellular carcinoma: immediate versus delayed findings at MR imaging.

Radiology. 2016;278(1):285–94.
81. Zhang Y, Guo Y, Ragin AB, Lewandowski RJ, Yang GY, Nijm GM, et al. MR imaging to assess immediate response to irreversible electroporation for targeted ablation of liver tissues: preclinical feasibility studies in a rodent model. Radiology. 2010;256(2):424–32.
82. Centre for Evidence-Based Medicine (CEBM). Levels of evidence [cited 2016 April 11]. n.d. Available from: http://www.cebm.net/levels_of_evidence.
83. Cannon R, Ellis S, Hayes D, Narayanan G, Martin RC 2nd. Safety and early efficacy of irreversible electroporation for hepatic tumors in proximity to vital structures. J Surg Oncol. 2013;107(5):544–9.
84. Kingham TP, Karkar AM, D'Angelica MI, Allen PJ, Dematteo RP, Getrajdman GI, et al. Ablation of perivascular hepatic malignant tumors with irreversible electroporation. J Am Coll Surg. 2012;215(3):379–87.
85. Eller A, Schmid A, Schmidt J, May M, Brand M, Saake M, Uder M, Lell M. Local control of perivascular malignant liver lesions using percutaneous irreversible electroporation: initial experiences. Cardiovasc Intervent Radiol. 2015;38(1):8.
86. Cheung W, Kavnoudias H, Roberts S, Szkandera B, Kemp W, Thomson KR. Irreversible electroporation for unresectable hepatocellular carcinoma: initial experience and review of safety and outcomes. Technol Cancer Res Treat. 2013;12(3):233–41.
87. Glahder J, Norrild B, Persson MB, Persson BR. Transfection of HeLa-cells with pEGFP plasmid by impedance power-assisted electroporation. Biotechnol Bioeng. 2005;92(3):267–76.
88. Ivorra A, Al-Sakere B, Rubinsky B, Mir LM. In vivo electrical conductivity measurements during and after tumor electroporation: conductivity changes reflect the treatment outcome. Phys Med Biol. 2009;54(19):5949–63.
89. Pavlin M, Kanduser M, Rebersek M, Pucihar G, Hart FX, Magjarevic R, et al. Effect of cell electroporation on the conductivity of a cell suspension. Biophys J. 2005;88(6):4378–90.
90. Neal RE 2nd, Kavnoudias H, Cheung W, Golebiowski B, McLean CA, Thomson KR. Hepatic epithelioid hemangioendothelioma treated with irreversible electroporation and antibiotics. J Clin Oncol. 2013;31(27):e422–6.

第十一章 不可逆电穿孔治疗胰腺癌

Martijn R. Meijerink，Anders Nilsson，Govindarajan Narayanan，and Robert Martin

引言

95% 以上的胰腺癌是外分泌肿瘤，这意味着预后不良。虽然手术切除是非转移性胰腺癌治疗的首选方法，但手术机会极低[1]。多达 40% 的非转移性胰腺癌患者由于肿瘤被血管包绕（局部晚期胰腺癌或 LAPC）而被认为无法切除[1-2]。对这些患者，无论是否进行放疗，目前都常规采用全身化疗。不可逆电穿孔（IRE）是胰腺癌局部消融的一种有前景的新方法，支持其有效性的证据正在逐渐充分显现。

在过去的数年里，当胰腺癌患者失去手术机会时，图像引导的胰腺癌消融就越来越受到关注。然而，由于胰腺、大血管、胆总管以及胃、十二指肠相互毗邻，射频消融（RFA）和微波消融（MWA）等热消融会导致较高的发病率和死亡率[3]。热消融技术的另一个主要缺点是所谓的"散热"效应，如果热量被流动的血液带走，则可能会阻碍胰腺癌的完全消融[4]。

不可逆电穿孔（IRE）是最有前景的新型肿瘤消融技术之一，与热消融疗法相比，IRE 明显具有理论上的优势。由于 IRE 可保留胰腺周围易受损伤的大血管、胆管和肠道的完整性，因此，IRE 理论上被认为是不适合行手术切除的胰腺癌患者安全、可行的治疗方法的代表。其支持证据正在逐渐显现。

解剖学和生理学因素

胰腺位于后腹壁腹膜后，虽然没有真正的包膜，但由结缔组织所覆盖[5]。

十二指肠降部和横部弯曲位于胰腺头部周围。胰头部的前面与幽门、十二指肠球部和横结肠相邻；后面与右肾、下腔静脉、肾血管、右性腺静脉和右侧膈肌脚内侧缘相邻。胰腺钩突是胰腺头部下部可变形胰腺组织的延伸，从胰腺下部向左上方延伸。胰腺颈部是腺体的狭窄部分，从胰腺头部向左延伸，连接胰体与胰头。胰腺颈部从胃十二指肠动脉向右延伸至胰前十二指肠前动脉，位于肠系膜上静脉和脾静脉汇合处前方，形成门静脉，部分由幽门和小网膜的腹膜覆盖。胰体前面被网膜囊的腹膜所覆盖，将胃与胰腺分开。胃和横结肠系膜向前紧邻腹壁。胰体后面是肠系膜上动脉起源的腹主动脉、左侧膈肌脚、左肾和肾上腺以及脾静脉。胰体部位于腰椎上方，这使得胰腺的这个区域最有可能发生腹部创伤。胰体横向通过并与胰腺尾部合并，但没有一个可标记的连接点。相对非固定的胰尾位于前肾旁间隙，其尖端通常达脾门。脾动脉和脾静脉夹在脾肾韧带两层之间。

胆总管位于胃十二指肠动脉右侧十二指肠后壁。胆管通过胰头与主胰管汇合，然后到达十二指肠乳头。主胰管（Wirsung）由排出腺体小叶的导管形成。在大乳头水平，主胰管与总胆管汇合。在成年人，共同通道的长度平均为 5 mm。2/3 以上的患者存在 Santorini 副胰管，其通常与主导管相通。副胰管位于胆管前部，通常排入位于 Vater 壶腹部附近的小乳头。

胰腺的血供来自腹腔动脉和肠系膜上动脉的数个分支[6]。十二指肠降部和胰头由胰十二指肠动脉弓供应。它们是由胃十二指肠动脉的胰十二指肠上前、上后动脉形成的，从腹腔动脉的共同肝分支发出，连接第二对胰十二指肠下前、下后动脉。胰十二指肠下前、下后动脉由位于胰颈下缘的肠系膜上动脉发出。胰十二指肠下后动脉起源于胃十二指肠动脉。胰腺后面可见胰腺血管分支，该分支可能与胰背动脉相连。胰背动脉经常从胰颈的脾动脉中发出。右分支供应头部并连接后血管弓。一个或两个左分支穿过胰体部和胰尾部。脾动脉途经胰体和胰尾部的后面，并且在胰上缘的上方和下方形成循环。它发出大的胰腺动脉，通常在发出胰下动脉后，加入后方的上血管弓。胰尾动脉起始于胃网膜左动脉或脾的脾支，连接脾和胰腺大动脉的分支。

一般来说，胰腺的静脉引流与动脉血液供应平行，并流入门静脉。门静脉是由胰腺颈后融合处肠系膜上静脉和脾静脉的连接形成的。门静脉位于胰腺后面，胆总管在其右侧，肝动脉在其左侧。回流胰颈、胰体和尾部的胰静脉连接脾静脉。胰十二指肠静脉靠近其相应的动脉并回流入脾静脉或门静脉。由于门静脉与胰腺的解剖关系密切，涉及胰体和胰尾部的炎症或肿瘤性疾病可导致门静脉闭塞。这反过来可能引起静脉血逆流到脾门、胃短静脉和胃网膜左静脉，可导致胃静脉曲张。

上、下淋巴管与脾血管和胰腺下动脉相伴，分别沿胰腺边缘走行[7-8]。胰体左侧和尾部淋巴回流到脾门淋巴结。胰体右侧和胰颈部淋巴回流到靠近胰头部上边界的淋巴结。胰头淋巴回流由前系和后系淋巴管系统组成。这些淋巴管通常占据胰十二指肠血管附近的胰头和十二指肠之间的沟槽。胰头和十二指肠的淋巴最终引流至腹腔和肠系膜上淋巴结群，并引流至乳糜池。胰体淋巴管引流到胰腺上缘的淋巴结，再引流至腹腔淋巴结。胰尾部淋巴管汇入脾门淋巴结。

腹腔丛是三个交感神经丛中最大的，位于第一腰椎上半部水平，由两个大神经节、腹腔神经节和密集的神经纤维组成[9]。它围绕腹腔动脉和肠系膜上动脉的根部，位于胃和网膜囊的后面，在膈脚和腹主动脉起始处，以及肾上腺之间。神经丛和神经节接受双侧的大、小内脏神经和右迷走神经的部分分支，沿相邻的动脉发出许多次级神经丛。腹腔神经节（半月形神经节）是两个大的不规则形状的团块，该团块具有淋巴腺的外观，前面位于膈脚靠近肾上腺中线两侧，右侧位于下腔静脉的后面。每个神经节的上部区域由较大的内脏神经连接，下部区域分割成一个主动脉肾神经节，接受较小的内脏神经并释放大部分肾丛。较大的内脏神经调节前肠的肠道神经系统活动，并为肾上腺髓质提供交感神经支配，刺激儿茶酚胺释放。较小的内脏神经调节中肠的肠道神经系统活动。进入胰腺的神经包括交感神经、副交感神经和传入成分。这些纤维与腹腔神经节的精确关系及其在腺体内的分布尚不完全清楚。

胰腺是由两个腺体紧密地混合在一起形成的一个器官。胰腺的大部分由产生消化酶的外分泌细胞组成。内分泌腺由胰岛细胞组成，约占胰腺体积的4.5%，并接受其血液供应的10%～15%[10]。胰腺可释放激素，如胰岛素、胰高血糖素、胰多肽、前胰岛素原、原蛋白、生长抑素、血管活性肠肽、生长激素和促胃液素。由于这些原因，体重减轻和新发糖尿病往往先于胰腺癌的临床诊断[11]。

胰腺恶性肿瘤

胰腺癌

胰腺癌是所有肿瘤中侵袭性最强的。总体2年生存率不到10%，并且在过去数十年几乎没有改善[12]。胰腺癌往往是在晚期被诊断的，因此只有15%～20%的患者有条件进行手术切除。30%～40%的患者为局部晚期胰腺癌（LAPC，AJCC Ⅲ期），平均总生存期约为 1 年[13]。

胰腺癌的临床表现取决于肿瘤的大小、位置及其转移情况。黄疸、疼痛和体重减轻是胰腺癌的典型症状[14]。不明确的早期症状往往是无法识别的；因此，大多数胰腺癌在诊断时为时已晚。超过 2/3 的胰腺癌发生在胰头部，并且通常表现为由胆道梗阻引起的进行性黄疸。无痛性梗阻性黄疸传统上与手术可切除的肿瘤有关。胆管梗阻引起黄疸时，血液中总胆红素和碱性磷酸酶水平不呈比例地升高。由于结合胆红素升高和尿胆原缺乏，患者尿液颜色较深。因为肠道内缺乏粪胆原，粪便颜色浅。除黄疸外，胆红素升高还可导致严重的瘙痒。胰体部和胰尾部肿瘤患者一般存在非特异性疼痛和体重减轻。胰体部和胰尾部肿瘤不太可能导致梗阻性体征和症状。患者可能存在上腹部或背部钝痛或剧烈绞痛。胰体部和胰尾部肿瘤通常在肿瘤体积很大之前不会引起症状，大多数表现为局部晚期肿瘤扩散到腹膜和脾。

胰腺恶性胰岛细胞瘤

胰腺胰岛细胞瘤是罕见的肿瘤，也称胰腺神经内分泌肿瘤。这些肿瘤来源于神经内分泌细胞，往往生长缓慢，即使发生转移，也可以很好地治疗。胰岛细胞瘤可以引起症状，因为多达一半的此类肿瘤可能会分泌激素产生副作用，如分泌过量激素，包括胰岛素（胰岛素瘤）、促胃液素（促胃液素瘤）、胰高血糖素（胰高血糖素瘤）、血管活性肠肽（血管活性肠肽瘤）和生长抑素（生长抑素瘤）。

胰腺恶性肿瘤的治疗

虽然手术切除仍然是胰腺恶性肿瘤唯一的治愈方法，但大多数患者却无法接受手术切除[15]。尽管 AJCC Ⅰ期（肿瘤局限于胰腺）和Ⅱ期（胰腺外肿瘤生长或病理学检查证实淋巴结转移）患者接受了手术切除治疗，但报道的中位生存期为 15 ～ 23 个月，5 年生存率约为 20%[16]。令人失望的是，在过去的数十年中，尽管诊断成像、手术技术和化学治疗方面有了改进，但在生存方面只实现了适度的改善。尽管如此，手术切除显然仍是实现长期生存的先决条件。胰腺导管腺癌手术切除患者的预后在很大程度上取决于边缘状态，肿瘤完全切除率和组织学切缘阴性（R0 切除）与最佳结果相关。根据大多数系列研究[17]，肿瘤完全切除但组织学切缘阳性（R1 切除）患者的生存率降低。目前形成的共识是，由于原发肿瘤与周围血管的关系，以往被认为是不适宜进行手术切除肿瘤的候选患者可能通过手术治疗获益，尤其是术前行新辅助治疗者[18]。在这些患者中，如果肿瘤侵犯肠系膜上静脉或门静脉达到或超过血管壁周径的180°，或肿瘤侵犯腹腔干或肠系膜上动脉血管壁周径小于180°，以及长度较短的肠系膜上静脉/门静脉或肝动脉闭塞，则可以考虑重建。对于不可切除的Ⅲ期胰腺癌患者，有或无放疗的全身治疗已经成为数十年的标准治疗。最近，相对较新的化疗方案，如FOLFIRINOX（氟尿嘧啶、亚叶酸、伊立替康和奥沙利铂）以及将白蛋白结合型紫杉醇联合吉西他滨已显示可以显著改善转移性胰腺癌患者的存活率。尽管如此，预后依然令人沮丧[5-6]。

LAPC 的化学治疗

几项随机研究表明，仅接受吉西他滨治疗的 LAPC 患者中位总生存期为9.2 ～ 11.7 个月[19-20]。虽然更新的可能更有效的化疗方案已经可用，但大部分研究都集中在转移性肿瘤患者。FOLFIRINOX（氟尿嘧啶、亚叶酸、奥沙利铂和伊立替康）是胰腺癌全身化疗方面的一个重大进展，在欧洲Ⅲ期研究中，该方案显著改善了转移性肿瘤患者的无进展生存期和总生存期[21]。将FOLFIRINOX 纳入 LACPC 的多模式治疗具有很重要的意义，因为几个回顾性观察研究也提示，Ⅲ期胰腺癌患者的生存将获益。尽管如此，迄今还没有随机对照试验评估 FOLFIRINOX 作为 LAPC 单独治疗的效果。一些观察性研究报道了一线 FOLFIRINOX 联合放疗或不联合放疗的患者中位总生存期为11.2 ～ 18.4 个月[22-28]。尽管经常出现中性粒细胞减少症、贫血、血小板减少、疲劳、厌食、黏膜炎、恶心、呕吐、腹泻、周围神经病和脱发等并发症，但通过药物特定剂量的减小，已使得病情在出现进展之前必须停止化疗的患者人数减少[29]。

LAPC 的放射治疗

同期放射治疗对 LAPC 的作用仍然存在争议，因为随机对照试验的结果是矛盾的[30]。传统上，使用放射疗法的尝试包括使用传统的外束辐射（external beam radiation，EBR）。这种技术使用大的辐射场，不可避免地将高比例的辐射剂量提供给重要的周围结构。当使用常规的外束辐射照射腹部肿瘤时，严格遵守正常的结构剂量限制可能会限制预期辐射剂量传递到肿瘤，并可能导致局部过早衰减和消失。相反，如果没有严格的剂量限制，向邻近的临界结构提供高剂量的辐射会增加晚期辐射引起并发症的风险[31]。放射治疗的最新进展是立体定向瘤体消融放射治疗（sterotactic ablative body radiotherapy，SABR）。由于 SABR 对超出治疗体积的快速剂量递减效应，可以更准确地向肿瘤及其边缘（通常 2 ～ 3 mm）递送更高剂量的辐射。这降低了递送到正常肠道的剂量，从而降低毒性反应和增加肿瘤辐照量。几项研究回顾分析了 SABR 对 LAPC 患者的影响。研究报道中位总生存期为 6.2 ～ 24 个月[32-35]。并发症包括胃轻瘫、胃肠道（十二指肠）出血、十二指肠或胃溃疡、厌食、恶心、呕吐以及肠系膜上静脉或下腔静脉血栓形成。

LAPC 新的局部消融治疗

由于目前使用的治疗方法疗效不佳，研究人员正在不断研究和调整治疗策略，以提高 LAPC 患者的生存率。20 年前，图像引导下的肿瘤消融技术仍处于起步阶段，如今，在许多器官不同类型的局部肿瘤中，一些消融技术已经显著提高了肿瘤治愈的可能性。已经研究了不同的非手术热消融技术，包括冷冻消融、射频消融（RFA）、高强度聚焦超声（HIFU）、激光消融和微波消融（MWA），以提高 LAPC 患者的生存率。然而，由于附近重要结构发生热损伤的风险，导致高并发症发生率（28% ～ 40%）和高死亡率（7.5%），因此消融治疗的应用受到限制[36]。此外，所谓的"散热"效应，由于流动的血液使邻近组织冷却，大血管附近的肿瘤细胞无法充分加热，可能导致不完全消融。这种效应是 LAPC 热消融的另一个缺点，因为肿瘤通常被主要血管所包绕。

不可逆电穿孔（IRE）是一种图像引导下的新型肿瘤消融技术，利用细胞膜上存在的电势梯度。电场在细胞中的应用改变了细胞跨膜电位。通过达到足够高的电压，细胞膜磷脂双层结构被永久破坏，从而诱导细胞凋亡和细胞死亡[37]。侵犯血管的肿瘤可以用 IRE 进行治疗，而不损伤血管或导致散热，因为其有效性依赖于电能。由于 IRE 对血管的保护作用，IRE 被假设为具有比热消融技术更广泛的适应证。这使得 IRE 成为 LAPC 患者非常有吸引力的选择，因为 LAPC 不可切除的原因通常是肿瘤被周围血管所包绕。

患者的选择、适应证和禁忌证

由于胰腺癌根治性消融治疗相关并发症发生率相对较高，所以患者的选择至关重要。患者必须有信心，应当理解恢复时间可能延长，生活质量和日常功能可能会受到影响，即使在成功的手术之后也是如此。医生应该考虑患者的并发症和全身情况。基础功能储备较差的患者不是很好的适应证。应对患者进行详细和适当的术前检查，包括体格检查、心脏和肺储备功能测定，并在干预前进行调整。理想情况下，治疗计划应由一个多学科团队制订，该团队成员包括介入放射科医生、外科医生、放射肿瘤科医生、腹部诊断放射科医生和胃肠科医生。

新辅助全身化疗对 LAPC 患者有利，具体有以下几方面原因。首先，排除了在诱导期间会进展和（或）转移的侵袭性亚型患者，以及可能不会从 IRE 手术中获益的患者。其次，由于相当比例的 LAPC 患者接受新辅助全身化疗后，其肿瘤缩小，有希望达到 R0 切除。手术切除应该比局灶性肿瘤消融更有利。随着肿瘤体积的缩小，IRE 治疗将成为较为安全和有效的治疗选择。

对成人胰腺癌患者，应进行 1 次对比增强胰腺 CT 来评估，如果肿瘤确实无法切除，且无转移，并经组织病理学检查证实，那么可以认为有条件实施不可逆电穿孔治疗。作者认为肿瘤直径为 5 cm 是实施 IRE 治疗的上限。在胆道梗阻的情况下，应保证手术前进行适当的胆道引流，方法是在经皮手术前放置（非金属）胆道内支架，或在开放式手术之前进行胆肠内引流。

肿瘤侵入周围肠道或广泛波及（完全包裹）十二指肠黏膜，有室性心律失常、充血性心力衰竭（＞NYHA 2 级）、未控制的高血压和任何植入的心脏起搏装置被认为是 IRE 治疗的绝对禁忌证。冠心病（在筛选前 6 个月内确诊为心肌梗死）；心房颤动；消融区存在金属异物，如不可移动自扩张金属胆道支架（SEMS）；并在手术前最多 4 周接受过化疗或免疫治疗，被视为 IRE 治疗的相对禁忌证。肝功能受损（如门静脉高压症状，INR ＞ 1.5 而没有使用抗凝血药，腹水）或感染未得到控制的患者，不是 IRE 治疗的很好选择。如果由于肿瘤解剖位置的原因，需要通过小肠或结肠放置电极针，则可考虑采用安全防护手段，如气囊、水囊或球囊分离或腹腔镜手术辅助，以及背侧经皮入路方法[38]。对于此类手术，必须具备经皮图像引导肿瘤消融的丰富经验。

患者检查和治疗计划

对符合条件的患者还应评估其全身麻醉的耐受性，应特别注意其心脏病史，包括心电图（electrocardiography，ECG）。常规血液样本检查应包括电解质和肌酐检测、全血细胞计数和凝血功能检查。对于服用抗凝血药或抗血小板药的患者，停药风险必须与停止治疗所造成的损伤风险相平衡。对于低风险的手术患者，阿司匹林可以继续使用。应该停用氯吡格雷和华法林，尽管可能需要用普通肝素或低分子肝素替代抗凝治疗。对于冠状动脉支架置入患者，特别推荐其向心脏病专家咨询。

为了防止因 IRE 治疗引起的胆道阻塞，建议对胆管及其分支附近的肿瘤采用预防性胆道保护措施。由于在 IRE 之后的最初几天，壶腹区广泛肿胀，放置塑料胆道支架的难度将更大。

治疗计划应基于一个专门的对比增强腹部 CT（根据专用的 3 mm 切片多相-胰腺肿瘤治疗方案扫描上腹部）。应肿瘤的大小和形状确定针电极的数量和结构，要求是电极间距离约为 2 cm，无瘤边界为 0.5 cm。

方法、图像引导和技术

胰腺 IRE 能否作为首选实施途径将成为未来多年广泛争论的话题。虽然一般来说，胰腺外科医生推荐开放式手术治疗方法，但大多数介入放射科医生更愿意选择经皮途径。目前，主张一种方法优于另一种方法是没有根据的，因为从来未进行过直接比较。这两种方法各自都有明显的优点和缺点。本章作者分别都有自己的偏好，将在下文进行讨论。由于目前还没有证据表明一种方法优于另一种方法，因此可以说，对即将进行 IRE 治疗的患者，就是选择对其最有效的方法。手术一般在气管插管全身深度麻醉下进行，根据标准麻醉肌肉松弛监护仪，在 IRE 实施前应明确为患者无抽搐。使用目前市场上唯一可用的系统（NanoKnife，AngioDynamics Inc.，Queensbury，NY），为每个电极对提供至少 90 个 1000 ～ 1500 V/cm 的脉冲和 90 ms 的脉冲长度，包括 10 个或 20 个测试脉冲。将心电门控装置连接到 5 导联心电图，使 IRE 脉冲与心脏的不应期同步，以避免心律失常。必要时，麻醉组可以给予额外剂量来阻断神经肌肉级联反应。在手术开始前，作为预防措施，应放置 2 个除颤电垫并连接到除颤器上。鉴于胰腺癌组织的高导电性，因此诱发过载电流的风险较高，大多数医生常规将有效工作电极长度设定在 1.5 cm（表 11.1）。

开放式方法（R.Martin）

开放式 IRE 治疗的路径是通过上腹中线切口实施的[39]。最常见的是，利用上腹中线切口，从足侧至头侧，以更安全的方式按计划实施电极针放置。相反，通过中线剖腹手术比通过双侧肋下剖腹手术更有利于足侧到头侧入路。需要彻底探查腹部，以排除任何类型的隐匿性实体器官肿瘤的肝转移，以及

表 11.1 胰腺 IRE 的开放式和经皮方法

	开放式方法	经皮方法
侵袭性		
住院时间	长	短
对生活质量的影响	严重	中等
IRE 后疼痛评估	中-重度	低-中度
死亡率		
与 IRE 相关	4%	0
与总体因素相关	2%	0
与治疗操作相关	2%	0
安全性		
与探针插入相关的并发症	周围结构从胰腺手动分离的可能性较小	穿过胃或肝往往是不可避免的；应避免穿过主要血管、十二指肠或结肠
与输送脉冲电场有关的并发症	对周围肠道造成附带损伤的可能性较小	可能对周围的肠道造成附带损伤
常规操作引起的并发症	感染、出血、胆汁或胰液漏出，瘘管形成和胰腺炎等剖腹手术导致的并发症很常见，可发生肺炎、胸腔积液和深静脉血栓形成	肺炎和深静脉血栓形成等并发症罕见
结果		
无进展生存期	8.0～13.0 个月	8.0～11.0 个月
总生存期	16.0～23.2 个月	17.0～27.0 个月

腹膜或肠系膜转移。术中应进行肝超声检查，以排除在动态 CT 扫描中可能漏诊的任何类型不可触及的肝转移。只有在确定未发生转移性肿瘤后，术中超声才会转向肿瘤的手术评估。由于体积平均，仅 CT 扫描缺乏明确的准确性和阳性预测价值，重要的是确保患者在决定原位 IRE 治疗而不是胰十二指肠切除术之前确认 SMA 包绕真正大于 180°，此时，IRE 需沿着 SMA 进行边缘强化治疗。我们的最佳超声技术是经胃入路，并将超声探头放置在靠近幽门的胃体上。我们建议成像时尽量减少移动，并避免移动进入小网膜囊，以免进一步妨碍术中最佳成像，因为这会影响组织与空气层面，并可导致更大的伪影。通过经胃途径进行的原因是胃浆膜允许超声探头完全和清洁的放置，

并使伪影最小化或无伪影，以真实地使胰头病变和后面的门静脉以及肠系膜上静脉显像。因此，术中超声成像已成为确定患者病变是否为真正的局部晚期肿瘤或边缘可切除肿瘤的金标准。简而言之，两个间距为 2 cm 的单极探针会产生大约轴向 3.5 cm，前后 2.5 cm 和头尾部 2.5 cm 的电穿孔损伤。这种电穿孔损伤是通过最大 1.5 cm 的电极显露量，1500 V/cm 的电场强，100 µs 的波长来实现的。术前麻醉管理被标准化为芬太尼剂量，因为这是所使用的主要麻醉药，可联合应用其他多种麻醉药。外科医生可自行决定是否使用空肠喂养管，但大多数情况下，它都作为保守方法的次选，以避免因胃排空延迟而延长住院时间。预防性胃空肠造口术、"J"形管或者胆肠吻合术应由外科医生酌情考虑（图 11.1）。

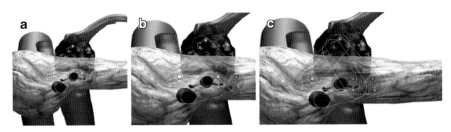

图 11.1　轴向平面三角形布针技术用于局部晚期胰腺肿瘤，因轴向平面底部较宽，需要三角形布针后置技术，其中一个电极针（或两个电极针）在顶部创建三角形。首先处理距离最长的电极针对（最大 2.3 cm），然后再处理其他电极针对，以确保利用所有启动的电极针对进行完整的不可逆电穿孔治疗。注意：由于它们之间的距离大于 2.3 cm[39]，1 号和 3 号电极针是无效的。

经皮超声引导法（A.Nilsson）

当使用超声引导时，强烈建议在消融前 1 天进行超声造影增强，预判肿瘤范围，规划进针路径和可能的血管闭塞。在所有类型的图像引导干预中，超声在大多数科室中具有便宜且容易获得的优点。它能够提供实时的血管结构图像，并且具有良好的空间分辨率，这些特点在将电极针插入邻近重要结构时是非常重要的，这在 IRE 中是最常见的情况。另一方面，与 CT 相比，当使用超声技术时，以绝对精确度测量电极针之间的距离并且知道电极针是否平行是更困难的。为了克服这些缺点，重要的是应特别注意电极针插入的位置，使电极针之间的距离在皮肤上是正确的，甚至可以使用间隔装置（图像）。另外，因为我们可能不知道电极针之间的准确距离，所以应当用比所推荐的电场强度低 10 个脉冲的电场强度开始治疗，递送一些脉冲（通常为 10 ～ 20 V/cm），检查由此产生的电流（由仪器导出图像），然后根据最初的安培数来调整电场强度。另一个必须承认的缺点是，由于肥胖和（或）肠道气体干扰等因素，胰腺无法可视化，因而超声引导下的电极针置入是不可能的。然而，在大多数情况下，通过超声检查可以观察到胰腺，IRE 电极针的尖端清晰可见。在电极针开始进针时，可看到另一个稍弱的回声点。这就更容易估计是否需要回调。当电极针在位治疗时，应遵循与 CT 引导相同的原则，见下文。

经皮 CT 引导法（M.Meijerink）

为了获得质量最佳的 CT 图像，应将患者手臂抬高到头顶上方。为了解释肿瘤及其附近重要结构的三维测量结果，应在消融之前进行对比增强（ce）CT 或锥形束 CT 扫描，最好使用多平面图像重建来验证，必要时调整治疗计划。在 CT 透视引导下，将电极针放置在肿瘤内和肿瘤周围，电极间距离控制在 15 ～ 24 mm。对于 < 3 cm 的球形肿瘤，在肿瘤边缘放置 3 ～ 5 个电极针应该能够达到完全消融。对于 ≥ 3 cm 的病灶，建议将 1 个电极针放置在肿瘤的中心，根据病变大小，至少还应将 4 个电极针放置在外缘。为了避免穿过结肠或其他重要结构，通常需要有一定的角度。出于这个原因，穿刺引导架倾斜角度和虚拟穿刺引导架倾斜角度，或 CT 和超声实时图像配准和融合软件是至关重要的。与经皮 CT 引导的热消融类似，我们建议在必要时使用气囊或水囊分离。放置电极的顺序取决于患者相对于穿刺引导架（足侧或头侧）的位置和医生的位置（患者的右侧或左侧）。为了避免阻挡视野，并保持电极针进针轨迹的所有自由度，我们建议从穿刺引导架离操作者最远的电极开始。对于需要回撤消融，以完全覆盖较大肿瘤者，我们建议先从肿瘤的深部（背部）开始，然后向上到较表浅的部分。放置所有电极之后，进行对比增强 CT 扫描和多平面图像重建，以验证电极针尖位置和垂直平面内的电极间距离。手术后应立即进行第三次增强对比 CT 扫描，以评估消融区并检测重要的早期并发症，如病灶周围活动性出血和（或）医源性血管闭塞，如急性门静脉血栓形成（图 11.2）。

并发症

与 IRE 相关的风险可分为三种类型：①与常规操作相关的风险；②与电极针插入相关的风险；③与将患者暴露于脉冲电场相关的风险。尽管早期的系统回顾描述了胰腺 IRE 的总体并发症发生率低 19%（8% ～ 42%），严重并

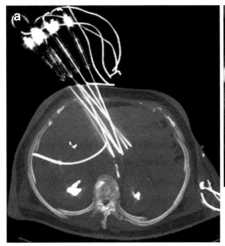
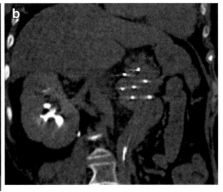

图 11.2　经皮 CT 引导下的胰腺 IRE 手术实例。使用经导管主动脉造影〔使用主动脉导管，我们可以反复观察动脉和静脉，同时推进针头，只需要 20 ml 造影剂（用生理盐水 1∶1 稀释）〕引导 CT 透视，将 1 个电极针放在病灶中心，6 个在病灶边缘。在这种情况下，共有12 个电极对（6 个连接外部电极，6 个连接中央电极和外部电极）

发症发生率为 7%（3%～42%）[37]，但最近发表的前瞻性 PANFIRE 试验结果显示，25 例患者中有 10 例发生了 23 例不良事件（40%）[40]。

　　与强电脉冲输送有关的预期不良反应是心律失常和严重的肌肉收缩。为了防止出现这些不良反应，脉冲通常在心脏不应期和肌肉深度麻痹时发放。Scheffer 等报道了 8 例心律失常（CTCAE Ⅰ～Ⅱ级），相当于总发生率为 4%（8%～194%）[37]。没有给予同步脉冲，室性心律失常（短暂性室性心动过速）发生了 4 次，并在脉冲传递中止后立即恢复正常。与心脏节律同步后，仅发生房性心律失常，并自行或在治疗后 24 小时内恢复。随着肌肉松弛药的使用，未发生不受控的肌肉收缩。只有 Thomson 等报道 IRE 后，所有患者收缩压均短暂升高（20～30 mmHg），并自行恢复正常[41]。

　　与电极针插入相关的并发症是麻醉期间的自发性气胸，常需要予以胸腔引流。此外，还有小的皮下血肿[37, 42]。

　　在随访中，发生了 5 例特定部位的并发症。开放式 IRE 治疗后，有 2 例发生门静脉血栓形成；1 例需要穿刺引流和使用螺内酯类抗生素，另一例最终导致死亡[37, 43]。在开放式 IRE 治疗后，有 2 例发生胆漏（CTCAE Ⅲ～Ⅳ级）[44]。其中一例为同期经十二指肠切开术取出十二指肠支架；另一例为IRE 治疗电极经十二指肠放置。这 2 名患者并发症都需要经皮引流，然后康复。Scheffer 等报道了在 42 例 IRE 治疗患者中，仅 1 例发生胰腺炎（CTCAE

Ⅱ级），且自行缓解[37]。Martin 等报道，所有 27 例接受 IRE 治疗的患者血清淀粉酶和脂肪酶升高，但没有胰腺炎的临床症状[45]。15 例患者经皮胰腺 IRE 消融术后，记录所有均为腹痛Ⅰ级[42]。通常，口服或静脉注射止痛药很容易控制疼痛，且不会导致住院时间延长。在最近发表的前瞻性 PANFIRE 试验（经皮 IRE）中，25 例患者中有 10 例（40%）发生了 2 次不良事件（2 例 CTCAE Ⅳ级）[40]。1 名患者发生水肿性胰腺炎（Balthazar E；CT 严重度指数 CTSI 为 4），伴有胆漏和血流动力学不稳定，需要静脉注射抗生素，补充液体和经皮引流。另外 1 名患者出院 3 天后出现大量呕血，这是由直接邻近消融区域的十二指肠壁溃疡引起的，患者接受了输血和质子泵抑制剂治疗。IRE 治疗后 90 天内，3 例患者出现新发的胆道梗阻（Ⅲ级）。其中 2 例经内镜逆行胰胆管造影（ERCP）显示壶腹部肿胀。在这些情况下，放置塑料胆道内置支架是具有挑战性的，但 3 例均最终获得成功（图 11.3）。

　　另外 1 名患者表现为胆管炎和胆漏合并感染，需要经皮引流和放置经皮经肝胆道造影引流管（percutaneous transhepatic cholangiography drain，PTCD）。1 名患者术后 6 周 ceCT 见肠系膜上动脉（SMA）近乎闭塞，先前稍微变窄，没有其他迹象表明局部复发。由于患者也出现过餐后腹部绞痛，所以放置了血管支架，以缓解症状并防止肠系膜缺血。另外，观察到 12 例患者有胃肠道症状，如恶心、呕吐、腹泻、胃排空延迟、腹痛、食欲缺乏和摄入量减少（$n = 6$）。2 名患者需要临时鼻胃管引流和放置鼻空肠营养管。腹泻和腹痛用洛哌丁胺治疗，并调整胰酶补充量。与 IRE 治疗前相比，IRE 治疗后第 1 天，患

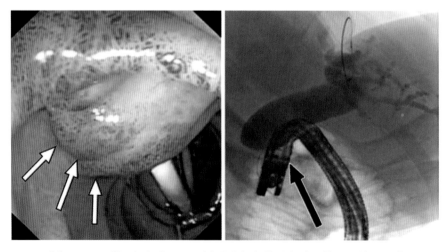

图 11.3　引自 Scheffer 等。（**a**）在 IRE 6 周后进行内镜逆行胰胆管造影检查图像显示壶腹区出现红斑、肿胀，主乳头后翻。（**b**）透视图像显示十二指肠镜被定位在"冗长位置"[40]

者淀粉酶和脂肪酶显著增高（$P = 0.009$ 和 $P = 0.001$）；2 周后，患者淀粉酶和脂肪酶已恢复到 IRE 治疗前水平（$P = 0.26$ 和 $P = 0.12$）。3 例患者出现胰腺炎的临床体征（表 11.2 和图 11.4）。

表 11.2　胰腺 IRE 治疗的不良事件

与常规操作相关的风险	与探针插入相关的风险	部位特定的并发症
心律失常	出血	门静脉血栓形成、动脉狭窄
一过性高血压	胰瘘	胰腺炎、腹痛
		出血性十二指肠壁溃疡
		胆道梗阻、胰腺炎
		恶心、呕吐、腹泻
		胃排空延迟、食欲缺乏、摄入量减少

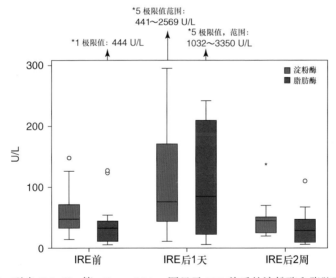

图 11.4　引自 Scheffer 等。Box-whisker 图显示 IRE 前后的淀粉酶和脂肪酶值[40]

随访和疗效评估

　　了解 IRE 治疗后的 MR 和 CT 表现，对于准确解释肿瘤消融区域是必不可少的[46]。熟悉这些特征，可以避免正常与不典型消融后的变化、残留或肿瘤复发之间的混淆。此外，及时识别 IRE 相关的并发症和重要的肿瘤，可以尽快治疗和进行可能的重复治疗。是采用世界卫生组织（The World Health

Organization，WHO）还是 RECIST 标准，取决于肿瘤体积的减小程度。然而，具有活性细胞数量的减少并不总是通过肿瘤大小的变化体现。因此，仅依靠肿瘤大小并不能提供肿瘤反应的完整评估，且可能导致不准确的结论。关于 IRE 治疗后的评估，优选方法是将肿瘤和消融区大小与增强和扩散改变等功能信息相结合。

　　由于少量正常胰腺组织包绕着胰腺肿瘤，所以消融区在 MRI 上特别是在 CT 上常不明确。此外，消融区存在水肿，会影响消融区的精确划定。在 IRE 治疗后，消融区周围可观察到高信号边缘，这是由于水肿引起的炎性反应性充血。然而，不能排除的是，这个边缘仍然存在肿瘤的残留，需要更长时间的随访来探讨其确切的情况。我们在 IRE 治疗 2 周时发现，T2 加权序列图像显示显著的低信号边缘，表明含铁血黄素沉积是由于消融区周边外溢的红细胞降解所致[46]。几乎在 IRE 治疗后的所有患者中，动脉期和门静脉期 CT 衰减均下降。这种增强期的下降与增强 MRI 后观察到的结果一致，这可能是肿瘤治疗反应的准确指标。观察到的病灶内气泡可能是由电解产生的氢气和氧气引起的，或由于热效应气化引起，或通过这些机制联合作用引起。

　　IRE 治疗后，最初的 ceCT 和 ceMRI 检查显示，肿瘤体积显著增大，之后在随访期间减小。由于很难将消融区和周围结构的界限区分清楚，两种模式的计算体积差异很大。关于 IRE 消融区大小和形状的研究，主要是动物研究发现其成像表现与组织学相关。总体而言，在 CT 和 MRI-DWI 上测量的放射消融区大小与组织学消融区相关性良好。另外，研究提示，消融区的大小和形状取决于所使用的 IRE 参数和消融组织的类型。我们的发现与临床前研究和早期临床研究之间有明确的一致性，这些研究描述了数周内消融区域的减小，这是由于清除了细胞碎片，并保护了较大的血管所致。

　　Vroomen 等在 6 周时用 DWI-b800 高信号和低 ADC 值来预测肿瘤残留或早期复发[46]。因此，类似于肝消融后的影像学成像，DWI-b800 和 ADC 可能有助于预测早期复发或不完全消融。这有助于保证尽早再次治疗。18F-氟代脱氧葡萄糖正电子发射断层扫描（18F-FDG PET）CT 在诊断胰腺癌方面与 ceCT 甚至 MRI（无 DWI-b800）相比，显示出更高的诊断准确性。此外，18F-FDG PET 越来越多地用于评估组织对 LAPC 放疗和化疗的反应。最近的一项研究显示，LAPC 放、化疗前和放、化疗后最大标准化摄取值（SUVmax）的差异是临床预后的独立预测指标[46]（图 11.5 和图 11.6）。

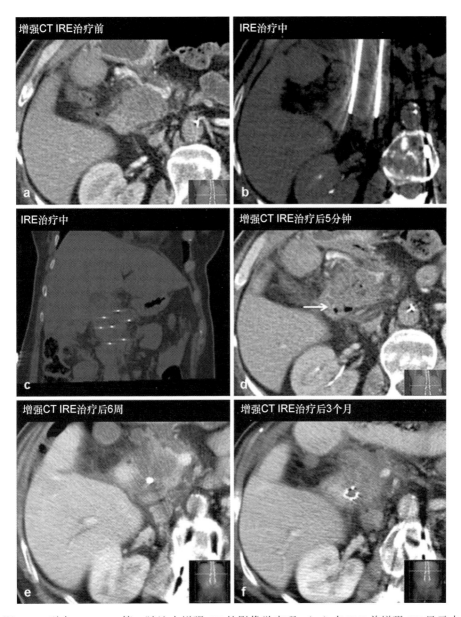

图 11.5 引自 Vroomen 等。随访中增强 CT 的影像学表现。（**a**）在 IRE 前增强 CT 显示中等密度的肿瘤；（**b**）在 CT 引导下将电极置入肿瘤外缘周围；（**c**）用平扫 CT 确认电极是按治疗计划正确布针的；（**d**）IRE 消融术后显示 IRE 消融区衰减伴有病灶内气泡；（**e**）消融后 6 周随访显示 IRE 消融区衰减；（**f**）IRE 后 3 个月随访显示 IRE 消融区衰减[46]

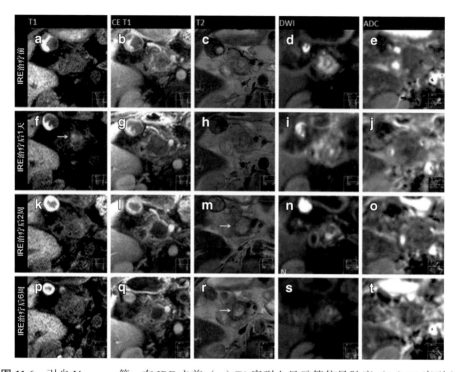

图 11.6 引自 Vroomen 等。在 IRE 之前：（**a**）T1 序列上显示等信号肿瘤；（**b**）T1 序列上显示低信号肿瘤（门静脉期）；（**c**）T2 序列上显示高信号肿瘤；（**d**）DWI-b800 序列上显示高信号肿瘤；（**e**）ADC 上显示低信号肿瘤图像。IRE 后 1 天：（**f**）T1 序列上显示等信号 IRE 消融区，具有小的高信号血液残留物；（**g**）T1 序列（门静脉期）上显示低信号 IRE 消融区加周边增强区；（**h**）T2 序列上显示高信号（＋）IRE 消融区；（**i**）DWI-b800 序列上显示高信号（＋）IRE 消融区域；（**j**）ADC 上显示等信号 IRE 消融区域。IRE 后 2 周：（**k**）T1 序列上显示等信号 IRE 消融区；（**l**）T1 序列（门静脉期）上显示低信号 IRE 消融区以及治疗区域周边增强；（**m**）T2 序列上显示高信号（＋）IRE 消融区和治疗区周边的低信号边缘；（**n**）在 DWI-b800 序列上显示高信号（＋）IRE 消融区；（**o**）ADC 图上显示等信号 IRE 消融区。IRE 后 6 周：（**p**）T1 序列上显示等信号 IRE 消融区；（**q**）T1 序列上显示低强度 IRE 消融区（门静脉期）；（**r**）T2 序列上显示高信号（＋）IRE 消融区以及围绕治疗区的低信号强度边缘增强；（**s**）DWI-b800 上显示高信号（＋）IRE 消融区；（**t**）ADC 图上显示等信号 IRE 消融区[46]

肿瘤复发

胰十二指肠切除术后局部复发

关于胰十二指肠切除术后重复手术对胰腺导管腺癌的作用，文献中有相互矛盾的数据。Kleef 等纳入 30 例肿瘤复发患者，15 例再次接受以治愈为目的的手术，另外 15 例没有[47]。切除组中位生存期为 17 个月，而没有接受切除手术的患者中位生存期为 9.4 个月，在无病间隔期超过 9 个月后接受切除手术的患者生存率显著提高。另一项更大规模的研究评估了 97 例胰腺癌复发患者。其中 57 例为局部复发，41 例可切除[48]。那些接受重复切除术的患者存在显著的生存优势，可切除或不可切除的患者，其中位生存期分别为 16.4 个月和 9.4 个月。Miyazaki 等最近的研究表明，在 170 例复发性胰腺癌患者[49]中，67 例在残留胰腺中有孤立复发，11 例最终接受了再次切除手术。与之前的报道一致，他们发现接受再次切除手术的患者中位生存期延长至 25 个月，未切除的患者中位生存期为 9.3 个月。虽然这三项研究显示了相似的结果，可切除的胰腺癌复发病例中位生存期延长，但是 MD Anderson 肿瘤中心的一项研究观察了局部复发或转移性胰腺癌选择性手术的结果[50]。这项研究显示，即使在 20 多个月的无病间歇期后，切除胰腺局部复发也没有明显益处。鉴于全身化疗和立体定向放射治疗的进展，对于在胰腺残余病灶内进展为复发疾病的患者，特定治疗顺序的争论依然存在。目前还没有关于胰腺残留癌再次治疗的明确指南。虽然可行，但对于胰腺癌外科手术切除术后局部复发患者，IRE 治疗在这方面的具体作用仍不明确。

IRE 治疗后局部复发

　　虽然 IRE 治疗后局部肿瘤残留的患者应该适合接受再治疗，但是根据早期横断面影像学检查结果，可能难以区分有活性的肿瘤组织和纤维瘢痕组织。但是，在手术后至少 6 个月检测到肿瘤局部复发（local recurrence，LR），未发生远处转移时，应当考虑再次治疗。局部复发被界定为在消融区域 1 cm 范围内的病灶或弥漫性生长肿物（与 IRE 治疗后 4 ～ 12 周的新基线扫描相比，实质性病变在轴向平面上最长直径增加大于 20%）。尽管 PANFIRE 试验（经皮 IRE 治疗）显示的局部进展中位时间为 13 个月，而 Martin 的注册研究（开放式 IRE）显示局部进展中位时间为 14 个月，但最终适合重复消融的患者人数仍然较少（PANFIRE 试验为 3/25），主要是因为复发肿瘤同时存在向胰腺外扩散的情况或多向生长方式[40, 46]（图 11.7）。

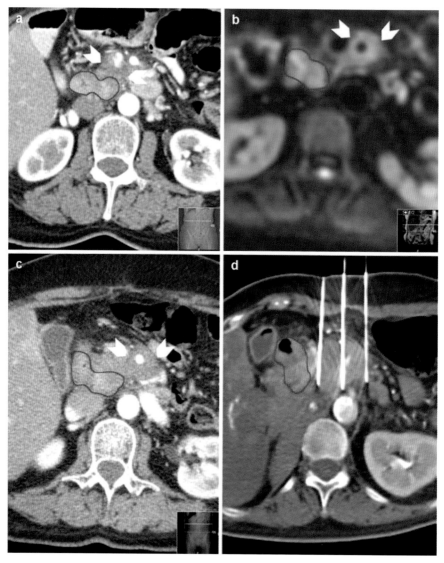

图 11.7 引自 Scheffer 等。肿瘤局部复发的进展。红线，十二指肠。（**a**）IRE 术前增强 CT 显示肿瘤（白色箭头所示）经过 IRE 治疗；（**b**）核磁 DWI-b800 序列显示 IRE 后 6 周肠系膜上动脉周围新的高信号影（白色箭头所示）；（**c**）IRE 后 4 个月增强 CT 显示明显的局部复发（白色箭头所示）；（**d**）局部复发的再次 IRE 治疗[40,46]

文献回顾

生活质量

在 LAPC 患者管理中，最相关和最可实现的目标是良好的症状缓解。因此，生活质量（quality of life，QoL）评估应仔细权衡生存获益和治疗相关并发症。在 PANFIRE 试验中，IRE 治疗后的最初数月内，患者生活质量或疼痛感受没有显著降低，这种恶化可以反映肿瘤的进展[40]。

总体生存情况和无进展生存情况

10 项研究（不包括病例报告）报道了患者生存结果：包括 6 项回顾性系列研究、2 项前瞻性队列研究和 2 项前瞻性对照临床试验[40, 42, 44, 51-56]。这些系列研究的化疗方案是不一致的（表 11.1）。化疗可作为姑息治疗，作为 IRE 治疗之前的新辅助治疗或诱导治疗，或作为 IRE 治疗后的辅助治疗，这使得 IRE 治疗后患者的整体生存结果难以阐明。对于开放式 IRE 治疗，我们纳入了 281 例患者，其平均中位总体生存期，从 IRE 治疗开始计为 15.2 个月，从诊断日期开始计为 22.9 个月（范围为 16～23.2 个月）。对于经皮 IRE 治疗，我们纳入了 138 例患者，其平均中位总体生存期，从诊断日期开始计为 22.3 个月（范围为 17～27 个月）。这些参差不齐的结果，可能是由于选择标准和参照偏倚的差异造成的，因此，比较这些结果并得出关于优越方法或最佳（新）辅助化疗方案的结论仍然是不确定的。

持续和未来的临床试验

对于局部晚期胰腺癌患者，没有标准的治疗方法。对于转移性胰腺癌患者，大多数中心使用 FOLFIRINOX 方案进行化疗，联合或不联合放疗（最好是 SABR）。FOLFIRINOX 联合 SABR 是否优于单纯使用 FOLFIRINOX，美国斯坦福大学的 PANCRS 试验（NCT01926197）可能会给出答案，该试验已招募此类患者数年。如果增加 SABR 证实更优越，则对于合适的患者，标准的治疗方法可能是 FOLFIRINOX 联合 SABR。

对这些结果进行的前瞻性跨国多中心Ⅲ期随机对照试验，称为 CROSSFIRE 试验（NCT02791503），该试验比较了化疗（优选 FOLFIRINOX）联合 IRE（实验组）的疗效与化疗联合立体定向消融放疗或 SABR（对照组）对于局部晚期、不可切除、非转移性胰腺癌患者总生存情况的影响。主要的参与中心是 VU 大学医学中心（荷兰阿姆斯特丹）和迈阿密米勒医学院（迈阿密大学，迈阿密，佛罗里达州，美国）。试验从 2016 年 7 月开始纳入患者。

越来越多的证据表明，需重视可切除胰腺癌的切缘。对胰腺癌患者在切除前进行切缘开放式 IRE 治疗，与历史对照相比，在提高局部无进展生存率、远距离无进展生存率和整体生存率方面是有效的[44]。来自伯尔尼的一个小组正在关注与历史对照组（NCT02952859）相比，IRE 治疗对肿瘤边缘预处理的作用。

IRE 治疗增加了吉西他滨向胰腺癌的传输[57]。来自德克萨斯州的研究人员将研究电化学疗法对于Ⅲ期胰腺癌患者的治疗效果（NCT02592395）。电化学疗法是一种将电穿孔与化学疗法相结合的方法。电穿孔利用电流在胰腺肿瘤中产生孔，导致肿瘤细胞死亡或吸收较高浓度的化疗药物。本研究将研究电化学疗法对Ⅲ期胰腺癌患者治疗的安全性和有效性。

另一组来自广州的研究小组，将研究 IRE 治疗对诊断为不可切除胰腺癌患者免疫反应的影响。此类患者胰腺癌小于 5.0 cm（NCT02343335）。研究将分析不可切除的胰腺癌对 IRE 治疗的免疫应答，明确观察对 IRE 治疗的肿瘤组织反应和全身免疫反应，并与预先消融的胰腺癌样本和历史对照样本进行比较。

AngioDynamics 目前正在研发单针上拥有 2 个电极（单针插入装置）的电极针。只将 1 个电极针放在肿瘤中间的优势对许多胰腺癌和其他肿瘤来说似乎是不言而喻的。来自荷兰乌得勒支（Utrecht）的一个研究小组正在用 2 个平行板电极来评估 IRE 治疗。这在理论上会减少基于电极针的并发症（如胰瘘、胆汁或胰液漏出和出血），并有利于开放式手术时更均匀的能量输送。

参考文献

1. Bilimoria KY, et al. Validation of the 6th edition AJCC pancreatic cancer staging system – report from the National Cancer Database. Cancer. 2007;110(4):738–44.
2. Callery MP, et al. Pretreatment assessment of resectable and borderline resectable pancreatic cancer: expert consensus statement. Ann Surg Oncol. 2009;16(7):1727–33.
3. Pandya GJ, Shelat VG. Radiofrequency ablation of pancreatic ductal adenocarcinoma: the past, the present and the future. World J Gastrointest Oncol. 2015;7(2):6–11.
4. Pezzilli R, et al. Radiofrequency ablation for advanced ductal pancreatic carcinoma is this approach beneficial for our patients? A systematic review. Pancreas. 2011;40(1):163–5.
5. Pansky B. Anatomy of the pancreas – emphasis on blood-supply and lymphatic drainage. Int J Pancreatol. 1990;7(1–3):101–8.
6. Ibukuro K. Vascular anatomy of the pancreas and clinical applications. J Gastrointest Cancer. 2001;30(1–2):87–104.
7. Cesmebasi A, et al. The surgical anatomy of the lymphatic system of the pancreas. Clin Anat. 2015;28(4):527–37.
8. OMorchoe CCC. Lymphatic system of the pancreas. Microsc Res Tech. 1997;37(5–6):456–77.
9. Bilina C. Dorland's electronic medical dictionary, 28th ed. Lab Med. 2000;31(1):51.
10. Ionescu-Tirgoviste C, et al. A 3D map of the islet routes throughout the healthy human pancreas. Sci Rep. 2015;5:14634.
11. Olson SH, et al. Weight loss, diabetes, fatigue, and depression preceding pancreatic cancer. Pancreas. 2016;45(7):986–91.
12. Worni M, et al. Modest improvement in overall survival for patients with metastatic pancreatic cancer: a trend analysis using the surveillance, epidemiology, and end results registry from

1988 to 2008. Pancreas. 2013;42(7):1157–63.

13. Maisonneuve P. Epidemiology and risk factors of pancreatic cancer. Eur J Cancer. 2016;57:S4.

14. Freelove R, Walling AD. Pancreatic cancer: diagnosis and management. Am Fam Physician. 2006;73(3):485–92.

15. Siegel R, Naishadham D, Jemal A. Cancer statistics, 2013. CA Cancer J Clin. 2013;63(1):11–30.

16. Neoptolemos JP, et al. Adjuvant chemotherapy with fluorouracil plus Folinic acid vs gemcitabine following pancreatic cancer resection a randomized controlled trial. J Am Med Assoc. 2010;304(10):1073–81.

17. Howard TJ, et al. A margin-negative R0 resection accomplished with minimal postoperative complications is the surgeon's contribution to long-term survival in pancreatic cancer. J Gastrointest Surg. 2006;10(10):1338–45. discussion 1345–6.

18. Lopez NE, Prendergast C, Lowy AM. Borderline resectable pancreatic cancer: definitions and management. World J Gastroenterol. 2014;20(31):10740–51.

19. Poplin E, et al. Phase III, randomized study of gemcitabine and oxaliplatin versus gemcitabine (fixed-dose rate infusion) compared with gemcitabine (30-minute infusion) in patients with pancreatic carcinoma E6201: a trial of the Eastern Cooperative Oncology Group. J Clin Oncol. 2009;27(23):3778–85.

20. Louvet C, et al. Gemcitabine in combination with oxaliplatin compared with gemcitabine alone in locally advanced or metastatic pancreatic cancer: results of a GERCOR and GISCAD phase III trial. J Clin Oncol. 2005;23(15):3509–16.

21. Conroy T, et al. FOLFIRINOX versus gemcitabine for metastatic pancreatic cancer. N Engl J Med. 2011;364(19):1817–25.

22. Faris JE, et al. FOLFIRINOX in locally advanced pancreatic cancer: the Massachusetts General Hospital Cancer Center experience. Oncologist. 2013;18(5):543–8.

23. Gunturu KS, et al. FOLFIRINOX for locally advanced and metastatic pancreatic cancer: single institution retrospective review of efficacy and toxicity. Med Oncol. 2013;30(1):361.

24. Metges JP, et al. Efficacy and safety of FOLFIRINOX in patients with pancreatic metastatic cancer. J Clin Oncol. 2013;31(4):248–248.

25. Moorcraft SY, et al. FOLFIRINOX for locally advanced or metastatic pancreatic ductal adenocarcinoma: the royal Marsden experience. Clin Colorectal Cancer. 2014;13(4):232–8.

26. Neha C, et al. The impact of Folfirinox chemotherapy on the treatment pattern of patients with pancreas cancer seen at a tertiary referral Centre in the UK. Ann Oncol. 2014;25:75.

27. Sadot E, et al. FOLFIRINOX induction therapy for stage 3 pancreatic adenocarcinoma. Ann Surg Oncol. 2015;22(11):3512–21.

28. Walsh EMA, et al. FOLFIRINOX in pancreatic cancer: can results be reproduced outside the clinical trial setting? J Clin Oncol. 2014;32(15):e15236.

29. Hosein PJ, et al. A retrospective study of neoadjuvant FOLFIRINOX in unresectable or borderline-resectable locally advanced pancreatic adenocarcinoma. BMC Cancer. 2012;12:199.

30. Johung K, Saif MW, Chang BW. Treatment of locally advanced pancreatic cancer: the role of radiation therapy. Int J Radiat Oncol Biol Phys. 2012;82(2):508–18.

31. Gurka MK, et al. Stereotactic body radiation therapy with concurrent full-dose gemcitabine for locally advanced pancreatic cancer: a pilot trial demonstrating safety. Radiat Oncol. 2013;8:44.

32. Chuong MD, et al. Stereotactic body radiation therapy for locally advanced and borderline resectable pancreatic cancer is effective and well tolerated. Int J Radiat Oncol Biol Phys. 2013;86(3):516–22.

33. Schellenberg D, et al. Single-fraction stereotactic body radiation therapy and sequential gemcitabine for the treatment of locally advanced pancreatic cancer. Int J Radiat Oncol Biol Phys. 2011;81(1):181–8.

34. Seo Y, et al. Stereotactic body radiation therapy boost in locally advanced pancreatic cancer. Int J Radiat Oncol Biol Phys. 2009;75(5):1456–61.

35. Macchia G, et al. Quality of life and toxicity of stereotactic radiotherapy in pancreatic tumors: a case series. Cancer Investig. 2012;30(2):149–55.

36. Rombouts SJ, et al. Systematic review of innovative ablative therapies for the treatment of locally advanced pancreatic cancer. Br J Surg. 2015;102(3):182–93.
37. Scheffer HJ, et al. Irreversible electroporation for nonthermal tumor ablation in the clinical setting: a systematic review of safety and efficacy. J Vasc Interv Radiol. 2014;25(7):997–1011. quiz 1011.
38. Scheffer HJ, et al. Percutaneous irreversible electroporation of locally advanced pancreatic carcinoma using the dorsal approach: a case report. Cardiovasc Intervent Radiol. 2015;38(3):760–5.
39. Martin RC. Irreversible electroporation of stage 3 locally advanced pancreatic cancer: optimal technique and outcomes. J Vis Surg. 2015;1(4):1–9.
40. Scheffer HJ, et al. Ablation of locally advanced pancreatic cancer with percutaneous irreversible electroporation: results of the phase I/II PANFIRE study. Radiology. 2017;282(2):585–97.
41. Thomson KR, et al. Investigation of the safety of irreversible electroporation in humans. J Vasc Interv Radiol. 2011;22(5):611–21.
42. Narayanan G, et al. Percutaneous irreversible electroporation for downstaging and control of unresectable pancreatic adenocarcinoma. J Vasc Interv Radiol. 2012;23(12):1613–21.
43. Martin RC, et al. Irreversible electroporation of unresectable soft tissue tumors with vascular invasion: effective palliation. BMC Cancer. 2014;14:540.
44. Martin RC 2nd, et al. Treatment of 200 locally advanced (stage III) pancreatic adenocarcinoma patients with irreversible electroporation: safety and efficacy. Ann Surg. 2015;262(3):486–94. discussion 492–4.
45. Martin RC 2nd, et al. Irreversible electroporation in locally advanced pancreatic cancer: potential improved overall survival. Ann Surg Oncol. 2013;20(Suppl 3):S443–9.
46. Vroomen LG, et al. MR and CT imaging characteristics and ablation zone volumetry of locally advanced pancreatic cancer treated with irreversible electroporation. Eur Radiol. 2016; 27:2521–31.
47. Kleeff J, et al. Surgery for recurrent pancreatic ductal adenocarcinoma. Ann Surg. 2007;245(4):566–72.
48. Lavu H, et al. Reoperative completion pancreatectomy for suspected malignant disease of the pancreas. J Surg Res. 2011;170(1):89–95.
49. Miyazaki M, et al. Repeat pancreatectomy for pancreatic ductal cancer recurrence in the remnant pancreas after initial pancreatectomy: is it worthwhile? Surgery. 2014;155(1):58–66.
50. Thomas RM, et al. Selective reoperation for locally recurrent or metastatic pancreatic ductal adenocarcinoma following primary pancreatic resection. J Gastrointest Surg. 2012;16(9):1696–704.
51. Paiella S, et al. Safety and feasibility of Irreversible Electroporation (IRE) in patients with locally advanced pancreatic cancer: results of a prospective study. Dig Surg. 2015;32(2):90–7.
52. Kluger MD, et al. Single-institution experience with irreversible electroporation for T4 pancreatic cancer: first 50 patients. Ann Surg Oncol. 2016;23(5):1736–43.
53. Lambert L, et al. Treatment of locally advanced pancreatic cancer by percutaneous and intraoperative irreversible electroporation: general hospital cancer center experience. Neoplasma. 2016;63(2):269–73.
54. Mansson C, et al. Percutaneous irreversible electroporation for treatment of locally advanced pancreatic cancer following chemotherapy or radiochemotherapy. Eur J Surg Oncol. 2016;42(9):1401–6.
55. Mansson C, et al. Safety and preliminary efficacy of ultrasound-guided percutaneous irreversible electroporation for treatment of localized pancreatic cancer. Anticancer Res. 2014;34(1):289–93.
56. Belfiore MP, et al. Percutaneous CT-guided irreversible electroporation followed by chemotherapy as a novel neoadjuvant protocol in locally advanced pancreatic cancer: our preliminary experience. Int J Surg. 2015;21(Suppl 1):S34–9.
57. Bhutiani N, et al. Irreversible electroporation enhances delivery of gemcitabine to pancreatic adenocarcinoma. J Surg Oncol. 2016;114(2):181–6.

第十二章　不可逆电穿孔治疗肝门部胆管癌

Eva Roos，Laurien G.P.H. Vroomen，Eran van Veldhuisen，
Robert-Jan Coelen，Thomas M. van Gulik，
and Martijn R. Meijerink

引言

　　肝门部胆管癌（perihilar cholangiocarcinoma，PHC）患者的总体预后不良。手术切除肿瘤仍然是唯一的治愈方法，但确诊时只有10%～20%的患者有手术切除机会[1]。大多数患者在就诊时或在剖腹探查手术时，常发现肿瘤局部进展或淋巴结转移，这使得肿瘤不容易切除。由于姑息治疗对于局部进展性PHC（locally advanced PHC）或PHC伴淋巴结转移患者的疗效明显优于伴脏器转移（远处转移）患者的疗效[2]，因此，可采用消融治疗来缓解症状，并使患者生存获益。不幸的是，目前LAPHC消融技术受到严重不良反应的限制。这些限制可以通过不可逆电穿孔（IRE）来解决，在主要胆管和大血管结构存在的情况下，IRE的安全性和可行性已经被证实[3-5]。

生理和解剖学

　　PHC也称Klatskin肿瘤，是少见的胆管恶性肿瘤，起源于肝管汇合处或附近，总发病率为1.2/100 000。2/3的病例发生在65岁以上患者，80岁以上患者增加了近10倍。男性和女性发病率相似。

　　PHC在肝门和近端胆管的特定部位导致胆道梗阻伴黄疸。PHC唯一的治愈方法为手术切除，或联合肝外胆管切除和部分肝切除，这也是使PHC患者获得长期生存的最好机会，据报道，中位总生存期为19～39个月，5年生存

率为 13% ～ 40%[6]。不幸的是，在确诊时只有一小部分患者有条体接受手术切除，近 50% 的患者已无法进行手术治疗，另外 40% 进行剖腹探查的患者为局部晚期或已发生肿瘤转移[2]。在所有最终无法切除肿瘤的患者中，近 50% 是由于血管无法重建或胆管广泛浸润的局部晚期病例[2, 7]。在这些情况下，肝移植目前只能在全球几个经验丰富的中心进行，选择标准非常严格，需要进行大量的术前检查，包括新辅助治疗。遗憾的是，患者移植前放弃率高达 30%[8-9]。

全身化疗是不适合根治性切除或新辅助治疗并接受肝移植患者的主要治疗方法。目前，吉西他滨和顺铂联合治疗是这种情况下的首选方案，中位无进展生存期约为 8 个月。然而，尽管姑息治疗与胆道支架置入可以缓解胆汁淤积，但患者最终常因胆管炎、脓毒症和（或）肝衰竭而死亡（中位总生存期为 12 个月）[2, 10]。

虽然无法切除的 PHC 患者总体预后较差，但与发生脏器转移（远处转移）者相比，LAPHC 或伴超过肝十二指肠韧带（N2）淋巴结转移的患者生存期明显延长[2]。这些患者中有 13% 甚至能存活超过 36 个月。因此，这种特殊的 PHC 患者亚群，可能会因消融疗法而受益[11]。这种消融疗法可抑制肿瘤生长并改善胆道支架通畅情况和患者生存率[11]。

晚期 PHC 的消融策略

已经研究了几种用于治疗晚期 PHC 的消融方法。目前在试点研究和早期临床试验中应用的疗法是立体定向放射治疗（SBRT）、光动力学疗法（photodynamic therapy，PDT）、（导管内）射频消融（RFA）、近距离治疗和微波消融（MWA）。这些治疗方法通常表现出不同的成功率和高并发症发生率。光动力学疗法（PDT）是一种使用光敏剂加特定波长的光来产生单线态氧，而杀死邻近细胞的治疗方法，多达 30% 的患者会发生严重的皮肤光毒性反应。肝门部位的热消融方法不仅与不可接受的胆道损伤比例有关，而且由于流经肝门的大血管造成不可避免的热沉效应（heat sink effect），也会影响疗效[12]。不可逆电穿孔（IRE）可以克服这些缺陷，其安全性和可行性已经在大胆管和大血管结构存在的情况下得到证实[13-14]。

虽然关于 PHC 患者 IRE 的文献有限，但关于健康猪肝和胰腺的体内研究显示，在消融组织和未消融组织之间边缘分界清楚，包括邻近大血管结构的组织消融效果良好。重要的是，没有发现动脉或静脉血栓形成的迹象[15-18]。虽然这些结果似乎很有希望，但临床结果仍有待进一步观察，因为安全性和可行性尚未在人类 LAPHC 中确立。

到目前为止，已经报道了 17 项关于局部晚期胰腺癌（LAPC）、肝细胞肝癌（HCC）和结直肠癌肝转移（CRLM）IRE 的临床研究。在这些研究中，共有 486 名不可切除肿瘤患者，由于邻近主要血管、胆管或其他器官而不适合热消融，均采用开放式或经皮 IRE 治疗[3]。这些研究显示 IRE 治疗在安全性和可行性方面表现出良好的效果。与 IRE 治疗有关的并发症主要包括十二指肠漏（经十二指肠电极针置入或支架取出的患者）、胰漏、胆漏、门静脉血栓形成（进展）、局部手术后疼痛，以及短暂的尿潴留。一项临床研究评价了 IRE 对消融区附近血管通畅性的影响，结果显示，158 例中有 151 例主要血管显示良好，而只有 7 例有血栓形成或血管轻度狭窄的迹象[19]。在另一项研究中，观察到对于邻近主要胆管的肿瘤可以安全地实施 IRE 治疗，因为对 28 例患者的胆管评价显示，26 例在治疗后 1 个月情况良好（仅 1 例发生梗阻）[4]。

尽管上述研究表明，IRE 可以安全地用于 HPB 肿瘤，在改善无病生存期和总生存期方面使患者获益，但由于这些研究所选择的患者人数少，随访时间短，确定这种获益证据是很困难的。另外，尽管使用 IRE 治疗其他 HPB 肿瘤的结果很有希望，但在治疗 PHC 时的证据很少。Meijerink 团队首次采用经皮 IRE 成功地治疗了 1 名无法进行手术切除的 PHC 患者[20]。患者女性，66 岁，PHC 直径为 3.8 cm，在总胆管中放置金属支架，影像学检查显示没有淋巴结或血管受累。由于肿瘤累及双侧二级胆管（图 12.1 和图 12.2），肿瘤难以切除。患者处于全身麻醉状态，取仰卧位，行 IRE 治疗，在 CT 引导下置入共 6 个单极电极针。成功和安全地发放了 80 个治疗脉冲。CT 显示门静脉及其周围动脉均获得保护，肝内胆管显示不清。患者术后恢复顺利，在 IRE 后第 4 天临床情况良好。4 个月、6 个月、12 个月的随访 CT 显示，肿瘤无进展或转移。

目前，尚缺乏有关晚期 PHC 患者 IRE 安全性和有效性的进一步信息。作者在阿姆斯特丹（AMC and VUmc）的治疗中心已加入合作，正在进行 IRE I/II 期前瞻性试验（ALPACA 试验，NL56231.018.15）。

患者选择

鉴于安全性和有效性方面缺乏数据支持，作者强烈建议仅在前瞻性临床试验或至少前瞻性研究注册的背景下治疗患者，最好是在经验丰富、规模大的中心进行。根据影像学或腹腔镜分期，可能切除的 PHC 患者，或开腹手术

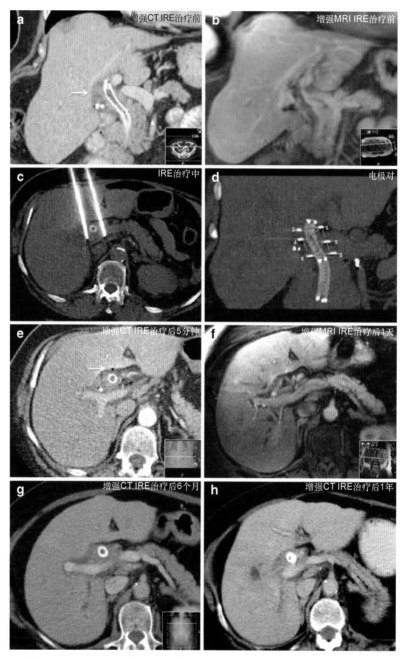

图 12.1　引自 Melenhorst 等。（**a**）IRE 前冠状面 CT 图像显示围绕总胆管中金属壁支架的肝门部胆管癌（箭头所示）。（**b**）ceMRI 图像显示围绕总胆管的肝门增强影。（**c**）轴向 CT 图像显示 2 个电极沿金属壁支架放置。（**d**）冠状 CT 图像显示消融过程中的所有 6 个电极和 8 个电极对（红线所示）。（**e**）在 IRE 后立即行 ceCT 图像显示消融区的导管和气泡（箭头所示）。（**f**）在 IRE 后 1 天 ceMRI 图像显示没有并发症迹象。（**g，h**）IRE 后 6 个月和 1 年 ceCT 图像显示没有肿瘤进展[20]

图 12.2　引自 Melenhorst 等。3D 重建图像显示普通肝动脉中的导管（星号所示）和 6 个电极沿金属支架放置[20]

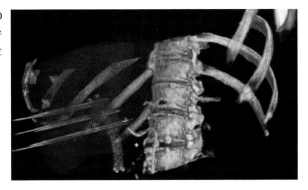

明确的晚期 PHC（局部晚期或 N2 淋巴结转移）患者，以及肿瘤晚期局部复发患者，都可能会被证明是合适实施 IRE 的人群。对于最初不可切除肿瘤的患者，考虑到并发症发生率较低和侵入性较小，IRE 经皮治疗比开放式治疗似乎更有利。在术中不可切除的情况下，开放式 IRE 可能更可取。

适应证和禁忌证

IRE 的适应证

　　LAPHC 患者，如果双侧二级胆道分支肿瘤受累，单侧二级胆道分支肿瘤受累加对侧动脉或门静脉被肿瘤包绕，或影像学或腹腔镜分期显示（N2）淋巴结受累，远处器官无肿瘤转移，则可能有条件获得 IRE 治疗机会。接受剖腹探查手术并有血管侵犯或淋巴结（N2）受累的患者被认为不适合接受手术切除，也可能受益于局部治疗[21]。在这些情况下，可以考虑实施开放式超声引导 IRE 治疗。晚发患者（在初始手术后 6 个月以上）切除部位复发代表第三组患者，最终可能证明适合接受 IRE（图 12.3）。PHC 或淋巴结转移的诊断必须通过细胞学或组织病理学，通常使用内镜或皮下刷细胞学、内镜或皮下活检，或在腹腔镜检查期间进行活检。

IRE 的禁忌证

　　IRE 针对的是 LAPHC 患者。在手术探查中可切除 PHC 或器官转移的 PHC 患者应被排除在 IRE 治疗对象之外。此外，PHC > 5 cm 的患者，转移至腹膜、肝或其他器官，有室性心律失常病史，近期有心肌梗死病史，有未控制的高血压和难以控制的感染，有癫痫病史，部分门脉静脉血栓形成，门

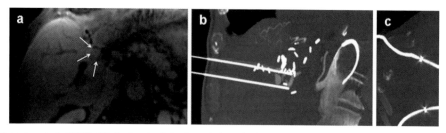

图 12.3 在左半肝切除术后 2 年内经病理诊断证实为局部切除部位复发病例。(**a**)T1 加权增强 MRI 清晰地显示了复发。(**b**)CT 引导下进行 IRE，2 个电极位于斜冠状平面内。(**c**)在 IRE 手术后 6 周进行 ceCT 检查，显示 IRE 手术前放置的 2 个 PTC 引流管的最近情况，即在 IRE 手术后 4 周将 2 个自膨式金属壁支架（SEMS）放置在胆肠吻合处的状态。PTC 引流管在此后被安全地移除

静脉和肝总动脉、腹腔干或肠系膜上动脉狭窄＞ 50% 者均不符合 IRE 的治疗要求。当进行 IRE 时，门静脉主要分支和（或）肝动脉血管广泛受累，可能导致动脉或静脉完全闭塞。这可能导致肝缺血，是致命的并发症。

患者检查与治疗计划

当血清胆红素水平超过 50 μmol/L 时，表明需要附加胆汁引流。对此类患者最好在抗生素预防性使用的前提下放置经皮胆管引流（PTCDs）（图 12.4）。与内镜引流相比，经皮方法可以提供更多的选择性节段性胆管引流。PTCD 技术包括放置一根细千叶针，并在超声引导下放置 0.014 英寸（1 英寸＝ 2.54 cm）的导丝，以进入胆道系统。使用正向胆管造影术来定位梗阻部位。然后将导丝通过狭窄部位，并且将导管远端放置在十二指肠内，以进行内外引流。在最初的 24 ～ 48 小时内，将胆汁引流至体外收集袋，然后关闭导管以实现内部引流。患者血清胆红素水平低于 50 μmol/L 时才进行 IRE 治疗。

预定开放式 IRE 的患者应该已经进行过内镜检查（如果已经在转诊医院完成）或至少将来残余肝的经皮胆道引流，但最好是整个肝。这将确保 IRE 后有足够的胆汁引流。计划进行经皮 IRE 的患者所有肝段应有足够的胆汁引流，这可能需要放置两三根引流管，具体取决于肿瘤延伸到胆管分支的情况。

如果与十二指肠没有接触，并且只要采用非接触技术（IRE 电极不与金属支架接触，因为这将导致瞬间过流和发生器停机），则金属支架不被视为 IRE 的绝对禁忌证。然而，金属支架可能导致肿瘤组织的不完全消融，因为

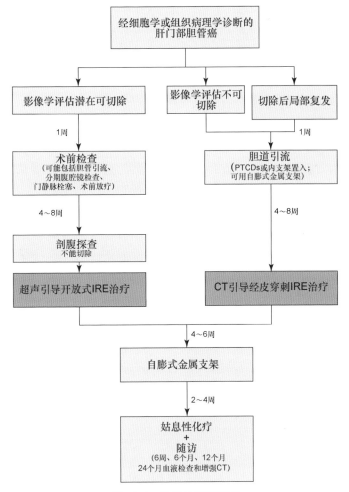

图 12.4　患者处置流程图

Scheffer 等[22] 在肝 IRE 实验中观察到金属支架周围的细胞存活。另外，该实验表明，电极尖端的温度较高，因此，如果热敏感结构（如胆管）靠近 IRE消融区，则必须小心放置消融电极。

方法、图像引导和技术

应始终给予抗生素预防感染，最好在手术前 1 小时内使用。在全身麻醉状态下，肌肉完全松弛，需要予以心脏监护。IRE 手术在手术室或介入放射科（CT 室）进行。手术过程中，应严密监测心脏节律，并随时备好除颤器。无论是经皮还是开腹探查进行 IRE，均应由接受过训练的介入放射科医生实施。

进行经皮 IRE 之前，可在 CT 引导下，经右股总动脉，在肝总动脉中置入猪尾导管，以便在 IRE 期间给予少量动脉内造影剂。这允许重复和实时地观察邻近或包绕肿瘤的血管和肿瘤增强模式，从而提高电极放置的安全性和准确性，同时减少使用造影剂的总剂量。然后，对患者进行 CT 扫描。经皮 IRE 应在 CT 和（或）超声引导下进行。IRE 治疗是在全身麻醉达到肌肉松弛状态下进行的，以防止患者移动和发生心律失常（使用 AccuSync）。对患者准确定位后，在全身麻醉状态下进行腹部增强 CT 扫描，以确认恰当的肿瘤分期和精确测量肿瘤大小，并规划电极放置部位。

对于 IRE 的临床应用，Nanoknife® 系统（Angiodynamics Inc.，Latham，纽约，美国）设置为产生 90 μs 高压（1500 ～ 3000 V）直流（25 ～ 45 A）电脉冲。通常，在成对的单极电极之间至少应该输送 90 个脉冲，其中露出的尖端为 15 ～ 20 mm。每个电穿孔的电压设置将由每对电极之间的距离确定，目的是在电极之间产生至少 1000 V。电极将被放置在肿瘤内和肿瘤周围，目标是在肉眼下可见 5 mm 边缘的完全消融，电极间距离为 12 ～ 24 mm，电极之间的最大角度为 15°。

所有脉冲将在绝对不应期间与心电图（ECG）同步实施，以避免触发室性心律失常。如果病变较大或形状与一组电极针可以覆盖的区域不同（根据制造商的指南），则应进行多次消融，直到整个肿瘤区域被完全消融。如果电流超过 50 A，则发生器被设置为停止输送和再充电。如果目标处理区域与电极针放置位置距离大于 2 cm，则应回拉，并重复处理以覆盖整个目标部位。

在胆管附近放置电极针应特别注意，因为之前的研究表明，当电极针放在胆管 3 mm 范围以内时，可能会引起胆管狭窄[23]。

随访和疗效评估

在 IRE 手术后的数天或数周内，应将塑料 PTC 引流管更换为自膨式金属支架，以确保足够的引流，并防止由 IRE 手术引起的组织碎屑堵塞塑料引流管。在双侧胆道受累的情况下，应考虑同时放置两个专用的胆道支架（吻合支架手术）。胆管萎缩性肝叶不需要引流。

IRE 术后，患者应该接受强化康复治疗。根据目前的医疗实践，应每天在康复和手术病房对患者进行监测。对晚期 PHC 患者通常需要在手术后 6 周内开始最佳姑息化疗（吉西他滨 / 顺铂）。随访在常规姑息治疗过程中进行，应监测血清标志物，并进行增强 CT 和（或）MR 扫描。

参考文献

1. Khan SA, et al. Cholangiocarcinoma. Lancet. 2005;366(9493):1303–14.
2. Ruys AT, et al. Long-term survival in hilar cholangiocarcinoma also possible in unresectable patients. World J Surg. 2012;36(9):2179–86.
3. Scheffer HJ, et al. Irreversible electroporation for nonthermal tumor ablation in the clinical setting: a systematic review of safety and efficacy. J Vasc Interv Radiol. 2014;25(7):997–1011. quiz 1011.
4. Kingham TP, et al. Ablation of perivascular hepatic malignant tumors with irreversible electroporation. J Am Coll Surg. 2012;215(3):379–87.
5. Silk MT, et al. Percutaneous ablation of peribiliary tumors with irreversible electroporation. J Vasc Interv Radiol. 2014;25(1):112–8.
6. Popescu I, et al. Curative-intent surgery for hilar cholangiocarcinoma: prognostic factors for clinical decision making. Langenbecks Arch Surg. 2014;399(6):693–705.
7. Matsuo K, et al. The Blumgart preoperative staging system for hilar cholangiocarcinoma: analysis of resectability and outcomes in 380 patients. J Am Coll Surg. 2012;215(3):343–55.
8. Gores GJ, et al. Liver transplantation for perihilar cholangiocarcinoma. Dig Dis.
9. Darwish MS, et al. Predictors of pretransplant dropout and posttransplant recurrence in patients with perihilar cholangiocarcinoma. Hepatology. 2012;56(3):972–81.
10. Valle J, et al. Cisplatin plus gemcitabine versus gemcitabine for biliary tract cancer. N Engl J Med. 2010;362(14):1273–81.
11. Cheon YK, et al. Longterm outcome of photodynamic therapy compared with biliary stenting alone in patients with advanced hilar cholangiocarcinoma. HPB (Oxford). 2012;14(3):185–93.
12. Goldberg SN, et al. Percutaneous radiofrequency tissue ablation: does perfusion-mediated tissue cooling limit coagulation necrosis? J Vasc Interv Radiol. 1998;9(1):101–11.
13. Silk MT, et al. Percutaneous ablation of peribiliary tumors with irreversible electroporation. J Vasc Interv Radiol. 2014;25(1):112–8.
14. Kingham TP, et al. Ablation of perivascular hepatic malignant tumors with irreversible electroporation. J Am Coll Surg. 2012;215(3):379–87.
15. José A, et al. Irreversible electroporation shows efficacy against pancreatic carcinoma without systemic toxicity in mouse models. Cancer Lett. 2012;317(1):16–23.
16. Garon EB, et al. In vitro and in vivo evaluation and a case report of intense nanosecond pulsed electric field as a local therapy for human malignancies. Int J Cancer. 2007;121(3):675–82.
17. Bower M, et al. Irreversible electroporation of the pancreas: definitive local therapy without systemic effects. J Surg Oncol. 2011;104(1):22–8.
18. Charpentier KP, et al. Irreversible electroporation of the pancreas in swine: a pilot study. HPB (Oxford). 2010;12(5):348–51.
19. Narayanan G, et al. Vessel patency post irreversible electroporation. Cardiovasc Intervent Radiol. 2014;37(6):1523–9.
20. Melenhorst MC, et al. Percutaneous irreversible electroporation of unresectable hilar cholangiocarcinoma (Klatskin tumor): a case report. Cardiovasc Intervent Radiol. 2016;39(1):117–21.
21. Coelen RJ, et al. Diagnostic accuracy of staging laparoscopy for detecting metastasized or locally advanced perihilar cholangiocarcinoma: a systematic review and meta-analysis. Surg Endosc. 2016;30(10):4163–73.
22. Scheffer HJ, et al. The Influence of a metal stent on the distribution of thermal energy during irreversible electroporation. PLoS One. 2016;11(2):e0148457.
23. Lu DS, et al. Irreversible electroporation: ready for prime time? Tech Vasc Interv Radiol. 2013;16(4):277–86.

第十三章　不可逆电穿孔治疗肾肿瘤

Jim Koukounaras，Helen Kavnoudias，and Kenneth R. Thomson

引言

外科手术目前仍是肾恶性肿瘤的首选治疗方法[1-2]。计算机断层扫描（computed tomography，CT）出现之前，4 cm以下的肾肿瘤很难被发现，TNM分期也将4 cm以下的肿瘤归为T_{1a}期。随着CT增强扫描技术的不断发展，可以更早发现无症状、体积较小的肾肿瘤，这使得常规肾切除手术越来越难令人满意，腹腔镜下或保留肾单位的开放式手术逐渐成为治疗T_{1a}期和部分T_{1b}期肾肿瘤的常规术式。近年来，热消融技术已经越来越多地用于T_{1a}期肾肿瘤的治疗，尤其是外生型肿瘤。常规热消融技术容易对毗邻器官及集合系统造成热损伤，热沉效应也会影响血管附近肿瘤的消融效果。由于上述技术限制，热消融更适用于直径＜4 cm、位于肾两极、外生型、远离肾门和集合系统的肾肿瘤。保留肾单位的手术同样具有上述的局限性。

经皮不可逆电穿孔（IRE）非常适用于治疗体积较小的肾肿瘤。该技术采用非热能消融方式，不受局部血流影响，并且不改变靶组织的胶原结构。图像引导下经皮肾穿刺是一种成熟的技术，肾中部肿瘤、毗邻输尿管和肾盂的肾门部肿瘤均可采用IRE治疗。只要定位准确，大于3 cm的肾肿瘤采用IRE治疗也是安全、有效的。

生理和解剖

肾是被Gerota筋膜包绕的腹膜后器官，通常位于T_{12}～L_3椎体横突之间，从IRE治疗难度方面考虑，左肾的位置优于右侧。解剖位置上，肾的上极比下极更向内和向后；双侧肾上腺均位于肾上极；双侧肾下极毗邻结肠；每侧肾有一支或多支肾动脉从腹主动脉分出，肾静脉回流至下腔静脉；左肾静脉通过腹主动脉前方回流至下腔静脉，毗邻十二指肠降部；尿液流至肾盂，并经输尿管至膀胱。

　　肾具有重要的生理功能，包括新陈代谢产物的滤过和排出，调节水、电解质平衡及酸碱平衡，以及促进红细胞生成。肾通过肾素-血管紧张素-醛固酮系统控制水的重吸收，进而调节血容量和血压。另外，肾还能重吸收葡萄糖和氨基酸进行，并具有一定的内分泌功能，包括分泌促红细胞生成素、骨化三醇和活化维生素 D 等。

肾肿瘤

　　4 cm 以下肾肿瘤的鉴别诊断包括：肾囊肿、血管平滑肌脂肪瘤、淋巴瘤、转移瘤、良性间叶肿瘤、肾肉瘤、肾细胞癌、腺瘤、嗜酸细胞瘤、肾脓肿及血肿。高分辨率 CT 三维对比增强技术对肾肿瘤的鉴别诊断及排除肾门部伪影的干扰具有重要意义（图 13.1），有时还需行超声、磁共振成像（magnetic resonance imaging，MRI）等检查以进一步明确诊断，必要时需行穿刺活检[3-7]。大部分病例的初步诊断都是依据影像学检查（图 13.2）。直径小于 1.5 cm 的肿瘤短期内不会快速进展，由于大多数病变进展缓慢，短时间内重复进行影像学检查的意义不大，但是对于外生型肿瘤且直径小于 2 cm 时，如果患者高龄无法耐受手术治疗，则需要每 12 个月复查 CT。

　　在进行消融治疗前，对任何性质不能确定的肿瘤应先行穿刺活检。尽管穿刺针道肿瘤种植的发生率极低（0.01%），还是限制了穿刺活检的开展。事实上，腹腔镜肾切除手术也有发生肿瘤种植的可能。IRE 电极工作时周围电场对于细胞是致死性的，这可能降低肿瘤种植的发生率。

图 13.1　肾肿瘤。动脉期可见富血供、形态不规则的实体肿瘤是肾细胞癌的典型特征。然而，有时血管可能难以检测。见图 13.2

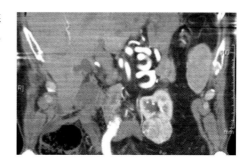

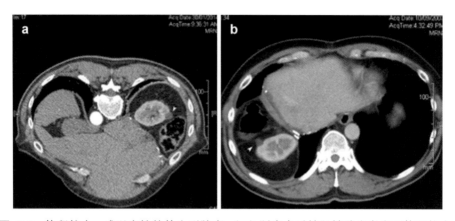

图 13.2　体积较小、难以定性的外生型肿瘤。（a）肝癌术后结肠转移患者发现体积较小、增强不明显的外生型肿瘤（箭头所示）（2007 年）。（b）2014 年复查 CT 显示肿瘤较之前增大（箭头所示），穿刺活检后病理检查结果提示透明细胞癌。腹部手术史、膈沟以及肿瘤毗邻结肠，均表明该肿瘤适合采用 IRE 治疗。

适应证

IRE 可以用于软组织消融，适用于肾恶性肿瘤的治疗。IRE 术中无须阻断肾动脉或肾静脉，相比于肾部分切除术，IRE 的优势在于对肿瘤的解剖游离要求不高。然而，肾肿瘤治疗方式很多，我们需要更多的长期研究和随访，以证实 IRE 在肾肿瘤治疗中的有效性和安全性。

禁忌证

对于肾肿瘤患者，只要能够耐受全身麻醉，就可以进行 IRE 治疗，没有特殊禁忌证。但是，对非局限性肿瘤（如移行细胞癌）患者，不推荐采用 IRE 治疗。

对于安装起搏器和体内除颤器的患者，应在 IRE 前请心脏内科医师进行评估。必要时应在 IRE 术中控制心律失常。我们更倾向于在 IRE 治疗时全程使用心脏门控传导（cardiac-gated delivery）。对于部分病例，IRE 术中需要暂时停用体内除颤器，但是根据我们的经验，起搏器在 IRE 术中不会诱发异常节律或异常电流。

患者检查和治疗计划（多学科讨论，组织学、影像学、实验室检查，抗生素，治疗前安全流程，建模）

在我们中心，所有肾恶性肿瘤患者都要由泌尿科医师、放射科医师、肿瘤放疗医师以及肿瘤内科医师组成的多学科委员会进行评估。评估内容包括肾功能、心肺功能、既往和当前影像学检查（CT、超声或 MRI）以及组织学检查，根据评估结果为每个患者制订最恰当的个体化治疗方案。对于实施肾部分切除术风险过高、难度过大的患者，我们通常采用局部消融治疗，如IRE。

在决定进行 IRE 前，应对 CT 平扫和增强的横断面成像仔细分析与评估。与仰卧位相比，经皮途径 IRE 通常采用俯卧位或侧卧位。随着体位变换，肾会发生位移。通常麻醉成功、体位摆好后，才能确认穿刺位置。术前应根据影像学检查制订手术计划，包括电极的数量、插入深度、电极之间的距离，以便更好地定位肿瘤，彻底消融肿瘤（图 13.3）。电极的有效治疗范围是电极

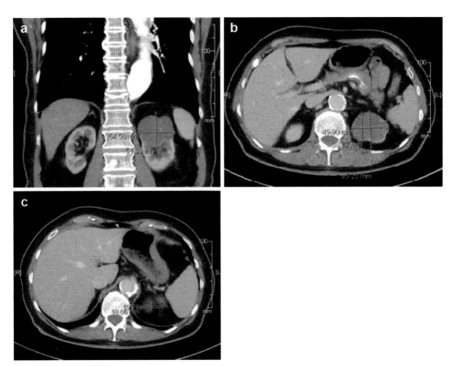

图 13.3　电极位置规划。根据轴向图像，选择肿瘤的顶部（a）和底部（b）；根据冠状图像，选择肿瘤的最大区域。注意肿瘤大小并计算电极间距和需要放置的电极数量。即使肿瘤的位置会随着患者从仰卧位转向俯卧位而改变，肿瘤的大小也是一样的。

外缘 0.5 cm。也就是说，2.5 cm 的电极有效治疗范围的直径是 3.0 cm。应尽可能使电极间距离在 1.0 ～ 2.5 cm。电极最佳置入位置是肿瘤边缘，这样消融最彻底，避免肿瘤残留。必要时，电极置入方案可以通过主机界面显示电极针位置。还可以采用 Visifield 软件辅助制订电极置入方案，Visifield 软件在电场方面能够提供更专业的方案。

方法及图像引导

　　术中患者手臂置于腹侧还是抬高至成像平面以上各有优劣。当患者处于侧卧位时，如果长时间拉伸手臂，会增加臂丛神经损伤的风险。大多数病例，手臂伪影是低于肾成像平面（图 13.4）所致。对于大部分肾肿瘤患者，电极是垂直置入的，与经肋间穿刺肝肿瘤相比难度较低。我们已经采用 Perfint 定位机器人（图 13.5）来辅助 IRE 术中电极定位，并制订电极斜向置入方案。

图 13.4　患者体位。俯卧位状态下，肾前移，在患者腹部放置保护垫，可以保护静脉回流，将手臂置于腹侧，低于肾成像平面。在本图中右臂的影像衰减

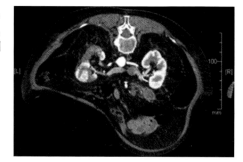

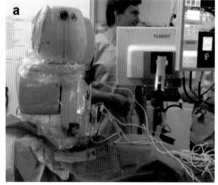
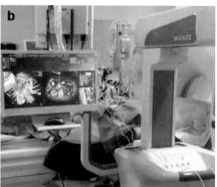

图 13.5　Perfint 机器人。（a）CT 影像数据传输至 Perfint 机器人，Perfint 机器人工作站制订电极置入方案。操作者在指导下插入电极。（b）Perfint 机器人定位，置入最后一个电极。电极全部置入后进行 CT 扫描确认电极位置

根据我们的经验，CT 比超声更容易确认 IRE 电极在肾靶区的位置。术中如果采用超声定位，由于患者的体位很可能与诊断性 CT 检查的体位不同，所以 CT/ 超声图像融合用先前的图像融合技术几乎不太可能实现。

手术和安全（总体技术，要点和技巧、操作安全规程）

通常情况下，患者取仰卧位，麻醉后，建立心电图和血压监测，通常采用有创动脉压监测。如果要使用电穿孔心脏门控传导，心电监护需要 2 套监视器。将 Foley 导管插入膀胱，然后根据先前的计划将患者调整为俯卧位或侧卧位。呼气时应进行成像，因为这是麻醉后和瘫痪患者最一致的阶段。增强 CT 动脉和排泄期影像与靶区的皮肤标记表可以一起得到。一旦获得图像，即应记录靶区上下边界的位置，并在患者皮肤上做标记。靶区的内侧和外侧边界也可以在皮肤标记纸计算后被标记出来。在电极放置和调整过程中，嘱患者停止呼吸，从而达到一致的呼吸状态。

将电极从绝缘套中取出，按照术前制订的手术方案置入，确保肿瘤能够彻底消融。电极置入后，应行 CT 扫描，以确认电极位置。每根电极均应使用与蓝色激活电极相对应的数字标签进行标记。

电极放置成功后，进行 CT 扫描靶目标，并将影像传输至工作站。通过垂直于电极长轴的 CT 扫描图像测量电极间距离（图 13.6），将测量结果传输至 AngioDynamics 发生器。当电流过载时会强制停机，术中应使用 Faraday 探头监测电流的实时变化情况，随时调整电流，以达到充分消融的效果（图 13.7）。或者每次给予每对电极一组 10 个低能量脉冲（如 1200 V/cm）进行消融，然后观察 AngioDynamics 发生器变化，随时调整电流能量（图 13.8）。采用低电流治疗，必要时需要调高电场强（V/cm）；反之，采用高电流治疗时，需要适当调低电场强。一项 70 ～ 90 个脉冲治疗模式的研究显示，脉冲数量应达到 100 个，电流应在 35 A 以上。如果单对电极难以用阵列的其余部分提供能量，则可以将其删除再单独激活。

每次消融相关数据（包括电极数量、电场强、电流能量）都会记录在工作表中（图 13.9）。当术中使用电极数量较多时，更要仔细记录相关数据，以确保每组电极的消融效果。当电压过载出现停机时，这些记录的重要性就能得以体现，可以通过改变纳米刀的间距设置，以调整电压，而不必改变电极位置。手术结束后，将 AngioDynamics 发生器数据保存至 USB。

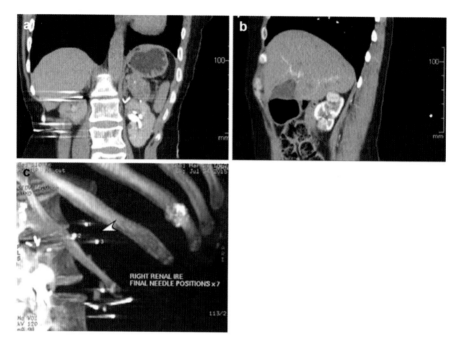

图 13.6 电极定位。（a）放置电极前，希佩尔·林道综合征患者肿瘤上极和下极的 CT 矢状位重建图像。（b）通过电极短轴 CT 重建图像，可以精确测量电极间距离。（c）通过电极长轴 CT 重建图像，可以确认电极间的平行关系

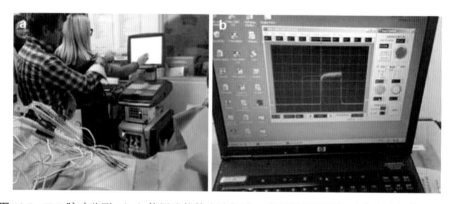

图 13.7 IRE 脉冲监测。（a）使用法拉第电流探头。常规视图可以显示多个电极位置。法拉第探头在电极间切换，可显示脉冲变化。本图显示的是电极 5。（b）该波形显示的是一系列 20 A 左右脉冲的正常波形图。纳米刀每次放电后电压略下降，随之每组 10 个脉冲的电流也略下降

　　消融完成后，在拔除电极前要进行 CT 扫描。进行全面评估需要行 CT 增强扫描，这取决于患者的肾功能。CT 扫描影像显示，消融区域密度低于正常肾组织，且能看到少量气泡。因为电极置入后，肾周脂肪会出现轻微改变。

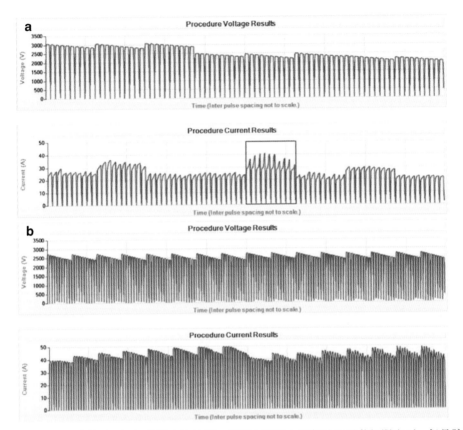

图 13.8　电脉冲传递。（**a**）异常电流波形。尽管电流和电压都处于过载极限之下，但是脉冲的波形显示电场不均匀。可能与肿瘤密度不均或电极间距过大有关，这就需要重新定位电极或增加电极数量。（**b**）IRE 最高能量电脉冲波形。实时监测电流变化，可以采用更高能量的电流进行消融，在电流过载之前停止电流传输，以避免强制停机

如果考虑消融不完全，则应重新定位电极并再次给予电穿孔治疗。

　　患者清醒后，进行排空试验后再拔除导尿管。如果患者有前列腺增生病史，导尿管需留置到第 2 天。即使电穿孔区域位于肾门，血尿也很少发生。

并发症（与电极针、能量输送和总体操作相关）

　　根据我们的经验，肾肿瘤不可逆电穿孔术后并发症是相当罕见的。即使 IRE 电极插入较深，最常见的并发症血尿也很少发生。IRE 术后出血发生率小于或等于肾穿刺活检术后出血发生率。

　　即使有心脏门控，长时间电穿孔治疗也可能导致术中血压升高，但是我

IRE Worksheet

PATIENT NAME	JAMES BLOGGS		ORGAN	LEFT KIDNEY UPPER POLE		
ID NUMBER	1		GUIDANCE	CT	PERFINT	U/S	FUSION
DATE	JULY 4 2016					
Tumour size	X	1.5			1	2
(CM)	Y	1.3	POSITION OF ELECTRODES		3	
	Z	1.5				

#1	PAIRS	DISTANCE	VOLTS/CM	VOLTAGE	CURRENT	NO PULSES
	1/2	1.8	1200	2160	15	40
	1/3	2.0	1200	2400	20	40
	2/3	1.5	1200	1800	15	40

#2	PAIRS	DISTANCE	VOLTS/CM	VOLTAGE	CURRENT	NO PULSES
	1/2	1.8	1500	2700	25	80
	1/3	2.0	1500	3000	30	80
	2/3	1.5	1500	2250	20	80

#3	PAIRS	DISTANCE	VOLTS/CM	VOLTAGE	CURRENT	NO PULSES
	2/1	1.8	1800	3000	38	80

图 13.9 肾肿瘤治疗工作记录表。每次更改治疗参数时，每对电极的电压、间距、脉冲数量和电流相关数据都要详细记录。理想状态下，每次 IRE 治疗术中，电流应当增大 15～20 A。本图所示，在电极没有调整位置的情况下，电极 2 和电极 3 的距离被调大，进而电压增高

们目前还没有找到确切原因，这可能与膈肌收缩、回心血量增加有关。麻醉师可以较好地控制术中血压波动，术后患者也未出现持续性高血压。

　　既往有一例患者，左侧肾上腺位于电穿孔区域，术中出现剧烈血压波动，采用 α 受体阻滞剂和 β 受体阻滞剂可以很好地控制血压。患者并未出现术后并发症。

　　IRE 术中，电极置入可能造成直接穿刺损伤，但是并不需要采取液体隔离保护毗邻器官，也无须冷却尿液以保护集合系统和输尿管。

　　主要的并发症是不完全消融，但这是规划电极放置和确保消融电极覆盖整个肿瘤和边缘区域的一部分。

辅助和支持治疗（肾衰竭支持，尿液冷却等）

　　虽然 IRE 联合化疗有一定的理论依据，但目前这种联合治疗主要用于皮肤癌。由于缺乏有效化疗药物，目前化疗并不作为常规治疗。与常规 CT 增强扫描一样，在 IRE 术中应给予充分水化治疗并采用最低剂量造影剂，以避

免发生肾损伤。因为没有热损伤，所以冷却尿液和隔离组织是没有必要的。

随访和疗效评估（影像学和实验室检查）

标准随访方案和其他肾肿瘤治疗方法一样，根据患者病情采用增强 CT 或超声检查。第一次随访在 IRE 术后 1～2 个月进行，需对所有患者进行增强 CT 或超声检查，下次随访时间间隔是 6 个月和 12 个月。即使出现肾功能减退，也可以行 MR 增强扫描（图 13.10）。

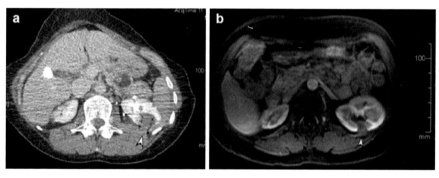

图 13.10　随访。（**a**）IRE 术后，电极移除后的俯卧位 CT 扫描。电极穿刺针道中的气体与水电解有关。（**b**）同一患者，IRE 术后 6 个月，复查增强 MR，可见肿瘤体积减小且未出现强化。IRE 的消融范围延伸至左侧肾盂。

肿瘤复发（病灶残留、局部复发或远处转移）

肿瘤残余表明 IRE 消融失败，这种情况通常出现在术者开展 IRE 的早期。在成功消融的病例中，我们并未发现 IRE 术后局部复发和远处转移的证据。我们中心 1 名希佩尔·林道综合征患者，IRE 术后在肾其他部位再次出现肿瘤，该患者接受了 3 次 IRE 消融和 2 次肾部分切除术。

我们中心的手术数据发表于 2016 年温哥华 SIR。2008—2015 年，19 名患者（43～85 岁，平均年龄 70 岁）共计 27 处肿瘤接受 IRE 消融。其中 6 名患者是经过伦理委员会审核批准后以慈善救助的方式开展治疗的，以评估 IRE 技术的安全性。其余 13 名患者，完全消融肿瘤者均未出现复发。19 名患者的数据显示，直径 < 3 cm 的肿瘤消融率为 88%，直径 > 3 cm 的肿瘤消融率为 63%，其中 7 例直径 > 3 cm 的肿瘤患者未出现复发。肿瘤的位置，无论是中心型还是外生型，在治疗效果方面都没有差异。

文献回顾

Pech 等首次报道了在"消融与切除"研究项目中将 IRE 用于人类肾肿瘤消融的经验，但是消融和切除之间的时间间隔太短，无法证实 IRE 的有效性[8, 10]。Wagstaff 等提出了一个新的研究计划，IRE 和根治性肾切除术之间的时间间隔为 4 周，这将提供 IRE 术后组织学改变的相关数据[9]。

Trimmer 等报道了一个 IRE 治疗肾肿瘤的小样本研究，其研究对象肿瘤体积较小（平均 2.9 cm），且均为外生型肿瘤[11]。研究中的病例未出现并发症，消融效果与热消融类似。

Wehle 等认为，对于无法接受外科手术或热消融治疗的肾小肿瘤（平均 1.83 cm）患者，可以采用观察等待的治疗方案，定期复查 CT[12]。相当一部分泌尿外科医师是认同这种观点的，但是观察等待这种治疗方式并没有得到详细评估。

肾 IRE 消融的健康技术评估（www.nice.org.uk）显示，当前 IRE 治疗肾癌的相关研究数据不足以证明其安全性和有效性，IRE 技术目前只能用于研究。NICE 认为，应进一步开展 IRE 治疗局限性肾癌有效性和患者生存期的相关研究。

关于 IRE 技术，我们认为对于技术熟练的医生其消融效果与其他消融技术类似，应更多地将 IRE 应用于肾肿瘤治疗，而不是去限制 IRE 的开展。

参考文献

1. American Cancer Society. Cancer facts and figures 2000. Atlanta: American Cancer Society; 2000. p. 4.
2. Russo P. Renal cell carcinoma: presentation, staging, and surgical treatment. Semin Oncol. 2000;27:160–76. Medline.
3. Cohan RH, Sherman LS, Korobkin M, Bass JC, Francis IR. Renal masses: assessment of corticomedullary-phase and nephrographic-phase CT scans. Radiology. 1995;196:445–51. Link.
4. Kopka L, Fischer U, Zoeller G, Schmidt C, Ringert RH, Grabbe E. Dual-phase helical CT of the kidney: value of the corticomedullary and nephrographic phase for evaluation of renal lesions and preoperative staging of renal cell carcinoma. AJR Am J Roentgenol. 1997;169:1573–8. CrossRef, Medline.
5. Szolar DH, Kammerhuber F, Altziebler S, et al. Multiphasic helical CT of the kidney: increased conspicuity for detection and characterization of small (<3-cm) renal masses. Radiology. 1997;202:211–7. Link.
6. Yuh BI, Cohan RH. Different phases of renal enhancement: role in detecting and characterizing renal masses during helical CT. AJR Am J Roentgenol. 1999;173:747–55. CrossRef, Medline.

7. Silverman SG, Lee BY, Seltzer SE, Bloom DA, Corless CL, Adams DF. Small (<3-cm) renal masses: correlation of spiral CT features and pathologic findings. AJR Am J Roentgenol. 1994;163:597–605. Cros allsRef, Medline.

8. Pech M1, Janitzky A, Wendler JJ, Strang C, Blaschke S, Dudeck O, Ricke J, Liehr UB. Irreversible electroporation of renal cell carcinoma: a first-in-man phase I clinical study. Cardiovasc Intervent Radiol. 2011;34:132–8.

9. Wagstaff P, de Bruin DM, Zondervan PJ, Heijink CD, Engelbrecht MRW, van Delden OM, van Leeuwen TG, Wijkstra H, de la Rosette JJ, Pes MP. The efficacy and safety of irreversible electroporation for the ablation of renal masses: a prospective, human, in-vivo study protocol. BMC Cancer. 2015;15:165.

10. Deodhar A, Monette S, Single GW Jr, Hamilton WC Jr, Thornton R, Maybody M, Coleman JA, Solomon SB. Renal tissue ablation with irreversible electroporation. Preliminary results in a porcine model. Urology. 2011;77:754–60.

11. Trimmer CK, Khosla A, Morgan M, Stephenson SL, Ozayar A, Cadeddu JA. Minimally invasive percutaneous treatment of small renal tumours with irreversible electroporation: a single centre experience. JVIR. 2015;26:1465–71.

12. Wehle MJ, Thiel DD, Petrou SP, Young PR, Frank I, Karsteadt N. Conservative management of incidental contrast-enhancing renal masses as safe alternative to invasive therapy. Urology. 2004;64:49–52.

第十四章 不可逆电穿孔治疗前列腺癌

Matthijs Scheltema and Jean de la Rosette

缩略词

AS	主动监测
CROES	腔内泌尿外科协会临床研究室
HIFU	高强度聚焦超声
IRE	不可逆电穿孔
（mp）MR	（多参数）磁共振成像
PCa	前列腺癌
PSA	前列腺特异性抗原
TTMB	经会阴穿刺活检
V	伏特

前列腺癌局部治疗简介

　　由于平均寿命不断延长和前列腺特异性抗原（PSA）检查越来越多地作为一种常规筛查手段，前列腺癌（PCa）的诊出率不断提高，且早期诊断的PCa越来越多。目前指南推荐的PCa局部治疗方法包括：根治性前列腺切除术、外放射治疗、近距离照射治疗以及主动监测[9, 14, 18]。由于根治性治疗相关并发症发生率较高，尿失禁发生率为3.2% ～ 18.3%、排尿症状（尿急和排尿困难）和直肠症状（里急后重、排便疼痛、便血、排便失禁）发生率为2.9% ～ 34%，勃起功能障碍发生率为60.8% ～ 78.8%[16-17]，患者生活质量往往受到较大影响。此外，根治性放射治疗后辅助内分泌治疗的并发症有：面色潮红、疲劳、抑郁、男性乳房发育、体重改变，其中某些症状在内分泌治疗停止 2 年后仍持续存在[17]。低危 PCa 所致死亡率较低，对于低危 PCa 患者，主动监测（AS）也是一种可选择的治疗方式（风险分级见表 14.1）[3]。AS 内容包括：定期复查 PSA、系统随机穿刺活检，且当患者 PCa 进展或风险等级升高时给予相应治疗。然而，由于当前诊断方法的限制，中危和高危 PCa 有时会被诊断为低危 PCa。在一项大样本研究中，44% 行 PCa 根治性切除术的低危 PCa 患者，在术后诊断为中危或高危 PCa[5]。除疾病进展或风险等级升高的患者外，有超过 20% 患者退出 AS 治疗，这主要是因为患者心理负担过大[7]。

表 14.1　前列腺癌危险因素等级

	低危	中危	高危
Gleason 评分	GS 6	GS 7	GS > 7
PSA	PSA $\leqslant$ 10 ng/ml	PSA 10 ～ 20 ng/ml	PSA $\geqslant$ 20 ng/ml
TNM 分期	cT_{1c-2a}	cT_{2b-2c}	> cT_{3a}

PCa 危险因素等级的依据是 D Amico 分级[2]。患者符合任何一个决定因素（Gleason 评分、PSA、TNM 分期），即属于相应风险等级

正是由于上述 PCa 根治性治疗方法的各种局限性，所以提出了 PCa 局部治疗。PCa 局部治疗靶目标就是肿瘤本身，不会对毗邻泌尿系、直肠的解剖结构和生理功能造成影响，特别是神经血管束、前列腺结缔组织、前列腺滋养血管、尿道、直肠前壁等直接影响生理功能的组织器官造成损伤（毗邻解剖结构见图 14.1 和图 14.2）。对冷冻治疗、射频消融（RFA）、局部近距离放射治疗、高强度聚焦超声（HIFU）、激光消融、光动力学治疗、微波消融、间质激光热疗、射波刀局部放疗以及不可逆电穿孔治疗（IRE）等多种局部治疗方式已经开展相关研究。一篇局限性 PCa 局部治疗的系统评价（$n = 2350$）指出，局部治疗是一种安全的治疗方法，其最常见的并发症包括：尿潴留（0 ～ 17%）、尿道狭窄（0 ～ 5%）和泌尿系感染（0 ～ 17%）；对生理功能的影响包括：无须尿垫控尿率 95% ～ 100%，无漏尿控尿率 83% ～ 100%，勃起功能（能够完成性生活）54% ～ 100%，对直肠功能影响很小（0 ～ 1%）[22]。目前尚未有关于 PCa 患者特异性生存率长期观察资料报道。一项冷冻疗法治疗低危-高危 PCa 的研究显示，PCa 患者特异性 10 年生存率达到了 87%[1]。在上述系统评价中，其中 9 个研究在进行局部治疗前必须行穿刺活检，结果显示在 83% ～ 100% 和 50% ～ 96% 的患者中，无临床显著性 PCa[22]。

图 **14.1** 前列腺周围组织器官（Copied with permission from Porter and Wolff）[15]

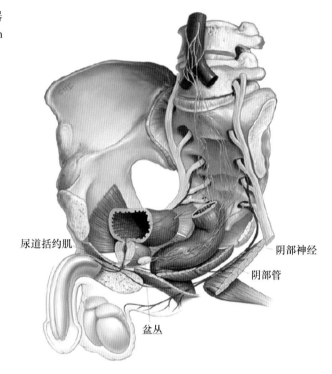

尿道括约肌

阴部神经

阴部管

盆丛

图 **14.2** 血管神经束。左侧血管神经束与前列腺（**a**）和直肠前壁（**b**）的毗邻关系（Copied with permission from Porter and Wolff）[15]

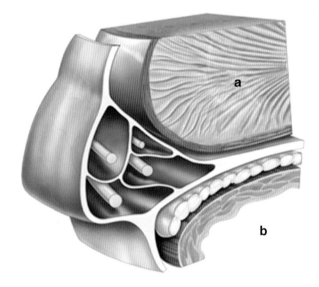

患者选择

　　在 PCa 局部治疗中，只有病灶组织被消融，其余前列腺组织不受影响。PCa 通常具有多个病灶，而当前影像学检查技术尚不能准确发现每一个病灶，选择足够的 PCa 患者是具有挑战性的。一篇包含 12 个研究的综述显示，前列腺根治术后病理检查结果显示，肿瘤局限于单叶者仅占 18% ～ 33%[8]。特别是对于 Gleason 评分 > 7 或肿瘤体积 > 切除组织 15% 的 PCa 患者，通常都是多病灶[10]。超声引导下经直肠前列腺穿刺活检往往不能全面反映 PCa 的临床分期和病理分级。数个研究显示，很多病例中超声引导下经直肠前列腺穿刺活检显示的临床分期和病理分级与根治性前列腺切除术取得的结果并一致[6]。因此，经会阴穿刺活检（transperineal template-mapping biopsies，TTMB）是当前局部治疗中采用的金标准。TTMB 采用的模板和近距离照射治疗时粒子植入模板相同，穿刺间距是 5 mm，通常要取 30 个活检标本。

关于病例选择的国际共识显示，局部治疗的适应证包括：单侧肿瘤、风险等级为低危-中危、临床分期 ≤ T_{2a}、最低预期寿命超过 10 年[4]。既往有盆腔或前列腺手术史的患者是局部治疗的相对禁忌证。其他增加 PCa 局部治疗风险的因素包括：前列腺钙化或囊肿、炎症性肠病和出血性疾病。

治疗过程和围术期并发症

常规治疗过程中，患者在接受 IRE 治疗前一天入院，术前预防性应用抗生素。手术在全身麻醉状态下进行，并且要给予足量肌肉松弛药，以预防肌肉痉挛。在超声引导下，采用近距离放射治疗粒子置入术，将 6 根 IRE 电极置入预设的靶区域（图 14.3）。根据 TTMB 阳性结果确定置入位置。对每个肿瘤靶点给予连续 90 个脉冲（1500 V/cm），使治疗电流达到 20 ～ 50 A。总消融时间为 3 ～ 5 min，整个手术过程持续约 1 小时。为避免出现心律失常，

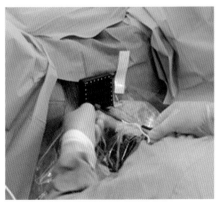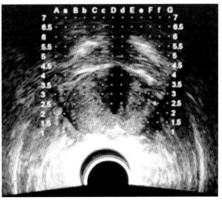

图 14.3　左图：IRE 电极在经会阴模板引导下置入。右图：超声检查显示经会阴模板，进而引导电极置入

应使用心电图同步装置保证脉冲和心脏节律同步。围术期并发症包括：心律失常、肌肉痉挛、持续肌肉麻痹、麻醉药毒性反应或过敏、电极位置偏移导致毗邻器官组织损伤。术后给予留置导尿24小时，以预防尿潴留。术后第2天患者可以出院。前列腺癌IRE消融最常见的术后并发症是尿潴留、膀胱刺激征、血尿以及尿路感染。

IRE 治疗后随访

与根治疗法相比，局部治疗后仍可检测到PSA水平。随访内容包括：定期复查PSA、定期行超声引导下经直肠前列腺穿刺活检或TTMB。术后第1年，应每3个月复查1次PSA；术后第2年，每半年复查1次PSA；之后，每年复查1次PSA[4]。IRE术后半年或1年必须行穿刺活检，若怀疑复发，则需随时进行穿刺活检并评估。IRE术后6个月行多参数磁共振成像（mpMRI）评估，以后5年每年行mpMRI评估。目前研究显示，对PCa患者行IRE消融术后4周，通过mpMRI可以评估消融效果、消融范围，以及是否存在肿瘤残余[24]。

IRE 治疗局限性前列腺癌现状

IRE治疗前列腺癌最初是使用比格犬进行安全性和有效性评估的[12, 21]，试验过程顺利，术后未发生尿潴留；双侧前列腺消融后性功能仍得以保留，病理学检查结果显示消融区域呈纤维化改变，毗邻器官组织（包括精囊、尿道、直肠壁、血管和神经血管束）也未受到损伤。在一些1～2期临床试验中，对首次确诊为前列腺癌的患者采用IRE技术进行局部治疗[11, 13, 20, 23, 26]。共有100例低危-中危（Gleason评分为6分或7分）局限性前列腺癌患者接受了IRE治疗，术后并未出现严重并发症，表明对于局限性前列腺癌患者，IRE是一种安全、有效的局部治疗方式。在功能影响方面，术后所有患者都能做到自主控尿（无须使用尿垫）；术前具有良好勃起功能的患者，术后56%～95%患者的性功能得以保留。研究显示，IRE能够将靶区域肿瘤完全消融。根据治疗方案，16名患者在IRE术后4周接受了根治性前列腺切除术。术后病理分析显示，16名患者消融区域组织全部坏死或纤维化，没有肿瘤残留[26]。21名患者在IRE术后接受了TTMB，在IRE消融区域未发现残余肿瘤，但是有5名患者在消融区域外发现肿瘤[20]。因为并不是所有患者在 IRE 术前都接受了 TTMB，所以不能除外抽样误差。尽管 TTMB 阴性预测值较高（92%～96%），但是仍可能出现漏诊[19]。在另一项包含 34 例患者的研究中，6 例患者术后 mpMR 显示可能存在残余肿瘤，但是只有 1 例患者得到病理学检查证实[23]。短期研究显示，IRE 对于局限性前列腺癌是有效的，但要证实 IRE 是一种有效的局限性前列腺癌治疗方式，仍需要进行长期大样本研究。

研究现状和未来展望

腔内泌尿外科协会临床研究室（The Clinical Research Office of the Endourological Society，CROES）首次开展了关于局限性前列腺癌局部治疗的多中心随机对照试验（NCT01835977）。该研究中有 200 例前列腺癌患者接受 IRE 消融或扩大消融方案，这些前列腺癌患者为：单侧肿瘤、局限性肿瘤、低危-中危肿瘤（Gleason 评分 6 分或 7 分）。使用标准化问卷对患者的术后生理功能和生活质量进行评估；通过定期复查 PSA、术后 6 个月行 TTMB、随访 mpMRI 评估肿瘤控制情况。该研究排除标准包括：双侧肿瘤、患者被纳入其他相关研究。研究结果在 CROES 注册系统进行记录和评估。

PCa 根治性放射治疗后的挽救性消融治疗是局部治疗另一个逐渐受到关注的领域。挽救性治疗适应证为患者生化检测指标显示复发或影像学检查考虑复发，且未出现局部转移或远处转移。实施挽救性消融治疗前，必须行前列腺穿刺活检以确认 PCa 复发。术后随访内容包括：mpMRI、术后 1 年行前列腺穿刺活检、定期复查 PSA[25]。目前，挽救性消融治疗多采用 HIFU 和冷冻治疗。IRE 也是一种可行的消融治疗方式，其用于挽救性消融治疗方面的研究也将逐渐开展。同样，可以预见不久的将来，将 IRE 作为首选治疗方式治疗局限性前列腺癌后局部复发或肿瘤残留的相关研究也会逐渐开展。

结论

对于局限性前列腺癌，IRE 必将成为一种前景广阔的局部治疗方式。评估 IRE 治疗 PCa 有效性和安全性的 1～2 期临床试验显示，在术后功能保留和肿瘤控制方面结果理想。然而，要证实 IRE 是一种有效的局限性前列腺癌治疗方式，仍需要进行长期大样本研究。

参考文献

1. Cheetham P, Truesdale M, Chaudhury S, et al. Long-term cancer-specific and overall survival for men followed more than 10 years after primary and salvage cryoablation of the prostate. J Endourol. 2010;24:1123–9. doi:10.1089/end.2010.0130.

2. D'Amico AV. Cancer-specific mortality after surgery or radiation for patients with clinically localized prostate cancer managed during the prostate-specific antigen era. J Clin Oncol. 2003;21:2163–72. doi:10.1200/JCO.2003.01.075.

3. Dall'Era MA, Albertsen PC, Bangma C, et al. Active surveillance for prostate cancer: a systematic review of the literature. Eur Urol. 2012;62:976–83. doi:10.1016/j.eururo.2012.05.072.

4. de la Rosette J, Ahmed H, Barentsz J, et al. Focal therapy in prostate cancer-report from a consensus panel. J Endourol. 2010;24:775–80. doi:10.1089/end.2009.0596.

5. Dinh KT, Mahal BA, Ziehr DR, et al. Incidence and predictors of upgrading and up staging among 10,000 contemporary patients with low risk prostate cancer. J Urol. 2015;194:343–9. doi:10.1016/j.juro.2015.02.015.

6. Jayram G, Eggener SE. Patient selection for focal therapy of localized prostate cancer. Curr Opin Urol. 2009;19:268–73. doi:10.1097/MOU.0b013e328329eb3c.

7. Loeb S, Bruinsma SM, Nicholson J, et al. Active surveillance for prostate cancer: a systematic review of clinicopathologic variables and biomarkers for risk stratification. Eur Urol. 2015;67:619–26. doi:10.1016/j.eururo.2014.10.010.

8. Meiers I, Waters DJ, Bostwick DG. Preoperative prediction of multifocal prostate cancer and application of focal therapy: review 2007. Urology. 2007;70:3–8. doi:10.1016/j.urology.2007.06.1129.

9. Mottet N, Bellmunt J, Bolla M, et al. EAU-ESTRO-SIOG Guidelines on Prostate Cancer. Part 1: Screening, Diagnosis, and Local Treatment with Curative Intent. Eur Urol. 2017;71(4):618–29. doi:10.1016/j.eururo.2016.08.003.

10. Mouraviev V, Mayes JM, Sun L, et al. Prostate cancer laterality as a rationale of focal ablative therapy for the treatment of clinically localized prostate cancer. Cancer. 2007;110:906–10. doi:10.1002/cncr.22858.

11. Neal RE, Millar JL, Kavnoudias H, et al. In vivo characterization and numerical simulation of prostate properties for non-thermal irreversible electroporation ablation. Prostate. 2014;74:458–68. doi:10.1002/pros.22760.

12. Onik G, Mikus P, Rubinsky B. Irreversible electroporation: implications for prostate ablation. Technol Cancer Res Treat. 2007;6:295–300. doi:10.1016/j.juro.2008.08.003.

13. Onik G, Rubinsky B. First patient experience focal therapy of prostate cancer. Irreversible Electroporation. 2010:235–47.

14. Parker C, Gillessen S, Heidenreich A, Horwich A. Cancer of the prostate: ESMO clinical practice guidelines for diagnosis, treatment and follow-up. Ann Oncol. 2015;24:mdv222. doi:10.1093/annonc/mdv222.

15. Porter C, Wolff E. Prostate ultrasound. Current practice and future directions. New York: Springer-Verlag; 2015.

16. Resnick MJ, Koyama T, Fan K-H, et al. Long-term functional outcomes after treatment for localized prostate cancer. N Engl J Med. 2013;368:436–45. doi:10.1056/NEJMoa1209978.

17. Sanda MG, Dunn RL, Michalaski J, et al. Quality of life and satisfaction with outcome among prostate cancer survivors. N Engl J Med. 2008;358:1250–61.

18. Thompson I, Thrasher J, Gunnar Aus M, et al. (2009) Guideline for the management of clinically localized prostate cancer: 2007 update.

19. Thompson JE, Moses D, Shnier R, et al. Multiparametric magnetic resonance imaging guided diagnostic biopsy detects significant prostate cancer and could reduce unnecessary biopsies and over detection: a prospective study. J Urol. 2014;192:67–74. doi:10.1016/j.juro.2014.01.014.

20. Ting F, Tran M, Böhm M, et al. Focal irreversible electroporation for prostate cancer: func-

tional outcomes and short-term oncological control. Prostate Cancer Prostatic Dis. 2015:1–7. doi:10.1038/pcan.2015.47.

21. Tsivian M, Polascik TJ. Bilateral focal ablation of prostate tissue using low-energy direct current (LEDC): a preclinical canine study. BJU Int. 2013;112:526–30. doi:10.1111/bju.12227.

22. Valerio M, Ahmed HU, Emberton M, et al. The role of focal therapy in the management of localised prostate cancer: a systematic review. Eur Urol. 2013;66:732–51. doi:10.1016/j.eururo.2013.05.048.

23. Valerio M, Stricker PD, Ahmed HU, et al. Initial assessment of safety and clinical feasibility of irreversible electroporation in the focal treatment of prostate cancer. Prostate Cancer Prostatic Dis. 2014;17:343–7. doi:10.1038/pcan.2014.33.

24. van den Bos W, de Bruin DM, Jurhill RR, et al. The correlation between the electrode configuration and histopathology of irreversible electroporation ablations in prostate cancer patients. World J Urol. 2015; doi:10.1007/s00345-015-1661-x.

25. van den Bos W, de Bruin DM, van Randen A, et al. MRI and contrast-enhanced ultrasound imaging for evaluation of focal irreversible electroporation treatment: results from a phase I–II study in patients undergoing IRE followed by radical prostatectomy. Eur Radiol. 2015; doi:10.1007/s00330-015-4042-3.

26. van den Bos W, Muller BG, de Bruin DM, et al. Salvage ablative therapy in prostate cancer: international multidisciplinary consensus on trial design. Urol Oncol Semin Orig Investig. 2015;33:495.e1–495.e7. doi:10.1016/j.urolonc.2015.06.015.

第十五章 不可逆电穿孔治疗盆腔肿瘤

Martijn R. Meijerink，Nicole van Grieken，and Laurien G.P.H. Vroomen

引言

放疗和（或）手术后在小骨盆内复发的恶性肿瘤，通常是女性和男性泌尿生殖道肿瘤以及胃肠源性肿瘤局部复发，如肛门直肠癌[1-2]。由于向外生长或压迫周围神经，这些复发性恶性肿瘤可导致疼痛加重和神经功能丧失。既往外科手术治疗导致的广泛粘连以及先前照射区域放射导致不良反应的风险限制了局部治疗的选择，如再次手术[3]和立体定向放射消融治疗（SABR）[4-6]。过度治疗带来的损伤风险似乎不会超过临床获益[2, 7-8]。一般来说，这种特定患者群体的治疗主要目的是延长生存期和提高生活质量，而且大多数患者经医学肿瘤专家会诊后通常选择姑息性化疗或最佳支持治疗方式。对特定的患者可以提供其他局部治疗方式，如射频消融（RFA）或冷冻治疗[9-11]。这些热疗方式的一个重要缺点是对坐骨神经或骶前丛等重要的神经结构以及肠道、输尿管和大血管造成较高的热损伤风险[12-13]。

生理和解剖学

骨盆是由骨盆骨骼支撑和限制的体腔（图 15.1）。骨盆入口（骨盆顶部开口）是斜三角形结构，骨盆底是尾部边界。盆腔内包含生殖器官、膀胱和远端输尿管、盆腔结肠、直肠以及主要动脉、静脉、肌肉和神经。在女性中，子宫和阴道占据这些内脏之间的间隔。这些结构挤在一个空间内，这些空间可能以不同的方式受到许多疾病的影响。小骨盆或真骨盆是由骨盆带和骨盆

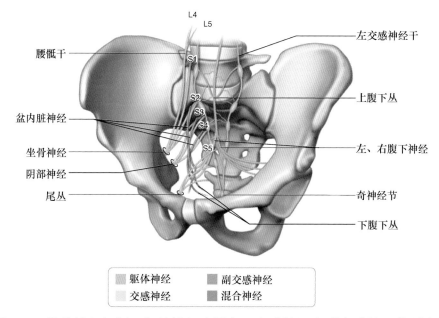

图 15.1　骨盆神经解剖。躯体神经为橙色，交感神经和副交感神经分别为黄色和蓝色，混合神经纤维为绿色

边缘下面围成的空间：在骨盆入口和骨盆底之间。该腔是一条短而弯曲的管道，其后部比前部更深。大骨盆（或"假骨盆"）是骨盆带在骨盆边缘上方和前方围成的空间。它由髂骨两侧界定，其前面是不完整的，在髂骨前缘之间呈现很大的间隔；后面是在髂骨和骶骨基部之间的任一侧形成的深凹陷。大骨盆通常被认为是腹腔的尾部（这就是它有时被称为假骨盆的原因）。例如，$L_2 \sim L_4$ 的股神经位于大骨盆内，但不在小骨盆内。

　　关于盆腔神经系统解剖结构的广泛认识对于预防不必要的并发症以及作出深思熟虑的治疗决定是至关重要的，因为热消融和非热消融疗法都可能导致不可逆的和完全性的神经功能丧失。第 4 和第 5 腰椎神经形成腰骶干。当腰骶干离开骶骨形成骶丛时，它继续加入第 1 至第 4 骶神经。

　　闭孔神经起源于腰丛，并不支配骨盆中的任何器官，但它穿过骨盆到达大腿内侧。

　　骶丛在梨状肌前方的后盆腔壁自上向下延伸。源自骶丛的神经包括坐骨神经、阴部神经、臀神经、股方肌神经、闭孔内、梨状神经、股后皮神经、穿皮神经和盆内脏神经。由第 4 腰椎穿过第 3 骶椎脊神经形成的坐骨神经使骨盆通过坐骨大孔进入臀部区域。从第 2 至第 4 脊椎骶神经形成的阴部神经通过坐骨大孔离开骨盆，并通过坐骨小孔进入会阴，以支配会阴的皮肤和肌肉。臀上神经和臀下神经分别由穿过第 4 腰椎至第 1 骶椎和穿过第 1 腰椎至第 2 骶椎的脊神经形成，离开坐骨大孔而支配臀部肌肉。由第 4 腰椎至第 2 骶椎脊神经形成的股方肌和闭孔内肌神经离开坐骨大孔以支配臀部肌肉。梨状肌神经来自第 1 至第 2 骶椎脊神经。由第 2 至第 3 骶椎脊神经形成的股后皮神经和穿皮神经支配会阴、大腿、腿和臀部的皮肤。

尾丛由第 4、第 5 骶脊神经和尾神经形成。它支配尾骨肌、肛提肌和骶尾关节。肛尾神经支配尾骨和肛门之间的皮肤。

支配骨盆腔的盆腔自主神经可细分为骶交感神经干，上、下腹下丛以及盆内脏神经（$S_2 \sim S_4$）。骶交感神经干是在骶骨前方和直肠后面走行的腰交感神经干的延续。左侧和右侧骶交感神经干在奇神经节的前端与尾骨联合。这些神经干为腹下丛和骶丛提供节后交感神经纤维支配下肢。上腹下丛位于骶骨岬前，并包含来自主动脉丛的交感神经纤维。它下降进入骨盆并分成左、右腹下神经。当左、右腹下神经通过盆内脏神经的副交感节前纤维时，形成下腹下丛。神经丛位于直肠两侧和膀胱底部。它们包含交感神经和副交感神经纤维。盆内脏神经是起始于第 2、第 3 和第 4 骶髓节段的副交感节前纤维。它们加入腹下神经，并形成下腹下丛。

盆腔恶性肿瘤复发

尽管在原发性结直肠癌和泌尿生殖道癌的根治性治疗方面取得了进展，但局部复发仍然是一个主要的治疗问题。尽管能够在下腹部复发的原发恶性肿瘤种类很多，但最常见的是直肠癌复发、妇科肿瘤复发和前列腺癌复发。后者已在第 14 章进行了广泛的讨论[14]。

直肠癌复发

在过去数十年中，由于化疗、放（化）疗和手术的进步，原发性直肠癌的预后得到了改善。尽管如此，仍有 10% 的局部复发率。这种复发威胁到患者的生存和生活质量[14]。局部复发被定义为盆腔内任何非淋巴结肿瘤复发，包括直肠系膜、肠系膜、骨盆内脏器、骨盆侧壁结构和骨。更大的肿瘤（T_3/T_4）、淋巴结阳性和不良病理学表现（如淋巴管浸润或神经周围浸润）是与局部控制相关的危险因素[15-16]。全直肠系膜切除术失败可能会导致相当数量的局部复发性直肠癌。新辅助治疗已经显示以某些风险为代价减少了局部复发，因为无论是术前还是术后，接受放疗的患者围术期发病率均较高[17]。由于解剖学变异等临床表现，检测和临床管理仍然较为复杂。

有几个研究团队试图描述复发的模式。一项研究描述了基于骨盆内解剖位置的分类，将复发定义为：①轴向（吻合，直肠或直肠周围软组织或会阴）；②前部，涉及泌尿生殖道；③后部，涉及骶骨和骶前筋膜；④外侧骨盆[18]。

如果不进行治疗，许多患者会出现症状，如疼痛、阻塞、出血和脓毒症，并且生存期很少能在 5 年以上。这些局部复发肿瘤约 50% 局限于骨盆内，可考虑采取再次治疗性切除[1, 14]。与最初的手术相同，再次切除的目的是完整切除肿瘤、保留功能以及避免并发症，但实现起来却更具挑战性。这是因为手术部位已经被破坏并经常受到照射；肿瘤常附着于关键的邻近器官和结构。虽然通过积极切除进行局部控制，为缓解病情和治愈提供了最佳机会，但也带来了并发症和预后复发的风险[15]。

妇科肿瘤复发

妇科肿瘤（涉及卵巢、子宫、宫颈、外阴和阴道的肿瘤）是女性最常见的肿瘤之一。在全球范围内，65 岁以下的女性患宫颈癌、卵巢癌或子宫内膜癌的风险为 2.2%；外阴和阴道癌较少见[2]。由于卵巢癌的生物学特征与其他妇科肿瘤的生物学特征不同，且由于原发性卵巢癌或局部复发肿瘤的局灶性消融治疗很少被提及，因此我们将重点通过介绍原发性宫颈癌、子宫内膜癌和外阴肿瘤来探讨妇科恶性肿瘤复发。

在发达国家，子宫内膜癌是女性最常见的生殖道肿瘤。65 岁以下女性发生子宫内膜癌的全球风险为 0.59%。子宫内膜癌患者的治疗指南推荐首选是手术，其次是对部分患者进行放疗以及采取或不采取化疗方式治疗。疾病早期，女性患者的预后良好。目前患有晚期或复发性疾病的女性预后较差，总体中位生存期约为 10 个月[19-20]。

宫颈癌是 65 岁以下女性中的第二大常见肿瘤，也是全球妇科肿瘤患者死亡的最常见原因。对宫颈癌患者主要通过手术或放、化疗治疗，少数需要联合这两种方式进行治疗。疾病早期，手术和放疗似乎同样有效，同时进行放、化疗比单独放疗更有效[21]。手术可能更有益于年轻女性，可以保留卵巢，避免阴道萎缩、狭窄以及其他长期放疗后遗症[2]。

外阴癌很少见。当与阴道肿瘤共同发生时，其占所有肿瘤病例的 1% 以及妇科肿瘤的 8%[22]。外阴肿瘤患者的治疗通常涉及分期手术和控制疾病，以及防止局部复发。放、化疗可作为初始治疗方案，用于伴有尿道、膀胱或肛管、直肠较大或晚期病变的患者，或用于认为不适合手术的患者。另外，放、化疗也可以用于手术边缘切除不足或淋巴结受累的肿瘤患者的手术辅助治疗手段。

不幸的是，在部分妇科肿瘤患者中，该疾病常会在初始治疗后再次复发。早期肿瘤的手术治疗相对简单，相关发病率和死亡率较低，但晚期肿瘤和复发肿瘤的手术治疗明显更加复杂，通常需要非常广泛的手术范围。盆腔外科手术需要切除部分或全部盆腔器官，包括下位肠管（直肠，切除或不切除乙状结肠、肛管）、膀胱、生殖器官（包括子宫、输卵管、卵巢、阴道和外阴）、盆腔腹膜（位于骨盆和盆腔器官的腹膜），有时还有会阴（阴道和肛门周围的外部区域），切除后还应进行重建。

患者选择

对于盆腔内反复发作的肿瘤，开腹手术的目的应该是切除所有具有明确组织学边缘并有治愈目的的肿瘤。这是一种激进的做法，通常是残缺的手术，与明显的术后不良反应（发病率）和死亡风险（死亡率）相关，这也是患者和外科医生的一个重要问题。有适应证进行手术的患者数量很少，主要是因为附近解剖结构的存在使得他们不适合进行辅助性根治治疗[8, 18]。通常，在原发肿瘤治疗期间已经达到最大可接受的辐射剂量。在这种情况下，由于辐射诱发并发症的风险高，往往排除了再次照射的可能性[4]。

过去 20 年中，热消融技术已经在临床实践应用中发挥了作用。除了治愈的可能性之外，热消融在姑息治疗中还可以有效地减少肿瘤细胞和缓解疼痛[9-11]。例如，姑息性 CT 引导下射频消融术治疗盆腔复发性直肠癌所导致的癌性疼痛被认为是一种可行和有效的治疗方法，可以把复发控制在与主要神经、肠道和泌尿生殖道结构的安全距离之内[9, 23-25]。

由于不可逆电穿孔（IRE）被认为在很大程度上不会影响肿瘤周围组织结构，所以大血管、膀胱和输尿管以及肠道的结构完整性也可保留[26-27]。此外，临床前动物研究表明[28-30]，最初受损的轴突可能会随着功能的完全恢复而再生。由于这些原因，针对小骨盆恶性肿瘤复发且不适合进行局灶治疗的患者，IRE 有可能是一种安全、可行的治疗方法。

鉴于盆腔内肿瘤的消融治疗存在相对较高的发病率，因此患者的筛选至关重要。患者必须积极配合，并且理解恢复期可能较长，同时生活质量和功能也会受到影响，即使在成功完成手术之后也是如此。医师应该考虑患者的并发症和表现出来的整体状态。对基本功能储备较差的患者不适合进行此项治疗。因此，术前应该对患者进行详细和适当的检查，包括体格检查、心肺功能评估，并在治疗前进行优化。理想情况下，治疗计划应由介入放射科医师、外科医师、放射肿瘤科医师、腹部放射诊断医师以及胃肠科医师或妇科医师组成的多学科团队来完成。

由于隐匿性多灶性疾病存在高风险和为了控制复发进行单纯手术存在难度，对所有复发性肿瘤病例均应考虑单独使用化疗或进行新辅助治疗。许多患者以前接受过放射治疗，但施加额外剂量的辐射可能证明对患者是不安全的。如果术前给予新辅助或诱导治疗，主要是为了减小肿瘤体积或推测诱导的协同效应，则化疗和（或）放疗的使用通常是最佳的。因为辅助治疗可能难以耐受。

IRE 也许是治疗经病理学检查证实的局部盆腔肿瘤复发的一种方法，且这种复发确实不适合进行手术切除、（再）照射和热消融等治疗。尽管 IRE 对于较小的病变进行根治性破坏似乎是可行的。但目前来说，对于肿瘤较大的患者而言是不现实的。对于此类患者，主要目标应该是预防症状和缓解疼痛等方面。

适应证和禁忌证

对于生命体征良好（WHO 0 ～ 1）且经病理学检查明确肿瘤复发的成人患者，也许可以施行经皮 IRE 治疗。对于较小的肿瘤（≤ 3 cm），通过根治性消融改善预后似乎是可行的。但对于病变较大或广泛盆腔外转移的患者，主要的治疗目的应该是预防症状和缓解疼痛。该指南应始终在多学科肿瘤委员会的设置中进行。患者需要了解与手术相关的风险，并自愿签署书面知情同意书。治疗计划的制订应在手术前 6 周进行高品质的横断面成像，以排除多发性盆腔和盆腔外部疾病。有些病灶不适合手术切除和根治性立体定位放射治疗。进一步行全身治疗，或选择姑息治疗或新辅助治疗可能会导致肿瘤体积缩小，但也可能被认为是不利的。

肿瘤经黏膜侵入周围肠道、输尿管、膀胱或尿道广泛受累（完全包裹）、妊娠、有室性心律失常病史、充血性心力衰竭（NYHA 分级＞ 2 级）、未控制的高血压以及植入任何心脏起搏装置被认为是 IRE 的绝对禁忌证。冠状动脉疾病（在筛查前 6 个月内发生心肌梗死）、心房扑动、消融区域内存在金属异物以及术前 4 周接受过化疗或免疫治疗被认为是 IRE 的相对禁忌证[31]。如果肿瘤的解剖位置在骨骼结构、肠道或主要血管内，则可考虑采用安全性增强手术，如肺、球囊切除或行腹腔镜手术加以辅助。对于这样的手术，大量经验表明，经皮图像引导下肿瘤消融是必不可少的。

患者检查和治疗计划

对于可能摄取示踪剂的肿瘤，推荐进行基线 ^{18}F-FDG PET（CT）扫描，以排除盆腔外疾病并且能够评估治疗后的局部反应或局部肿瘤残留 / 复发。对于发生骨转移者，推荐至少选择 T1、T2、高 b 值 DWI 和对比增强序列的 MRI，以评估肿瘤向内生长的程度并确定病变的边界。需注意 0.5 ~ 1.0 cm 的无瘤边界，电极针的数量和结构需由肿瘤的大小和形状来确定。对于符合条件的患者，应通过麻醉回顾进行全身麻醉，并特别注意心电图（ECG）和心脏病史[32]。常规血液检查应包括电解质和肌酐测定、全血细胞计数和凝血功能检查。对于服用抗凝血药或抗血小板药的患者，停药的风险必须与停止治疗时造成损伤的风险相平衡。对于低风险的手术，阿司匹林可以继续使用。尽管可能需要使用普通肝素或低分子量肝素进行抗凝，但应停用氯吡格雷和华法林。对于冠状动脉支架置入的患者，术前需与心内科专家进行讨论。

治疗方法、图像引导和技巧

所有手术均需在全身麻醉状态下进行，具体体位取决于肿瘤的位置和预定的进针途径，包括俯卧位、侧卧位或仰卧位。在手术开始前，作为预防措施，需安放 2 个除颤装置并连接到除颤仪。由于没有关于盆腔内开放式手术或腹腔镜手术的数据，所以首选的方法是施行经皮手术。实时提供非移动靶组织和电极的三维评估，再结合 IRE 治疗侵袭性较小的性质，似乎证明外科手术对于盆腔内消融并不是最好的选择。为了确定肿瘤及其附近关键结构的三维测量数据，在消融之前应始终进行造影增强（CE）CT 或锥形束 CT 扫描，优选使用多平面图像重建来验证。如果需要，应调整治疗计划。在 CT 荧光透视引导下，针头长度为 20 mm 的针电极将在肿瘤内和肿瘤周围向前推进，电极针间距为 15 ~ 24 mm。对于每个电极对，使用当前唯一的市售系统（NanoKnife，AngioDynamics 公司，Queensbury，NY），输送至少 100 个场强为 1000 ~ 1500 V/cm 以及宽度为 90 μs 的脉冲。将 ECG 门控设备连接到 5 导联心电图，使 IRE 脉冲与心脏的不应期同步，以避免发生心律失常。IRE 之前，使用周围神经刺激器来评估神经肌肉传导功能，使肌肉松弛。必要时，麻醉组可以给予加大剂量阻断神经肌肉级联反应。对于较大的肿瘤，电极需要重新定位或多次重复进行消融。手术后应当立即进行第二次 ceCT 扫描，以评估消融效果并发现严重的早期并发症，如病灶周围的活动性出血。

并发症

由于只有一个回顾性研究报道了 8 例患者（9 例肿瘤患者）IRE 后的结果，以及 1 例报道涉及骶骨非常大的肿瘤复发，骨盆内 IRE 的安全性尚未确定[39-40]。在 IRE 术后 90 天内没有死亡病例出现。1 名患者在术后 3 天重新开始接受抗凝治疗后出现迟发性出血（CTCAE Ⅲ级）。8 名患者中有 6 名出现 CTCAE Ⅱ级并发症。3 名患者表现为下肢运动功能丧失［全部为 PNI 型：Ⅱ型（神经细胞轴突损伤）］，1 名患者部分功能恢复。2 名患者中有 1 名患者发生了低渗性膀胱［PNI 型：Ⅰ型（神经失用）和 PNI 型：Ⅱ型（神经细胞轴突损伤）］并完全康复。2 名患者上肢运动功能丧失，2 名患者部分功能恢复［PNI 型：Ⅱ型（神经细胞轴突损伤）］。1 名患者在 IRE 手术后进展为阴道-肿瘤瘘。表 15.1、表 15.2 和表 15.3 总结了 IRE 手术包括并发症在内的相关细节。

表 15.1　Jimenez 等报道的基于病变部位和受累结构的分类[18]

基于病变部位和受累结构，盆腔内肿瘤复发模式	1. 轴向，APE 后可再细分为吻合口、直肠或直肠周围软组织或会阴 2. 前路，涉及 GU 道，包括膀胱、阴道、子宫、精囊和前列腺 3. 后部，涉及骶骨、骶前筋膜及外侧，包括骨盆侧壁和外侧骨盆的软组织 4. 外侧，涉及骨盆侧壁和外侧骨盆的软组织

表 15.2　Seddon 分类[33]

	分类	组织损伤	临床发现	预后
神经失用	Ⅰ	髓鞘	严重的运动损伤，瘫痪持续数日至数月 正常至最小的感觉功能受损	良好
轴突损伤	Ⅱ	髓鞘，轴突	感觉功能及运动功能完全丧失 或者 完全运动功能丧失，感觉功能正常	一般
神经断伤	Ⅲ	结缔组织损伤的范围从部分到完全神经中断	功能完全丧失 感觉功能完全丧失	差

表 15.3 引自源自 Vroomen 等。手术细节、临床和放射学结果[40]

	探针（个）	回路（个）	并发症（CTCAE 级）	并发症特征	Seddon 分类	影响的神经（个数）	神经功能恢复	随访（月）	进展时间 TLP	进展时间 TDP
Pt. 1	5	1	—	—	—	—	—	36[a]	4/—[b]	3
Pt. 2	6	2	II	下肢运动丧失＋感觉受累	轴索断伤	坐骨神经	部分	11[a]	5	—
			II	阴道肿瘤瘘						
Pt. 3	6	2	II	低张性膀胱	神经失用	阴部神经丛 $S_2 \sim S_4$	完全	21[a]	5	5
			II	下肢运动丧失＋感觉受累	轴索断伤	坐骨神经	没有			
Pt. 4	4	1	II	先前存在的下肢运动丧失＋感觉受累的轻微变化	轴索断伤	坐骨神经	没有	12[a]	6	6
			III	大出血	—					
Pt. 5	6	1	II	低张性膀胱	轴索断伤	阴部神经丛 $S_2 \sim S_4$	没有	17	7	—
Pt. 6	4	1	—	—	—	—	—	9	—	9
	4	0								
Pt. 7	3	0	II	上肢运动丧失＋感觉受累	轴索断伤	股神经	部分	9	—	—
Pt. 8	6	0	II	上肢运动丧失＋感觉受累	轴索断伤	股神经	部分	4	—	—

TLP, 发生局部进展的时间, TDP, 发生远处进展的时间

[a] 患病的

[b] 患者出现边缘复发，经皮 IRE 成功消融

随访和疗效评估

电穿孔后，纤维组织将取代肿瘤细胞（图 15.2d）。这种生理过程持续数周至数月，通常与消融区边缘的炎症免疫反应相关，这使得 ^{18}F-FDG PET（CT）在第 1 周至数月的评估可靠性降低。消融的组织应该显示为对比增强缺乏（图 15.3）。由于尺寸缩小的限制，实体瘤的常规或修订反应评估标准（RECIST）似乎不太适用[34-35]。更复杂的反应评估标准，如实体瘤 PET 反应标准（PERCIST）[36]，对于改良的 RECIST[37] 或 Choi 标准[38] 似乎是有利的。

肿瘤复发

热消融和非热消融肿瘤的主要优点之一是能够阻止重要肿瘤残余组织或复发性病灶。如果复发或残留的肿瘤组织局限于单独的和界限分明的区域，并且如果为了实现根治性消融而改善肿瘤学结果或者诱导症状缓解，则应当考虑重复行 IRE 治疗。因此，IRE 可以用于控制早期进展或多病灶复发。在这些情况下，应该由多学科肿瘤委员会重新定义其生物学意义。鉴于区分 IRE 后复发性组织与反应性炎症组织存在困难，我们建议使用空芯针活组织检查来确定重要肿瘤组织是否存在。

文献回顾

在作者的系列研究中，平均随访 12 个月（范围 4 ～ 36 个月）后，4 名患者仍然存活，4 名患者分别在 IRE 后 11 个月、12 个月、21 个月和 36 个月后死亡[40]。尽管迄今为止根据常规 RECIST 尚未对 LSRs 进行客观化，但是使用 PERCIST 标准在 5 名患者（5 个病变）中观察到明确的 LSR。对于最大肿瘤直径 ≤ 3 cm（1/9）的病灶，到目前为止仅检测到 1 例 LSR（29 mm）（图 15.3）。相反，在直径 > 3 cm 的所有病灶（4/4）中均出现复发。CT 引导下活组织检查证实 1 例在第一次经皮穿刺施行 IRE 治疗后 16 个月成功阻止肿瘤复发；此后直到患者死亡才发现局部复发（患者 1，图 15.2）。7 例患者中有 3 例存在盆腔治疗部位远处肿瘤复发：脑（$n = 1$）和肺（$n = 2$）转移。以病灶为基础的主要治疗效率为 38%（3/8），辅助治疗效率为 50%（4/8）。在 IRE

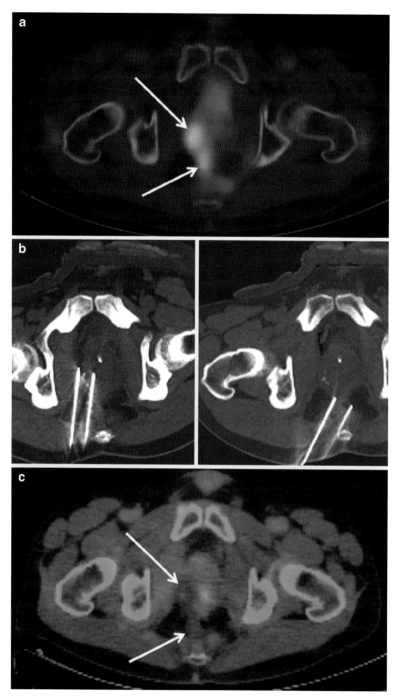

图 15.2 （a）[18]F-FDG PET-CT 图像显示，一名 48 岁男性患者在尾骨前和右侧前列腺外周区域，有 2 处小的病理学检查证实的原发性直肠腺癌局部复发（箭头所示）。（b）在脉冲传递之前非增强 CT 扫描显示插入电极针。（c）在 IRE 3 个月后 ^{18}F-FDG PET-CT 图像显示无残留或复发性疾病征象（Reprinted with permission from Vroomen LG et al. Cardiovasc Intervent Radiol 2017）[40]

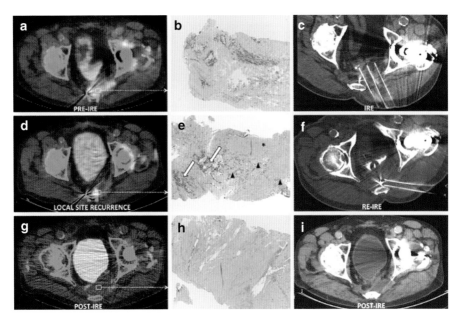

图 15.3　¹⁸F-FDG PET-CT 图像（a）显示，70 岁男性患者与 ¹⁸F-FDG avid 60 mm 病理学检查证实原发性左半直肠腺癌局部复发（箭头所示）。（b）IRE 前初始 LSR 活检显示苏木精–伊红（HE）染色的恶性细胞。（c）在初始 IRE 过程中，非增强 CT 扫描显示在脉冲传递之前插入的 3 个针电极。（d）初始 IRE 后 4 个月 ¹⁸F-FDG PET-CT 图像显示 LSR。在第二次 IRE 之前，LSR 的预 IRE 活检（e）显示炎症细胞（箭头所示）包绕恶性细胞（白色箭头所示）；HE 染色显示两者都嵌入纤维组织（星号所示）。（f）非增强 CT 扫描图像显示，在第二次 IRE 手术中，在脉冲传递前插入的 2 个针电极。（g）第二次 IRE 后 3 个月 ¹⁸F-FDG PET-CT 图像显示，无残留或复发性疾病的征象。腹肌区域的（h）第二次 IRE 后活检显示 HE 染色的纤维化组织。（i）第二次 IRE 6 个月后非增强 CT 扫描图像显示无 LSR 征象（Reprinted with permission from Vroomen LG et al. Cardiovasc Intervent Radiol 2017）[40]

之前，3 名患者出现不适的疼痛症状；在 IRE 后 3 个月，1 名患者（VAS 评分 5；患者 2）的疼痛感保持不变（VAS 评分 5；患者 2）。在另外 2 名患者中，1 例患者病情较前稍得到改善（VAS 评分 5-4；患者 5），1 名患者症状得到显著改善（VAS 评分 6-3；患者 3）。

　　在 Niessen 等的病例报告中[39]，患有子宫内膜癌巨大晚期局部复发（11.9 cm×11.6 cm× 14.9 cm）（图 15.2a）并伴有骶骨和神经丛浸润的患者可接受经皮 IRE 治疗，以达到姑息治疗的目的。由于紧邻骶丛，患者既不能接受手术治疗，也不能接受第二次放射治疗。即使消融大的组织体积（941 cm³）（图 15.4），也仅仅发生轻微的神经功能暂时受损。

　　总之，IRE 可能是治疗局部盆腔肿瘤复发合适且有益的技术。然而与

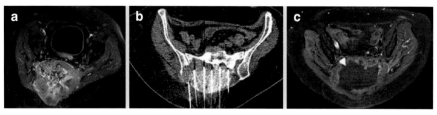

图 15.4　基线强化 T1 加权磁共振成像（a：轴面；b：矢状面）。治疗前图像显示巨大的（11.9 cm×11.6 cm×14.9 cm）活跃肿块，骶骨浸润破坏，骶骨神经丛浸润（**a**）。术中 CT 显示肿瘤肿块中有 6 个消融电极（**b**）。第二次治疗后 8 周随访强化 T1 加权磁共振成像。只有肿瘤病灶的周围部分显示有活性增强的肿瘤组织（箭头所示）。肿瘤中央部分坏死（箭头所示）（**c**）（Reprinted with permission from Niessen et al. J Med Case Rep 2013[39]）

临床前动物研究相反，神经功能有可能永久性丧失。尽管对于较小的病灶，根治性消融似乎是可行的，但对于肿瘤较大的患者来说，IRE 消融似乎不切实际。对于这些患者，预防症状和缓解疼痛应该是未来临床研究的重点。

目前及未来临床试验

　　鉴于肿瘤类型和肿瘤大小、解剖位置以及治疗适应证（症状缓解或疾病控制）的异质性，可能难以为上述特定适应证设计前瞻性的安全性和早期效果研究。出于这些原因，如果在临床对照试验之外进行治疗，我们建议将所有患者纳入前瞻性数据范围。

参考文献

1. Yeo HL, Paty PB. Management of recurrent rectal cancer: practical insights in planning and surgical intervention. J Surg Oncol. 2014;109(1):47–52.
2. Ang C, et al. Exenterative surgery for recurrent gynaecological malignancies. Cochrane Database Syst Rev. 2014;2:CD010449.
3. Colibaseanu DT, et al. Extended sacropelvic resection for locally recurrent rectal cancer: can it be done safely and with good oncologic outcomes? Dis Colon Rectum. 2014;57(1):47–55.
4. Koom WS, et al. Reirradiation to the pelvis for recurrent rectal cancer. J Surg Oncol. 2012;105(7):637–42.
5. Cai G, et al. Accelerated hyperfractionated intensity-modulated radiotherapy for recurrent/unresectable rectal cancer in patients with previous pelvic irradiation: results of a phase II study. Radiat Oncol. 2014;9:278.
6. Sole CV, et al. External-beam radiation therapy after surgical resection and intraoperative

electron-beam radiation therapy for oligorecurrent gynecological cancer. Long-term outcome. Strahlenther Onkol. 2014;190(2):171–80.

7. Mohiuddin M, Marks G, Marks J. Long-term results of reirradiation for patients with recurrent rectal carcinoma. Cancer. 2002;95(5):1144–50.

8. Hahnloser D, et al. Curative potential of multimodality therapy for locally recurrent rectal cancer. Ann Surg. 2003;237(4):502–8.

9. Pusceddu C, et al. Painful pelvic recurrence of rectal cancer: percutaneous radiofrequency ablation treatment. Abdom Imaging. 2013;38(6):1225–33.

10. Mylona S, et al. Palliative treatment of rectal carcinoma recurrence using radiofrequency ablation. Cardiovasc Intervent Radiol. 2012;35(4):875–82.

11. Kvorning Ternov K, et al. Salvage cryotherapy for local recurrence after radiotherapy for prostate cancer. Scand J Urol. 2015;49(2):115–9.

12. Boss A, et al. Thermal damage of the genitofemoral nerve due to radiofrequency ablation of renal cell carcinoma: a potentially avoidable complication. AJR Am J Roentgenol. 2005;185(6):1627–31.

13. Atwell TD, et al. Complications following 573 percutaneous renal radiofrequency and cryoablation procedures. J Vasc Interv Radiol. 2012;23(1):48–54.

14. Heriot AG, et al. Extended radical resection: the choice for locally recurrent rectal cancer. Dis Colon Rectum. 2008;51(3):284–91.

15. Bouchard P, Efron J. Management of recurrent rectal cancer. Ann Surg Oncol. 2010;17(5): 1343–56.

16. Wu ZY, et al. Risk factors for local recurrence of middle and lower rectal carcinoma after curative resection. World J Gastroenterol. 2008;14(30):4805–9.

17. Guillem JG, et al. Long-term oncologic outcome following preoperative combined modality therapy and total mesorectal excision of locally advanced rectal cancer. Ann Surg. 2005;241(5):829–36. discussion 836–8.

18. Jimenez RE, et al. Contemporary outcomes of total pelvic exenteration in the treatment of colorectal cancer. Dis Colon Rectum. 2003;46(12):1619–25.

19. McMeekin DS, et al. The relationship between histology and outcome in advanced and recurrent endometrial cancer patients participating in first-line chemotherapy trials: a Gynecologic Oncology Group study. Gynecol Oncol. 2007;106(1):16–22.

20. Thigpen T, et al. Tamoxifen in the treatment of advanced or recurrent endometrial carcinoma: a Gynecologic Oncology Group study. J Clin Oncol. 2001;19(2):364–7.

21. Yin YJ, et al. The treatment of pelvic Locoregional recurrence of cervical cancer after radical surgery with intensity-modulated radiation therapy compared with conventional radiotherapy: a retrospective study. Int J Gynecol Cancer. 2015;25(6):1058–65.

22. van der Velden J, et al. Squamous cell cancer of the vulva with occult lymph node metastases in the groin: the impact of surgical technique on recurrence pattern and survival. Int J Gynecol Cancer. 2004;14(4):633–8.

23. Kalil AN, et al. Radiofrequency ablation in the treatment of pelvic recurrence of rectal cancer. Hepato-Gastroenterology. 2003;50(54):1937–9.

24. Machtinger R, et al. MRgFUS for pain relief as palliative treatment in recurrent cervical carcinoma: a case report. Gynecol Oncol. 2008;108(1):241–3.

25. Lefevre JH, et al. Radiofrequency ablation for recurrent pelvic cancer. Color Dis. 2008;10(8):781–4.

26. Deodhar A, et al. Renal tissue ablation with irreversible electroporation: preliminary results in a porcine model. Urology. 2011;77(3):754–60.

27. Phillips MA, et al. Irreversible electroporation on the small intestine. Br J Cancer. 2012;106(3):490–5.

28. Li W, et al. The effects of irreversible electroporation (IRE) on nerves. PLoS One. 2011;6(4):e18831.

29. Schoellnast H, et al. Acute and subacute effects of irreversible electroporation on nerves: experimental study in a pig model. Radiology. 2011;260(2):421–7.

30. Schoellnast H, et al. The delayed effects of irreversible electroporation ablation on nerves. Eur Radiol. 2013;23(2):375–80.
31. Scheffer HJ, et al. Irreversible electroporation for nonthermal tumor ablation in the clinical setting: a systematic review of safety and efficacy. J Vasc Interv Radiol. 2014;25(7):997–1011. quiz 1011.
32. Nielsen K, et al. Anaesthetic management during open and percutaneous irreversible electroporation. Br J Anaesth. 2014;113(6):985–92.
33. Seddon HJ. Three types of nerve injury. Brain. 1943;66(4):237–88.
34. Jaffe CC. Measures of response: RECIST, WHO, and new alternatives. J Clin Oncol. 2006;24(20):3245–51.
35. Eisenhauer EA, et al. New response evaluation criteria in solid tumours: revised RECIST guideline (version 1.1). Eur J Cancer. 2009;45(2):228–47.
36. Wahl RL, et al. From RECIST to PERCIST: evolving considerations for PET response criteria in solid tumors. J Nucl Med. 2009;50(Suppl 1):122S–50S.
37. Lencioni R, Llovet JM. Modified RECIST (mRECIST) assessment for hepatocellular carcinoma. Semin Liver Dis. 2010;30(1):52–60.
38. Choi H. Response evaluation of gastrointestinal stromal tumors. Oncologist. 2008;13(Suppl 2): 4–7.
39. Niessen C, et al. Palliative treatment of presacral recurrence of endometrial cancer using irreversible electroporation: a case report. J Med Case Rep. 2013;7:128.
40. Vroomen LGPH, Scheffer HJ, Melenhorst MCA M, van Grieken N, van den Tol MP, Meijerink MR. Irreversible Electroporation to Treat Malignant Tumor Recurrences Within the Pelvic Cavity: A Case Series. CardioVascular and Interventional Radiology.

第十六章 不可逆电穿孔治疗肺肿瘤

H. Kodama，Govindarajan Srimathveeravalli，and S.B. Solomon

引言

过去 10 年，在肿瘤患者中，肺癌和支气管癌发病率居第二位，死亡率居第一位。除原发肿瘤外，肺是结直肠癌、乳腺癌和黑色素瘤的常见转移部位[1]。部分（肺叶切除）或完全肺切除仍然是治疗这种疾病的金标准。然而，手术会减少肺容量，并导致术后生活质量显著降低。对于有手术禁忌证的患者，图像引导消融是一个合适的选择，因为这种治疗方法可以保存肺容量和功能，并允许在复发或异时性肿瘤的情况下再次治疗。消融对肺功能损伤最小，患者可以当天出院。作为姑息治疗时，消融不会影响与外科手术恢复相关的生活质量。与手术不同，图像引导治疗时不需要中断化疗，也不影响为减少并发症而进行的前期治疗。最后，消融对于医生和资源有限的医院来说技术难度低，因此可能更适合广泛应用。目前用于治疗肺肿瘤的消融技术都是以靶组织的温度变化来实现的。这种热消融技术具有一定的疗效限制和风险，需要研究在肺部应用的替代消融治疗。不可逆电穿孔（IRE）有可能克服这些限制，并作为治疗原发性和转移性肺肿瘤的一个重要选择。

生理和解剖学

IRE 和射频消融（RFA）都依靠电场应用于组织消融；然而，IRE 的工作机制与 RFA 大不相同。IRE 通过破坏细胞稳态诱导细胞死亡，而不需要持续增加组织温度使组织坏死[2]，因此可以认为是"非热"消融技术[3]。由于这个原理，IRE 通常不受大血管或气道散热效应的影响，而散热效应对肺部肿瘤的热消融不利[4-5]。此外，IRE 似乎对消融区内的细胞外基质和胶原结构没有任何明显的影响。热消融则可使消融区内的蛋白质和胶原蛋白变性，导致气道和小血管减少。IRE 消融区边界清楚，消融区域内的大血管和支气管在治疗后完好无损[4-5]。保存肺内支气管有助于避免并发症，如肺部热消融后可能出现的支气管胸膜瘘。这些结果表明，IRE 可能非常适合肺容量的保存，并通过保留消融区及其周围的支气管最大限度地减少并发症的发生。

适应证

根据 NCCN 和 ESMO 指南，只要患者能够耐受治疗并且肿瘤没有转移到肺以外，手术仍然是不同肺部原发肿瘤的首选治疗方案。放疗是二线治疗方案，经常用于术后继发性病变部位的控制和区域性转移的治疗。消融通常用于治疗肿瘤较小（＜ 2 cm），且不适合进行手术的患者。对于肺转移性乳腺癌或结肠癌患者，遵循类似的治疗指南。因此，可以预期 IRE 在原发性肺癌或肺部转移性肿瘤患者中具有相似的作用。弥漫性肿瘤在消融治疗中尤其具有挑战性，无法明确消融范围。对此类患者禁止进行 IRE 治疗。

禁忌证

IRE 需要应用高压电脉冲进行肿瘤消融。这种脉冲的应用具有已知的神经肌肉刺激风险，并且可能影响心脏的正常电生理功能。因此，对于心律失常、心力衰竭、植入心脏起搏器或除颤器以及消融范围内有支架的患者，不应考虑用 IRE 治疗。肿瘤距离心脏 5 cm 以内也是使用 IRE 的禁忌证[6]。由于支架等金属植入物可能会影响 IRE 的疗效，因此在肿瘤附近植入此类物质的患者可能无法接受治疗。IRE 也存在由于放置电极针和电脉冲释放所导致的出血风险。因此，服用抗凝血药的患者必须能够在围术期暂时停药。

治疗前检查

进行患者准备时，应做常规体格检查、实验室检查、肺功能检查和影像学检查（包括胸部 X 线检查和胸部 CT）。必须进行 EKG 检查，以排除有心脏事件风险的患者。IRE 治疗肿瘤的理想大小或位置尚不清楚，但 1～3 cm 大小的肿瘤可能适合治疗。使用 IRE 成功消融肿瘤的前提是以 800 V/cm 或更高强度的电场覆盖整个肿瘤。因此，放置电极针和电脉冲参数的选择是获得良好治疗效果的关键。IRE 过程中的电场分布可以用数值方法建模，消融区可以预测（图 16.1）。因此，数值模拟有助于电极放置位置规划和参数设置。

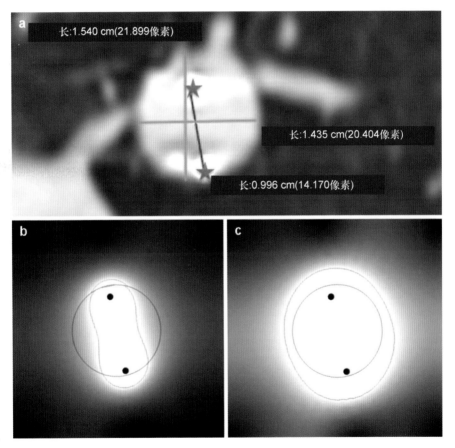

图 16.1（**a**）肺结节电极放置显示电极（星号所示）、肿瘤测量值和电极间距。根据所使用的电场强度以及肿瘤与周围正常肺组织电导率的相对差异，可以用数值模拟确定肿瘤覆盖率是否不足（**b**）或足够（**c**）（**a** Courtesy Prof. Thierry de Baere，Institut Gustave Roussy，France）

干预

患者的体位根据医生的偏好和肿瘤的位置而定。根据计划，电极的放置可以在 CT、锥形束 CT 或 CT 透视引导下进行。由于周围正常肺组织的柔软性或电极插入引起的气胸，在手术过程中肿瘤的位置或与关键结构的距离可能会改变。因此，术中成像对于精确放置电极至关重要。为了获得最佳效果，必须注意将电极直接插入肿瘤。电极插入肿瘤周围或邻近的正常肺组织可能不会产生足够的消融效果。基于肺的充气性质，电阻抗可以变化很大。不张的肺可以在组织周围提供更均匀的电导率，提高治疗效果并增加消融的范围（图 16.1）。电极的平行放置是在肿瘤内获得均匀电场效应的重要因素，在脉冲释放之前必须进行影像学检查，以确认电极位置合适（图 16.2）。大型动物模型[5]实验表明，电极的间距和暴露 < 1.5 cm，在 1600 V/cm 的电场强度下释放 70 个或更多个脉冲是肺组织有效消融的理想条件。IRE 应在全身麻醉状

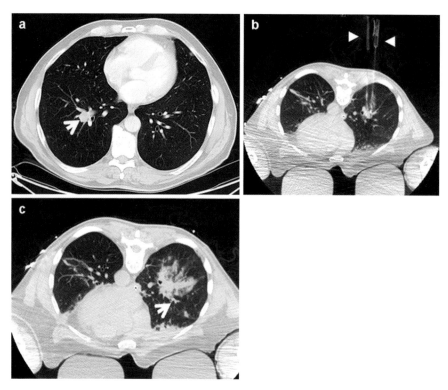

图 16.2 IRE 治疗的患者。（**a**）肺结节（箭头所示）与血管和大气道相邻。（**b**）在肿瘤内平行放置 2 个 IRE 电极针（箭头所示）。（**c**）消融后即刻图像显示治疗区域周围的出血区（箭头所示）。大气道似乎不受影响

态下进行，并应用深度神经肌肉阻滞药以避免肌肉收缩。对所有患者都必须进行心电门控。在治疗期间，对组织吸收的电流必须仔细监测。治疗过程中突然涌入的电流提示可能存在电弧、发电机停机和治疗不彻底的风险。脉冲释放期间电阻抗改变的反馈模式可以作为提示组织电穿孔的证据，但不是肿瘤被有效破坏的可靠指标。

并发症

没有前瞻性研究报道 IRE 对患者肺的安全性。根据一项小样本（23 例患者）研究[7]，35% 的患者因气胸需要胸腔置管，13% 的患者有针道肿瘤种植转移。并发症发生率，尤其是肿瘤种植转移率相当高。据报道，肺 RFA（射频消融）后的肿瘤种植转移率为 0.1%[8]。由于 IRE 后血管通透性增加，肺内出血频繁，但迄今为止尚无严重的咯血报道。IRE 文献报道其他器官或肺部消融治疗后可见脓肿形成、血胸、血栓形成、空气栓塞或心律失常[9-10]。典型的 IRE 治疗需要比 RFA 放置更多的电极来获得足够的肿瘤覆盖率。可能需要多次调整电极的位置，以确保它们彼此平行。这些因素可能会增加肺部肿瘤 IRE 期间发生气胸和出血的风险。正常肺 IRE 后的临床前证据表明，管腔变窄的大气道可能会重塑。其他器官（如肝）IRE 的临床研究提示，大静脉血栓形成和偶发狭窄的风险增加[9-10]。

随访和疗效评估

与 RFA 相似，治疗后每 3～6 个月建议进行实验室检查和影像学检查。IRE 治疗后数周会有明显的水肿（图 16.2），治疗区域的范围可以扩大。这可能会在早期的随访中影响准确测量。因此，应尽可能采用 FDG-PET/CT 等功能性成像工具，以提高残留或复发病变的早期发现率。

临床经验

只有一项前瞻性研究分析了肺部肿瘤 IRE 的有效性和安全性，研究报道局部肿瘤控制率＜ 39%。这项研究由于治疗后的高复发率而被提前终止[7]。Usman 等[11] 报道了 2 例肺部 IRE 治疗病例，2 例患者均显示肿瘤复发。鉴于

RFA 或微波消融的局部控制率为 57.9% ～ 93.8%[12-13]，在肺部广泛使用 IRE 之前可能需要进一步改进治疗方案。

参考文献

1. Cancer Facts and Figures, American Cancer Society. http://www.cancer.org/research/cancer-factsstatistics/cancerfactsfigures2016/index. April 2016.
2. Miller L, Leof J, Rubinsky B. Cancer cells ablation with irreversible electroporation. Technol Cancer Res Treat. 2005;4:699–706.
3. Davlos RV, Rubinsky B. Temperature considerations during irreversible electroporation. Int J Heat Mass Transf. 2008;51:5617–22.
4. Dupuy DE, Aswad B, Ng T. Irreversible electroporation in a Swine lung model. 2011.
5. Deodhar A, Monette S, Single GW Jr, Hamilton WC Jr, Thornton RH, Sofocleous CT, Maybody M, Solomon SB. Percutaneous irreversible electroporation lung ablation: preliminary results in a porcine model. Cardiovasc Intervent Radiol. 2011;34:1278–87.
6. Deodhar A, Dickfeld T, Single GW, Hamilton WC Jr, Thornton RH, Sofocleous CT, Maybody M, Gónen M, Rubinsky B, Solomon SB. Irreversible electroporation near the heart: ventricular arrhythmias can be prevented with ECG synchronization. AJR Am J Roentgenol. 2011;196(3):W330–5.
7. Ricke J, Jürgens JH, Deschamps F, Tselikas L, Uhde K, Kosiek O, De Baere T. Irreversible electroporation (IRE) fails to demonstrate efficacy in a prospective multicenter phase II trial on lung malignancies: the ALICE trial. Cardiovasc Intervent Radiol. 2015;38:401–8.
8. Kashima M, Yamakado K, Takaki H, Kodama H, Yamada T, Uraki J, Nakatsuka A. Complications after 1000 lung radiofrequency ablation sessions in 420 patients: a single center's experiences. AJR Am J Roentgenol. 2011;197(4):W576–80.
9. Dollinger M, Beyer LP, Haimerl M, Niessen C, Jung EM, Zeman F, Stroszczynski C, Wiggermann P. Adverse effects of irreversible electroporation of malignant liver tumors under CT fluoroscopic guidance: a single-center experience. Diagn Interv Radiol. 2015;21(6):471–5.
10. Kluger MD, Epelboym I, Schrope BA, Mahendraraj K, Hecht EM, Susman J, Weintraub JL, Chabot JA. Single-institution experience with irreversible electroporation for T4 pancreatic cancer: first 50 patients. Ann Surg Oncol. 2016;23(5):1736–43.
11. Usman M, Moore W, Talati R, Watkins K, Bilfinger TV. Irreversible electroporation of lung neoplasm: a case series. Med Sci Monit. 2012;18:CS43–7.
12. de Baère T, Palussière J, Aupérin A, Hakime A, Abdel-Rehim M, Kind M, Dromain C, Ravaud A, Tebboune N, Boige V, Malka D, Lafont C, Ducreux M. Midterm local efficacy and survival after radiofrequency ablation of lung tumors with minimum follow-up of 1 year: prospective evaluation. Radiology. 2006;240(2):587–96.
13. Pennathur A, Luketich JD, Abbas G, Chen M, Fernando HC, Gooding WE, Schuchert MJ, Gilbert S, Christie NA, Landreneau RJ. Radiofrequency ablation for the treatment of stage I non-small cell lung cancer in high-risk patients. J Thorac Cardiovasc Surg. 2007;134(4):857–64.

第五部分
未来展望

第十七章 从局部到全身治疗：利用不可逆电穿孔提高抗肿瘤免疫

Anita G.M. Stam and Tanja D. de Gruijl

引言：局部消融技术、吸收效应和全身抗肿瘤免疫

　　免疫检查点抑制剂在临床上的成功，是因其使免疫疗法成为抗癌过程中的标准治疗手段之一，从而改变了肿瘤治疗的局面。免疫检查点阻断要在临床上起效，已诱导的和正在进行或休眠的抗肿瘤 T 细胞应答能够通过随后的免疫检查点阻断而释放至关重要。最近的研究表明，由非同义突变引起的新表位优先被免疫检查点抑制剂（再）激活的抗肿瘤 T 细胞靶向锁定[1-2]。由于这些抗原决定簇个体间差异很大，因此基于个体肿瘤突变组设计定制疫苗等个体化疗法非常昂贵且逻辑上具有挑战性。另外，自体肿瘤可以作为所有可能相关抗原的来源，包括独特的新抗原。这可以通过产生体外疫苗，基于DNA、mRNA、裂解物、凋亡小体或手术清除的肿瘤坏死细胞碎片[3]，或通过诱导体内免疫原性抗原释放，一种有时称为体内接种的过程来实现[4]。由免疫原性细胞死亡引起的这种抗原释放可以容易地与免疫检查点阻滞剂相结合，从而有效触发抗肿瘤免疫。免疫原性细胞死亡可通过常规手段（如化疗或放疗），或通过更新的实验性疗法（如溶瘤病毒疗法）或局部肿瘤消融来实现[5-6]。

　　局部消融疗法已经开发并应用于治疗孤立性肿瘤和转移瘤。这些局部治疗主要基于热消融，即通过热效应诱导破坏肿瘤细胞。通过局部应用高温或低温的极端温度，实现不可逆的组织损伤，导致肿瘤细胞凋亡和凝固性坏死。这种经皮高能消融技术已经应用于许多类型肿瘤，包括肝、骨、肺、肾、乳房、肾上腺、前列腺和头颈部肿瘤[7]。微创介入技术用于破坏原发肿瘤已

在临床上取得进展。与手术不同，被治疗的恶性肿瘤不会从体内移除，但是由消融技术诱导的凋亡或坏死细胞残留仍然可以被吞噬细胞摄取。如果细胞凋亡诱导伴随损伤相关分子模式（DAMP），如ATP和高迁移率族蛋白B1［HMGB1］的释放，充当向吞噬细胞发送所谓"发现我"和"吃掉我"的信号，浸润的抗原呈递细胞（antigen-presenting cells，APC）将被激活，并将肿瘤片段转运到可以发生适应性免疫激活的引流淋巴结[4, 7-8]。实际上，通过热技术或射频消融（RFA），这种局部消融可用于实现体内肿瘤接种，Chu和Dupuy[7]、O'Brien等[8]和Bastianpillai等[6]对此进行了全面综述。这样的局部治疗可以诱导持久的全身性抗肿瘤T细胞应答，这反过来可以诱导远处未治疗的转移瘤的退化，这种现象称为远隔效应（abscopal effect）。与此一致的是，有报道称原发肿瘤经RFA治疗后转移瘤自发消退，同时肿瘤特异性T细胞应答增强[9]。

　　虽然图像引导热消融的远隔效应的确切机制还不完全清楚，但很可能涉及特定抗原呈递细胞APC［所谓的树突细胞（dendritic cells，DC）］的活性。根据其成熟状态，DCs调节耐受性与免疫力[4, 10]。存在于组织中的未成熟DC抗原摄取能力较强，然而，在这种状态下他们对T细胞的刺激性差。一旦DC在暴露于微生物组分，或者在局部热消融导致死亡细胞释放内源性危险信号（即DAMP）的情况下发育成熟，它们将丧失摄取抗原的能力，同时获得激活T细胞的能力。另外，如果DC没有接受到成熟信号，它们就有了致耐受性的特征，阻止其诱导自身抗原引发自身免疫的同时，可影响免疫抑制性T细胞亚群——调节性T细胞（regulatory T cells，Treg）的扩增[4, 10]。因此，暴露于足够量的抗原，与成熟信号相结合，可以产生能够诱导强烈免疫应答的DCs。DCs的这些特征引导研究者开发以肿瘤为靶标的基于DC的免疫疗法。例如，已经开发了DC疫苗，即使用载有体外产生的肿瘤抗原的自体DCs。虽然产生了一些肿瘤反应的证据，但迄今为止对这些DC疫苗进行的临床试验已经在很大程度上证明了它们是无效的[10]。这可能是使用DC亚群欠佳，其成熟诱导不充分，共刺激信号不足，和（或）注射的DC不能到达淋巴结以有效刺激T细胞的结果。然而，随着我们对这些问题的理解不断深化，在不久的将来将会产生更合适的疫苗设计，而体内接种疫苗的方法也可以有效实现基于DC的抗肿瘤免疫[10]。射频消融（RFA）等肿瘤消融治疗可导致大量肿瘤细胞死亡，导致被DCs摄取的抗原释放，从而产生有效的抗肿瘤免疫效应[11-12]。此外，Zerbini及其同事的一项研究表明，RFA处理的含有肝癌细胞的肝提取物能够促进DCs的成熟[13]。这很可能是由于DAMPs［如热休克蛋白（HSP70和HSP96）、ATP、钙网蛋白和HMGB1（可以结合DCs上的

DAMP 受体，如 Toll 样受体（TLRs））］的释放，并且随后诱导 DC 成熟和激活[6, 10]。在这方面，由肿瘤消融诱导的细胞应激的类型在很大程度上决定了 DAMP 库和释放抗原的免疫原性；DNA 损伤反应和内质网（endoplasmic reticulum，ER）压力是已知引起免疫反应的这种过程的两个例子[8, 14-15]。适当激活的 DCs 将获得迁移到肿瘤引流淋巴结（tumor draining lymph nodes，TDLN）的能力，并且（重新）激活肿瘤抗原特异性 T 细胞，这些 T 细胞随后可以回到体内较远的位点并消除（微）转移灶，从而说明了观察到的远隔效应。这些观察结果适用于本质上具有免疫原性的肿瘤（即具有高突变率和高新抗原负荷的肿瘤，如肺肿瘤），但在弱免疫原性肿瘤（如前列腺肿瘤）中不明显[2]。后者可能受益于联合局部消融与免疫刺激［如通过肿瘤内递送 Toll 样受体配体（TLR-L）和（或）抑制围术期免疫检查点[7-8]］的疗法。实际上，尽管抗原可用性和成熟 DCs 的能力增加，非免疫原性肿瘤的 RFA 通常不诱导全身性免疫。然而，将热消融与增加瘤内 DC（ITDC）数量和成熟水平的疗法相结合已经成功地介导了小鼠模型中对肿瘤转移的免疫原性排斥[16]。因此，基于高能量的局部消融技术结合（局部）免疫增强治疗有可能将患者的肿瘤转变为内源性肿瘤疫苗。

目前，最常用的热技术使用图像引导来定位和损毁肿瘤。它们包括基于高温模式的 RFA 和微波消融（MWA）以及基于低温模式的冷冻消融。更新的技术，如高强度聚焦超声（high intensity focused ultrasound，HIFU）和激光消融，在概念上类似于高温消融，但是没有进行深入研究。HIFU 是唯一的无创局部消融模式。它涉及使用超声波束聚焦在选定的肿瘤区域，通过声能产生高温（高达 60℃），引起凝固性坏死[6-7]。与这些热消融技术相反，不可逆电穿孔（IRE）是一种新的成像引导技术，主要不是基于热效应，而是通过施加高压电脉冲造成细胞膜形成小的缺陷，引起细胞的稳态丧失，导致细胞凋亡而死亡[17-18]。IRE 是基于在肿瘤周围放置的几个成对电极之间递送电能的脉冲应用[19]。IRE 被认为可以破坏消融区域内的所有细胞，但是由于其主要的非热作用机制，使得其细胞外基质结构不受影响。因此，较大的血液和淋巴管应得以保持完整，有助于有效的免疫浸润和淋巴液进出肿瘤消融区。这就显著增强了 IRE 诱导的抗原释放的免疫原性。在接下来的描述中，我们将回顾与诱导系统性抗肿瘤免疫反应的能力有关的各种热消融技术，随后简要回顾迄今在这方面观察到的 IRE 相关情况，以及简要讨论将来 IRE 可能如何与免疫调节疗法相结合以进一步增加其体内疫苗接种效力。

肿瘤热消融：产生抗肿瘤免疫的证据

射频消融（RFA）

射频消融（RFA）利用交流射频电流来产生热量，是使用最广泛的肿瘤热消融技术之一。虽然 RFA 在临床实践中广泛使用，但 RFA 后诱导免疫应答的实际证据却非常少。然而，已报道文献中的内容给我们带来了希望。首次分析 RFA 诱导的抗肿瘤免疫应答的研究是 2003 年由 Wissniowski 及其同事开展的，他们将 RFA 用于治疗家兔诱导的肝肿瘤，并收集淋巴细胞，然后通过活检收集肝组织以进一步分析。他们发现治疗 2 周后引发了肿瘤特异性 T 细胞应答，并报道了与治疗相关的显著增高的存活率。他们的研究结果表明了免疫学效应对抑制肿瘤生长的作用[20]。Den Brok 等对小鼠黑色素瘤模型的研究也显示出 RFA 后的肿瘤特异性免疫应答，并能够通过 CTLA-4 免疫检查点阻断进一步增强这种反应[21]。小鼠结肠癌模型研究结果显示，RFA 与肿瘤疫苗联合使用可能会导致局部和远处肿瘤消退[22]。Dromi 等发现在肿瘤消融部位 DC 浸润增加，对小鼠尿路上皮癌模型实施 RFA 后 CD4[+]和 CD8[+]T 细胞应答的全身性诱导，以及肿瘤再次攻击之后显著的肿瘤排斥反应，是成功诱导记忆免疫反应的明确标志[23]。Zerbini 及其同事在肝细胞肝癌（HCC）患者中研究了 RFA 后的免疫反应。他们观察到 CD4[+]和 CD8[+]T 细胞对召回抗原的应答增强，提示总体免疫状态普遍改善，可能与肿瘤诱导的免疫抑制减少有关[24]。事实上，在 HCC 患者中已经报道了 RFA 后 CD4[+] CD25[+]叉头框（forkhead box）蛋白 P3（FoxP3）[+]Tregs 减少[25]，证实了抗肿瘤机制之一可能是对肿瘤抗原的外周耐受性降低。在与 RFA 诱导的凝固性坏死中心区域相邻的过渡区域中，有研究报道了由中性粒细胞、巨噬细胞、DC、自然杀伤（natural killer，NK）细胞和具有肿瘤特异性的 B 细胞和 T 细胞组成的炎症细胞浸润现象[7, 20, 23, 26]。这些浸润性免疫细胞亚群也在远处未经治疗的肿瘤组织中被观察到[27]，并且它们在外周血中的比例和激活状态受 RFA 调节[25, 28-29]。这些观察结果再次提示 RFA 引起了全身免疫激活。肿瘤患者经 RFA 治疗后检测到肿瘤特异性 T 细胞比例升高[24, 30]，这似乎影响了一些患者的无瘤生存期[30]。这些（记忆）T 细胞也可以在动物模型中引起对肿瘤再攻击（tumor re-challenge）的抵抗[23]。RFA 能够诱导或促进肿瘤特异性系统免疫的机制可能是由于 RFA 治疗后 HSPs 的释放[8]。RFA 治疗后肿瘤细胞的裂解物确实可以诱导 DC 成熟[13]，并能与细胞因子诱导的杀伤细胞联合诱导有效的肿瘤应答[12]。

微波消融（MWA）

微波消融（MWA）疗法是利用高频能量的热效应诱导组织凝固。Seki等于1994年首次将经皮MWA用于HCC[31]。随后的免疫应答诱导首先在B16黑色素瘤模型中被报道的是局部微波热疗后增强的NK细胞浸润[32]。Zhang及其同事证实了MWA后局部T细胞、NK细胞和巨噬细胞浸润[33]。Szmigielski等的研究显示，在MWA治疗的前列腺癌中，T细胞浸润和CD4/CD8比值增加[34]。MWA是一种相对较弱的局部炎症刺激物，并且是先天性和获得性抗肿瘤免疫的结果[7]。事实上，与其他消融技术相比，通过MWA诱导的促炎症细胞因子（包括IL-1β和IL-6[35]）强度是最小的，HSP70的释放也是如此[36]。尽管如此，在总体生存期和局部复发风险方面，肝细胞肝癌消融组织中炎性免疫浸润的程度与临床结果呈负相关[37]。因此该观察提供了由MWA诱导的免疫刺激产生临床反应的证据。

冷冻消融

冷冻消融，即肿瘤细胞在零度以下的温度条件下（至少 - 40℃）被破坏，可作为不能手术的肝肿瘤患者的治疗方法。低温是通过将循环液氮或氩气膨胀探头插入损伤部位来实现的[38]。细胞内冰晶的形成可导致细胞膜破裂，从而诱导细胞快速死亡。自从这种技术在20世纪70年代首次用于治疗前列腺癌以来[39-40]，已经有多个病例研究报道了转移性肿瘤在原发性肿瘤冷冻消融后有时会消退。早期体内实验数据显示冷冻消融后发生肿瘤特异性血清转化[41-42]。此外，在冷冻消融后，NK细胞活性[43]、区域淋巴结中的肿瘤特异性T细胞应答[43]以及系统性循环T细胞的比例[44-45]均发现有增高。事实上，与其他局灶消融技术相比，冷冻消融可以诱导明显更高的免疫原性[7, 44]。冷冻消融后，包括IL-1β、IL-6和TNFα在内的促炎症细胞因子的释放量高于RFA或MWA[35, 46]，且在黑色素瘤小鼠模型中，冷冻消融后DC中的抗原积累也高于RFA[11]。RFA后肿瘤消融部位引流淋巴结中7%的DCs被瘤内注射的肿瘤抗原所占据，而原位冷冻消融后这一比例为20%[11]。这些研究表明，冷冻消融有助于改善抗原呈递和可能的T细胞启动。冷冻消融诱导有利的免疫反应的确切机制可以通过观察到的细胞外HMGB1和核苷酸（两种已知的DAMPs，均由死亡细胞释放）的诱导来解释[8, 47]。

高强度聚焦超声（HIFU）

　　高强度聚焦超声（HIFU）治疗需要非侵入性地使用超声对实体瘤进行局部消融。已经明确了两种主要的作用机制[6-7]：①来自声波的机械能转化为热能，引起凝固性坏死；② HIFU 治疗在组织中产生小气泡（气泡），这种现象称为声空化（acoustic cavitation）。这些气泡膨胀和崩溃，导致机械性的组织破坏。此外，它还可能损伤脉管系统，导致缺血和坏死[48]。Zhou 等发现 HIFU 治疗后肿瘤患者循环中免疫抑制性细胞因子水平显著降低[49]。Hu 及其同事通过在体外诱导 HIFU 的两种作用机制，分别以热破坏或以机械破坏作用为主导，对两者进行比较[50]。他们观察到机械性肿瘤破坏能诱导比热破坏更有效的免疫刺激，并推测热肿瘤消融引起的凝固性坏死导致内源性危险信号不完全释放，这些 DAMPs 甚至可能由于热应激而在结构上受损。值得注意的是，他们还首次报道了 HIFU 治疗后 DAMPs（HSP60 和 ATP）的释放，并显示了共刺激分子的上调，表明 HIFU 诱导的 DC 激活[50]。在一项后续研究中，他们证明机械溶解刺激对肿瘤再次攻击具有更好的防护作用，与热肿瘤破坏相比，能产生更有效的 DC 迁移，并能激发增强的细胞毒性 T 细胞活性[51]。

光动力疗法（PDT）

　　光动力疗法（photodynamic therapy，PDT）是将光应用于肿瘤内使用的光敏化合物以产生活性氧物质，导致细胞死亡。Evans 等首次描述了 PDT 后巨噬细胞对细胞因子（TNF）释放的刺激[52]。亚致死剂量的 PDT 也被证明可引起巨噬细胞活化[53]。此外，PDT 可诱导肿瘤特异性抗体反应、转移灶消退和抵抗转移性乳腺癌体内模型中的肿瘤再攻击[54-55]。临床已证实，PDT 可以增强肿瘤相关抗原的免疫识别，并诱导比传统手术更强的免疫反应[56]。PDT 通过两种主要机制发挥抗肿瘤活性[6]：①直接机制涉及活性氧（reactive oxygen species，ROS）的产生，其不可逆转地破坏细胞，导致细胞凋亡和坏死[57]；②间接抗肿瘤作用是由于血管内皮损伤导致局部缺血。PDT 诱导的 ROS 引起 ER 应激反应，这可能有助于提高这种治疗的固有免疫原性[8]。PDT 可引起各种 DAMPs 的释放，其中有钙网蛋白、ATP、HSP70、HSP90 和 CRT[58-60]。这些 DAMPs 可以解释当暴露于 PDT 衍生的肿瘤裂解物后，观察到的 DC 成熟、IL-12 产生和巨噬细胞活化[8, 61]。GM-CSF 通过增加 DC 募集、成熟和存活以及咪喹莫特（一种已知的 TLR7 激动剂）起作用，并可进一步增强 PDT 的抗肿瘤作用[62-63]。尽管 PDT 可明显导致免疫原性细胞死亡，但它有一个明显的缺点：除在术中应用之外，其应用仅局限于浅表易于接收到光照射的肿瘤[8]。

立体定向放射治疗

放射治疗是使用电离辐射来损伤细胞 DNA，通过直接电离或产生自由基的方式实现。立体定向放射治疗（SBRT）依靠聚焦放射束靶向作用于肿瘤，通过精确成像和计算机化的三维治疗计划，以极其准确的方式提供放射剂量。它允许在短时间内向肿瘤递送高剂量的辐射。尽管其功效长期以来被归因于对肿瘤细胞的直接作用，但是越来越多的证据表明涉及二次免疫。临床上，这是通过对远离照射野的转移灶的作用证实的，即上文提到的远隔效应[64]。一项关于植入 Lewis 肺癌和纤维肉瘤的小鼠的远隔效应研究表明，肿瘤特异性抑制远距离肿瘤生长的能力随着单次分割照射剂量的增加而增强[65]。各种研究表明，放射疗法引起 DAMPs 和促炎症细胞因子从濒死细胞中释放，从而有效诱导免疫原性细胞死亡。钙网蛋白是一种有效的"吃掉我"信号，从受照射的肿瘤细胞释放出来，被 APCs 提取后，可促进有效的抗原呈递给 T 细胞[66-67]。此外，HMGB1 和 ATP 也被释放出来，两种炎症因子都具有结合和激活 DC 的能力，可引起 IL-1β 释放并促进 T 细胞的激活[68-70]。Apetoh 及其同事进行的一项令人信服的研究证实了 TLR4-L HMGB1 在放疗疗效中的重要作用，这一研究显示存在丧失功能的 *TLR*4 等位基因的患者放疗后复发率更高[68]。

电化学疗法（ECT）

电穿孔又称电渗透，是用于描述细胞膜透化作用的术语，是对细胞膜（如组织中）施加短波长强电场的结果[71]。这种方法在 20 世纪 70 年代初首次被报道。膜通透性的增加与细胞膜中纳米孔的形成有关，因此称为"电穿孔"[18]。电穿孔过程以可逆的方式使用时，已被临床用于高效地将药物输送到细胞[72]。铂类药物（如奥沙利铂）和各种蒽环类药物（最常见的是阿霉素）已被证明能诱导 DAMPs 从濒死的肿瘤细胞中释放，包括钙网蛋白、HSPs、ATP 和 HMGB1[66, 68, 73-76]。事实上，Kroemer、Zitvogel 及其同事的研究表明，许多细胞生长抑制药物的临床功效依赖于继发诱导的抗肿瘤免疫应答。通过这些研究，最初提出了"免疫原性细胞死亡"一词。使用电化学疗法（ECT）可以更有效地利用化学疗法的免疫原性潜力。ECT 涉及联合化疗并将电场局部应用于肿瘤组织，导致肿瘤细胞膜上形成临时孔（电穿孔），引起随后的化疗药物高效率摄取[72, 77]。值得注意的是，Gerlini 等观察到 DC 的局部募集和活化，以及在黑色素瘤病变 ECT 后诱导它们向引流淋巴结迁移[72, 78]。在各种鼠肿瘤模型中，ECT 显示可诱导炎症细胞（包括 CD11c+ DC 和 CD11b+巨噬细胞）免疫浸润并诱导系统性抗肿瘤免疫应答，在再次攻击时提供保护[79-80]。此外，ECT 与 TLR9-L CpG（一种基于对 ECT 后观察到增加的 TLR9 表达的选择）的组合进一步增强了这种全身性抗肿瘤免疫性，因此可能防止远端转移瘤生长[79-80]。值得注意的是，最近的一项回顾性研究显示 5 例转移性黑素瘤患者接受 IFNα 治疗后 ECT 治疗的应答率显著增高，表明先对肿瘤进行免疫调节，可能通过优化 DC 和 T 细胞浸润和激活来提高 ECT 的疗效[81]。

IRE：体内疫苗的一种形式？

不可逆电穿孔（IRE）是一种新的成像引导技术，可通过施加高压电脉冲诱导细胞膜纳米孔的形成，并为热诱导肿瘤消融提供了一种有前景的替代方案。根据电脉冲的幅度和持续时间，如果细胞膜的电穿孔是可逆的，则之后细胞存活；若不可逆，则导致细胞凋亡[17-18]。由于其主要的非热作用机制，IRE 可保留嵌入结构和邻近辅助组织结构（如血管）的完整性[18]。这允许选择性地消融被围绕的弥漫生长的恶性肿瘤，例如局部晚期胰腺癌（LAPC）的典型情况。此外，对于免疫效应细胞而言，这使得它们容易接近肿瘤消融部位以及从这些部位迁移出来。

目前对于 IRE 的免疫学反应了解甚少。Al-Sakere 及其同事对 IRE 作用的早期研究发现，在皮下注射的小鼠肿瘤模型中，治疗 6 h 后没有显示出免疫浸润渗透到治疗组织内[71]。然而，这很可能是由于在短时间内免疫渗透难以有效地进行，这些皮下局部移植瘤的血管功能通常不好，从而使免疫效应细胞浸润变得复杂。随后报道了更多支持性的证据，例如，Rubinsky 等报道了犬类前列腺肿瘤 IRE 之后的细胞碎片快速消除，其认为与完整的功能性引流淋巴管有关。他们还注意到消融引流区的淋巴结反应，表明 IRE 诱导了免疫激活[18]。在大鼠骨肉瘤模型中，报道显示在 IRE 之后 T 细胞浸润增加且免疫抑制性细胞因子 IL-10 的水平降低[82]。José 等[83]在 IRE 后第 7 天胰腺内注射肿瘤的异种移植模型中观察到广泛的坏死区域，其中有淋巴细胞和组织细胞浸润，且在第 14 天时进一步增加。特别感兴趣的是 Neal 等的研究比较了 IRE 作用在免疫功能正常和免疫功能缺陷的小鼠模型中的不同[84]。与免疫缺陷小鼠相比，免疫功能正常小鼠 IRE 后肿瘤应答显示更持久，伴随肿瘤负荷减少和疾病无恶化生存时间延长。在免疫功能小鼠正常中，IRE 治疗的肿瘤在消融边界处存在强烈的 T 细胞浸润率标记。重要的是，在免疫功能正常小鼠中由肿瘤再次攻击导致肿瘤生长的延迟增加，甚至完全预防肿瘤生长，清楚地显示了 IRE 诱导的保护性记忆免疫反应[84]。在最近的一篇报道中，Bulvik 及其同事比较了 IRE 和 RFA 的作用，发现 IRE 后 IL-6 水平更高，这可能是由 DAMP 介导的免疫激活所致[85]。在一个 s.c.HCC 模型中，观察到 IRE 后肿瘤生长显著延迟。此外，在 IRE 治疗病灶周围的边界区，证实白细胞浸润到消融区，但在 RFA 治疗的病变中则没有。作者得出的结论是，在 IRE 后，不仅较大的血管，而且微血管也得以保存，这将显著有利于白细胞运输[85]。

　　迄今为止，IRE 诱导的抗肿瘤免疫缺乏在人体研究的证据。因此，我们开展了有 10 例局部晚期胰腺癌（LAPC）患者参与的试点 I 期研究 -PANFIRE-I（NCT01939665，clinicaltrials.gov），研究经皮 IRE 治疗 LAPC 的安全性（Scheffer 等，正在出版）。总的来说，这个试验中观察到的并发症是可以接受的，没有直接归因于 IRE 的死亡，只记录到 12 个轻微（I／II 级）和 11 个主要（9 个 III 级，2 个 IV 级）并发症。结果进一步提示，与化疗或不治疗相比，IRE 延长了局部复发的时间，并因此延长了总体存活时间（Scheffer 等，正在出版）。胰腺癌似乎免疫原性有限，几乎不诱导自发性抗肿瘤免疫反应[86]。越来越多的实验证据表明，这可能一部分是由局部和全身性免疫抑制引起的[87-88]，其中调节性 T 细胞起关键作用[89]。尽管如此，肿瘤特异性疫苗接种疗法仍然显示胰腺肿瘤可以通过免疫治疗获益[90-92]。在 LAPC 患者中使用 IRE 导致细胞凋亡和肿瘤负荷降低，这可能引起肿瘤相关免疫抑制的减少和免疫原性凋亡肿瘤片段的同时释放，进而引起抗肿瘤免疫力的产生。为了检验这一假设，我们监测了 IRE 治疗的 LAPC 患者外周血中调节性 T 细胞和（肿瘤特异性）效应 T 细胞的活化（Scheffer 等，已投稿）。我们的研究结果是令人鼓舞的，因为证实了全身性 Tregs 细胞率的短暂和适度下降，伴随增殖性 CD8$^+$T 细胞率的短暂增高。之前也有研究报道了 RFA 后 Tregs 细胞系统频率出现类似的降低[25]。IRE 后全身 Treg 细胞率的降低也与系统性 T 细胞对 WT-1 的应答相一致，可通过基因工程重组干扰素酶联免疫斑点测定（IFN γ Elispotassay）进行检测，而在中位总生存期（OS）以上的患者中则更为突出（Scheffer 等，已投稿）。据报道，WT-1 在 75% 的胰腺肿瘤中表达，在健康的胰腺组织中完全不表达，证实了其作为免疫靶抗原的相关性[93]。在某些患者中，我们发现了预处理 T 细胞对 WT-1 应答的证据，有希望通过提高这样的天然免疫，以增强抗肿瘤功效。事实上，我们发现在 IRE 之后多名患者免疫应答增强以及从头诱导的 T 细胞对 WT-1 应答的证据（图 17.1）。尽管由于所研究的患者数量较少，但 WT-1 反应性与上述中位 OS 之间的关系仍令人兴奋。它表明 IRE（诱导的）抗肿瘤免疫力与防止局部和远处微转移灶的保护措施之间的关系。

总之（图 17.2），IRE 的机制包括：①释放免疫原性（即包含 DAMP 和新抗原）肿瘤细胞凋亡残余物，以协助产生有效的抗肿瘤免疫性；②减少肿瘤相关的免疫抑制；③通过天然免疫效应细胞（包括 DCs）浸润增强免疫原性，释放促炎症细胞因子和趋化因子，并将抗原携带到引流淋巴结；④随后

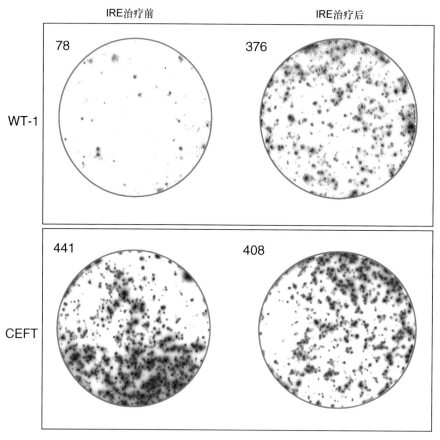

图 17.1 局部晚期胰腺肿瘤不可逆电穿孔后外周血中 WT-1 反应性 T 细胞的特异性增加。图中显示 IRE 治疗前和治疗后 3 个月 IFN γ 酶联免疫吸附测定结果，方法是对外周血来源的单核细胞进行体外再刺激，针对覆盖 WT-1 全长的 15 个重叠肽库，或含有 MHC- Ⅰ 和 MHC- Ⅱ 的肽库——来自 CMV-、EBV-、流感-和破伤风来源的回忆抗原（CEFT）而获得。显示了代表性的孔（对于 WT-1，$n = 6$ 中的一个和对于 CEFT，$n = 3$ 中的一个）。列出的 IFN γ 形成斑点的数目分别是每孔 250 000 个接种 T 细胞裂解（WT-1 组）和每 50 000 个 T 细胞裂解后所得（CEFT 组）

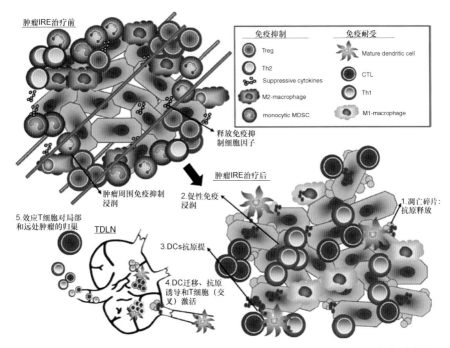

图 17.2　不可逆电穿孔（IRE）可能导致产生有效的抗肿瘤免疫力。IRE 治疗前本来是免疫抑制的肿瘤微环境可以通过诱导免疫原性肿瘤细胞死亡而转变成免疫允许的环境，导致免疫抑制的减少和促炎症免疫效应细胞的流入。系统性肿瘤特异性 T 细胞免疫最终可以通过：①释放免疫原性凋亡肿瘤细胞残留物；②减少肿瘤相关的免疫抑制和募集包括 DC 在内的促炎性免疫浸润；③损伤相关分子模式（DAMP）摄取抗原和激活浸润 DCs；④随后在引流淋巴结中产生抗肿瘤 T 细胞免疫，其由免疫原性凋亡残留物的被动引流（随后被淋巴结驻留的 DC 吸收）或 DC 通过肿瘤位点的主动转运而产生；⑤引发的杀伤性 T 细胞回归治疗的肿瘤部位以消除残余肿瘤细胞或提供对远处转移瘤生长的全身性防护。所标注的图例显示了各种免疫抑制或免疫性细胞因子

在引流淋巴结中产生抗肿瘤 T 细胞免疫，其由凋亡残留物的被动引流（由淋巴结内驻留的 DC 吸收）或由 DC 从肿瘤部位主动转运引起；⑤引发的杀伤性 T 细胞可以随后返回到治疗的肿瘤部位并帮助清除剩余的肿瘤细胞，或提供针对远处转移的防护。

　　IRE 潜在免疫原性的确切机制仍有待进一步解释。例如，哪些 DAMPs 被释放了？并且由于 IRE 本质上的非热学作用机制，它们在结构上更为保守吗[7, 18]？保存下来的血液和淋巴管是否确实允许携带抗原的 DC 移出？或允许释放的抗原和相关 DAMPs 的直接引流？这是否导致引流淋巴结内引发高亲和力的抗肿瘤效应 T 细胞？对这些过程的深入了解可能有助于基于 IRE 的体内接种方法的优化设计。肿瘤免疫治疗方面的最新进展目前已经开发出通过联合疗法进一步提高 IRE 诱导的抗肿瘤免疫方法。

未来展望：联合 IRE 和局部免疫调节

利用免疫治疗结合局部肿瘤消融是一种可以有效结合局部与全身抗肿瘤作用的方法。越来越多的证据表明，即使是常规的肿瘤治疗（如化疗和放疗），患者治疗前的免疫状态也会影响结果。肿瘤浸润淋巴细胞（TILs）和Ⅰ型 IFN 反应的高发生率与更高的临床反应率相关，并且在不同肿瘤类型的患者中代表了有利的预后因素[93-97]。为了最佳地利用由 IRE 等局部肿瘤消融技术触发的免疫应答，重要的是将免疫浸润吸引到原发性和转移性肿瘤部位，并确保在肿瘤消融位点引流淋巴结中 T 细胞的有效激活。这可以通过在消融前应用 TLR-L 和（或）免疫检查点抑制剂来实现。

具体而言，诱导Ⅰ型 IFNs 释放的 TLR-Ls 或 DAMPs 可以提供或重新获得有效的抗肿瘤免疫应答所需的"推动力"。正如 Gajewski 及其同事在多个文献[95-96, 98]中清楚地显示，受适当刺激的 DC 释放的Ⅰ型 IFNs（人类浆细胞样 DC 是最强的Ⅰ型 IFN 生产者）激活浸润的 T 细胞和 NK 效应细胞，招募具有较强交叉启动能力的髓系 DC 子集。在小鼠中，这种交叉呈递的 DC 子集具有较强的引发高亲和力细胞毒性 CD8$^+$ T 细胞的能力，其特征在于 CD8α 表达，在人体主要通过 CD141/BDCA3 和 CLEC9A 表达[10]。这些 DC 反过来可以在引流淋巴结中激活新一代的肿瘤抗原特异性细胞毒性效应 T 细胞。多项研究证明了Ⅰ型 IFN 应答具有预后预测能力，如预测黑素瘤患者中 MAGE-A3 疫苗的临床结果[94]。有效实现Ⅰ型 IFN 释放的一种方式是通过 TLR 激动剂 CpG 进行浆细胞样 DC 活化[99]。局部注射未甲基化 CpG B 型寡聚脱氧核苷酸（CpG-B ODNs）在黑素瘤[100-102]中的免疫学效应清楚地表明，使用 CpG ODNs 具有肿瘤免疫激活剂和治疗剂的潜力，在联合局部肿瘤消融时也是如此。在 2 项单盲随机Ⅱ期临床试验中，我们通过比较 CpG-B 治疗组患者与安慰剂组患者的免疫参数，评估临床Ⅰ～Ⅱ期黑素瘤患者原发性肿瘤切除部位局部注射 CpG-B 的免疫效果[100-102]。我们发现 CpG-B 的应用导致更大的 TDLNs 和在淋巴结驻留 DC 亚群 TDLN 中的激活[100, 102]。应用 CpG-B 和 GM-CSF 联合治疗后，具有 T 细胞刺激和交叉敏化能力的 BDCA3/CD141$^+$ CLEC9A$^+$骨髓 DC 子集的 TDLN 募集显著增加[102]。重要的是，CpG-B 治疗后在外周血中观察到肿瘤特异性 CD8$^+$ T 细胞增加，这与增强的全身保护机制相符[101]。这些发现与体内小鼠研究的结果是一致的，这些研究显示在肿瘤内递送 CpG-B 后可迅速诱导系统性 T 细胞对黑色素瘤相关抗原的应答[103]。

这种效应也显示出依赖浆细胞样 DC 的活化[103]。Kortylewski 及其同事发现，尽管 CpG 可以激活免疫细胞并在体内诱导抗肿瘤效应，但 CpG 结合 TLR9 也会诱导信号转导因子 STAT3 的活化，导致 IL-10 和 IL-6 的产生以及抗肿瘤免疫的应答下调[104-105]。根据这个观点，我们的研究小组发现，CpG-B 对 Tregs 的功能性激活与 I 型抗肿瘤免疫反应的诱导同时发生[106]。应用 CpG-STAT3 siRNA 复合物，抵消 CpG 诱导的免疫抑制，可能进一步改善抗肿瘤反应[105]。而另一种途径——STING 途径，作为诱导 I 型 IFN 应答的主要参与者出现，与诱导自发性抗肿瘤免疫以及治疗后肿瘤消退相关，其在 DC 经细胞溶质结合来源于死亡肿瘤细胞的环状二核苷酸（CDNs）后被激活[98, 107]。事实上，比起通过 TLR 连结，靶向 STING 途径可能是诱导激活和募集交叉启动 DC 更理想的途径，因为它可以诱导免疫激活型 I 型 IFN 而不激活抑制性 STAT3 途径[108]。CpG ODNs 已成功地与局部肿瘤消融技术相结合，在各种肿瘤模型和临床试验中实现体内疫苗接种。Veenstra 及其同事[109]对冷冻消融后诱导的 Her2/neu 的天然免疫和特异性免疫应答进行了全面的评估。他们发现在冷冻消融后瘤周给予 CpG ODN 可以显著改善所有测试小鼠品系的治疗结果。Den Brok 及其同事同时表明，TLR9 介导的 DC 激活增强了冷冻消融部位的引流淋巴结中肿瘤特异性细胞溶解性 T 细胞的交叉启动，并与冷冻消融协同作用以产生"体内 DC 疫苗"[110]。同一研究小组研究了 CpG ODNs 在黑色素瘤模型中通过不同途径联合冷冻消融增强抗肿瘤免疫的能力：瘤周、静脉和远离肿瘤的皮下。他们的数据清楚地表明瘤周给药在 DC 的活化、肿瘤特异性细胞毒性 T 细胞诱导以及长时间持续肿瘤保护等方面表现更好[111]。Levy 及其同事随后进行的 2 项临床试验证实了这一观点。他们将肿瘤部位的局部照射与肿瘤内注射 CpG-B ODN 相结合，并且在惰性 B 细胞淋巴瘤[112]或蕈样霉菌病[113]患者中，显示系统性 T 细胞免疫增强，以及对远处未治疗肿瘤的远隔效应。

除了 I 型 IFN 诱导的 TLR- 或 STING-Ls 提供的"推动力"之外，由免疫检查点抑制剂提供的"牵引"可以帮助克服 T 细胞水平上肿瘤施加的免疫抑制。事实上，CTLA-4 阻断剂已经有效地与局部肿瘤消融相结合，以提高随后的体内免疫效果[7]。由于 CTLA-4 阻断在提高适应性免疫反应启动阶段的抑制性屏障功能尤为重要，因此可将其与局部肿瘤消融相结合，因为这种方法可用于在引流淋巴结中诱导抗肿瘤免疫[114]。小鼠前列腺癌模型的临床前研究表明，CTLA-4 阻滞联合原发肿瘤的冷冻消融可能减缓甚至阻止肿瘤在远处再次攻击后的生长[115]。这些远处的肿瘤被 CD4$^+$和 CD8$^+$T 细胞高度渗透，并且与单纯冷冻消融后的情况相比，效应 T 细胞与 Treg 细胞的比例明显更高。类似地，全身性 CTLA-4 阻断可增强 MWA 治疗皮下 HCC 肿瘤的抗肿瘤效果，通过肿瘤内注射携带 GM-CSF 的微球[116]与局部肿瘤消融相结合时，抗 CTLA-4 的局部应用可能是有吸引力的治疗选择，因为在小鼠黑素瘤模型中的研究已经表明，该方法具有相同的抗肿瘤效应，而没有全身性 CTLA-4 阻滞时不希望的且有时是严重的不良反应[117]。我们首次在 Ⅰ / Ⅱ 期黑色素瘤患者中进行了局部低剂量抗 CTLA4/tremelimumab 治疗的 Ⅰ 期临床试验，显示肿瘤特异性 T 细胞的全身水平增高，同时 Tregs 的全身性比例降低（van Pul 等，撰稿中）。尤其是后者的观察主张 CpG ODNs 和抗 CTLA-4 联合局部给药，后者可抵消前者不需要的抑制作用，并协同增强局部肿瘤消融的体内接种作用。

综上所述，未来将探索 IRE 与局部免疫增强相结合的临床策略可能最终产生非常有效的体内疫苗接种方法。IRE 对于血液和淋巴脉管系统的临床保存较热消融技术具有更大的优势，可确保消融位点的有效免疫渗透以及携带（新）抗原的 DC 向引流淋巴结迁移。事实上，最早的临床前研究和临床研究为 IRE 免疫浸润和诱导肿瘤特异性系统 T 细胞免疫提供了证据。这些有意义的特征可以通过将 IRE 与局部应用免疫刺激剂［如诱导 Ⅰ 型 IFN 的 TLR-Ls 和（或）免疫检查点抑制剂］进一步开发利用。最近的一项研究甚至提示了基于基因疗法的可能性。在猪肝局部 IRE 后立即肝动脉灌注 2 个剂量的无载体人 GM-CSF 质粒，导致在 IRE 后 24 h 内可系统性地检测到人 GM-CSF，并且伴有消融区周围更密集的巨噬细胞浸润[118]。推测消融区外围较低强度的电场是造成局部可逆电穿孔的原因，从而观察到这些区域的转基因表达，而不是由 IRE 作用在中心消融区引起的细胞凋亡。通过 IRE 帮助体内免疫诱导，从而使免疫调节基因的局部递送和表达成为可能。在不久的将来，转化研究势必证明免疫治疗辅助 IRE 是否能够实现其可观的前景。

参考文献

1. Mcgranahan N, Furness AJ, Rosenthal R, Ramskov S, Lyngaa R, Saini SK, Jamal-Hanjani M, Wilson GA, Birkbak NJ, Hiley CT, Watkins TB, Shafi S, Murugaesu N, Mitter R, Akarca AU, Linares J, Marafioti T, Henry JY, Van Allen EM, Miao D, Schilling B, Schadendorf D, Garraway LA, Makarov V, Rizvi NA, Snyder A, Hellmann MD, Merghoub T, Wolchok JD, Shukla SA, Wu CJ, Peggs KS, Chan TA, Hadrup SR, Quezada SA, Swanton C. Clonal neoantigens elicit T cell immunoreactivity and sensitivity to immune checkpoint blockade. Science. 2016;351(6280):1463–9.
2. Schumacher TN, Schreiber RD. Neoantigens in cancer immunotherapy. Science.

2015;348(6230):69–74.

3. Aaes TL, Kaczmarek A, Delvaeye T, De Craene B, De Koker S, Heyndrickx L, Delrue I, Taminau J, Wiernicki B, De Groote P, Garg AD, Leybaert L, Grooten J, Bertrand MJ, Agostinis P, Berx G, Declercq W, Vandenabeele P, Krysko DV. Vaccination with necroptotic cancer cells induces efficient anti-tumor immunity. Cell Rep. 2016;15(2):274–87.

4. Garg AD, Romano E, Rufo N, Agostinis P. Immunogenic versus tolerogenic phagocytosis during anticancer therapy: mechanisms and clinical translation. Cell Death Differ 2016. 10.1038/cdd.2016.5. [Epub ahead of print].

5. de Gruijl TD, Janssen AB, van Beusechem VW. Arming oncolytic viruses to leverage antitumor immunity. Expert Opin Biol Ther. 2015;15(7):959–71.

6. Bastianpillai C, Petrides N, Shah T, Guillaumier S, Ahmed HU, Arya M. Harnessing the immunomodulatory effect of thermal and non-thermal ablative therapies for cancer treatment. Tumour Biol. 2015;36(12):9137–46.

7. Chu KF, Dupuy DE. Thermal ablation of tumours: biological mechanisms and advances in therapy. Nat Rev Cancer. 2014;14(3):199–208.

8. O'Brien MA, Power DG, Clover AJ, Bird B, Soden DM, Forde PF. Local tumour ablative therapies: opportunities for maximising immune engagement and activation. Biochim Biophys Acta. 2014;1846(2):510–23.

9. Dromi SA, Walsh MP, Herby S, Traughber B, Xie J, Sharma KV, et al. Radiofrequency ablation induces antigen-presenting cell infiltration and amplification of weak tumor-induced immunity. Radiology. 2009;251:58–66.

10. Palucka K, Banchereau J. Dendritic-cell-based therapeutic cancer vaccines. Immunity. 2013;39(1):38–48.

11. den Brok MHMG, Sutmuller RPM, Nierkens S, Bennink EJ, Frielink C, Toonen LWJ, et al. Efficient loading of dendritic cells following cryo and radiofrequency ablation in combination with immune modulation induces anti-tumour immunity. Br J Cancer. 2006;95(7):896–905.

12. Shan CC, Shi LR, Ding MQ, Zhu YB, Li XD, Xu B, Jiang JT, Wu CP. Cytokine-induced killer cells co-cultured with dendritic cells loaded with the protein lysate produced by radiofrequency ablation induce a specific antitumor response. Oncol Lett. 2015;9(4):1549–56.

13. Zerbini A, Pilli M, Fagnoni F, Pelosi G, Pizzi MG, Schivazappa S, Laccabue D, Cavallo C, Schianchi C, Ferrari C, Missale G. Increased immunostimulatory activity conferred to antigen-presenting cells by exposure to antigen extract from hepatocellular carcinoma after radiofrequency thermal ablation. J Immunother. 2008;31(3):271–82.

14. Gasser S, Orsulic S, Brown EJ, Raulet DH. The DNA damage pathway regulates innate immune system ligands of the NKG2D receptor. Nature. 2005;436(7054):1186–90.

15. Panaretakis T, Kepp O, Brockmeier U, Tesniere A, Bjorklund AC, Chapman DC, Durchschlag M, Joza N, Pierron G, van Endert P, Yuan J, Zitvogel L, Madeo F, Williams DB, Kroemer G. Mechanisms of pre-apoptotic calreticulin exposure in immunogenic cell death. EMBO J. 2009;28(5):578–90.

16. Waitz R, Solomon SB. Can local radiofrequency ablation of tumors generate systemic immunity against metastatic disease? Radiology. 2009;251(1):1–2.

17. Lee EW, Loh CT, Kee ST. Imaging guided percutaneous irreversible electroporation: ultrasound and immunohistological correlation. Technol Cancer Res Treat. 2007;6(4):287–94.

18. Rubinsky B, Onik G, Mikus P. Irreversible electroporation: a new ablation modality – clinical implications. Technol Cancer Res Treat. 2007;6(1):37–48.

19. Lee EW, Thai S, Kee ST. Irreversible electroporation: a novel image-guided cancer therapy. Gut Liver. 2010;4(Suppl 1):S99–S104.

20. Wissniowski TT, Hänsler J, Neureiter D, Frieser M, Schaber S, Esslinger B, Voll R, Strobel D, Hahn EG, Schuppan D. Activation of tumor-specific T lymphocytes by radio-frequency ablation of the VX2 hepatoma in rabbits. Cancer Res. 2003;63(19):6496–500. Erratum in: Cancer Res. 2003 Nov 1;63(21):7543

21. den Brok MH, Sutmuller RP, van der Voort R, Bennink EJ, Figdor CG, Ruers TJ, Adema

GJ. In situ tumor ablation creates an antigen source for the generation of antitumor immunity. Cancer Res. 2004;64(11):4024–9.

22. Gameiro SR, Higgins JP, Dreher MR, Woods DL, Reddy G, Wood BJ, Guha C, Hodge JW. Combination therapy with local radiofrequency ablation and systemic vaccine enhances antitumor immunity and mediates local and distal tumor regression. PLoS One. 2013;8(7):e70417.

23. Dromi SA, Walsh MP, Herby S, Traughber B, Xie J, Sharma KV, Sekhar KP, Luk A, Liewehr DJ, Dreher MR, Fry TJ, Wood BJ. Radiofrequency ablation induces antigen-presenting cell infiltration and amplification of weak tumor-induced immunity. Radiology. 2009;251(1):58–66.

24. Zerbini A, Pilli M, Penna A, Pelosi G, Schianchi C, Molinari A, Schivazappa S, Zibera C, Fagnoni FF, Ferrari C, Missale G. Radiofrequency thermal ablation of hepatocellular carcinoma liver nodules can activate and enhance tumor-specific T-cell responses. Cancer Res. 2006;66(2):1139–46.

25. Fietta AM, Morosini M, Passadore I, Cascina A, Draghi P, Dore R, Rossi S, Pozzi E, Meloni F. Systemic inflammatory response and downmodulation of peripheral CD25+Foxp3+ T-regulatory cells in patients undergoing radiofrequency thermal ablation for lung cancer. Hum Immunol. 2009;70(7):477–86.

26. Zerbini A, Pilli M, Laccabue D, Pelosi G, Molinari A, Negri E, Cerioni S, Fagnoni F, Soliani P, Ferrari C, Missale G. Radiofrequency thermal ablation for hepatocellular carcinoma stimulates autologous NK-cell response. Gastroenterology. 2010;138(5):1931–42.

27. Nijkamp MW, Borren A, Govaert KM, Hoogwater FJ, Molenaar IQ, van Diest PJ, Kranenburg O, Borel Rinkes IH. Radiofrequency ablation of colorectal liver metastases induces an inflammatory response in distant hepatic metastases but not in local accelerated outgrowth. J Surg Oncol. 2010;101(7):551–6.

28. Rughetti A, Rahimi H, Rossi P, Frati L, Nuti M, Gaspari A, Danza FM, Ercoli L. Modulation of blood circulating immune cells by radiofrequency tumor ablation. J Exp Clin Cancer Res. 2003;22(4 Suppl):247–50.

29. Ali MY, Grimm CF, Ritter M, Mohr L, Allgaier HP, Weth R, Bocher WO, Endrulat K, Blum HE, Geissler M. Activation of dendritic cells by local ablation of hepatocellular carcinoma. J Hepatol. 2005;43(5):817–22.

30. Hiroishi K, Eguchi J, Baba T, Shimazaki T, Ishii S, Hiraide A, Sakaki M, Doi H, Uozumi S, Omori R, Matsumura T, Yanagawa T, Ito T, Imawari M. Strong CD8(+) T-cell responses against tumor-associated antigens prolong the recurrence-free interval after tumor treatment in patients with hepatocellular carcinoma. J Gastroenterol. 2010;45(4):451–8.

31. Seki T, Wakabayashi M, Nakagawa T, Itho T, Shiro T, Kunieda K, Sato M, Uchiyama S, Inoue K. Ultrasonically guided percutaneous microwave coagulation therapy for small hepatocellular carcinoma. Cancer. 1994;74(3):817–25.

32. Nakayama J, Kokuba H, Kobayashi J, Yoshida Y, Hori Y. Experimental approaches for the treatment of murine B16 melanomas of various sizes. II: injection of ethanol with combinations of beta-interferon and microwaval hyperthermia for B16 melanomas with a size of greater than 10 mm in diameter. J Dermatol Sci. 1997;15(2):82–8.

33. Zhang J, Dong B, Liang P, Yu X, Su L, Yu D, Ji X, Yu G. Significance of changes in local immunity in patients with hepatocellular carcinoma after percutaneous microwave coagulation therapy. Chin Med J. 2002;115(9):1367–71.

34. Szmigielski S, Sobczynski J, Sokolska G, Stawarz B, Zielinski H, Petrovich Z. Effects of local prostatic hyperthermia on human NK and T cell function. Int J Hyperth. 1991;7(6):869–80.

35. Ahmad F, Gravante G, Bhardwaj N, Strickland A, Basit R, West K, Sorge R, Dennison AR, Lloyd DM. Changes in interleukin-1β and 6 after hepatic microwave tissue ablation compared with radiofrequency, cryotherapy and surgical resections. Am J Surg. 2010;200(4):500–6.

36. Ahmad F, Gravante G, Bhardwaj N, Strickland A, Basit R, West K, Sorge R, Dennison AR, Lloyd DM. Renal effects of microwave ablation compared with radiofrequency, cryotherapy

and surgical resection at different volumes of the liver treated. Liver Int. 2010;30(9):1305–14.

37. Dong BW, Zhang J, Liang P, Yu XL, Su L, Yu DJ, Ji XL, Yu G. Sequential pathological and immunologic analysis of percutaneous microwave coagulation therapy of hepatocellular carcinoma. Int J Hyperth. 2003;19(2):119–33.

38. Kulaylat MN, Gibbs JF. Thermoablation of colorectal liver metastasis. J Surg Oncol. 2010;101(8):699–705.

39. Alblin RJ, Soanes WA, Gonder MJ. Prospects for cryo-immunotherapy in cases of metastasizing carcinoma of the prostate. Cryobiology. 1971;8(3):271–9.

40. Gursel E, Roberts M, Veenema RJ. Regression of prostatic cancer following sequential cryotherapy to the prostate. J Urol. 1972;108(6):928–32.

41. Ablin RJ. Cryosurgery of the rabbit prostate. Comparison of the immune response of immature and mature bucks. Cryobiology. 1974;11(5):416–22.

42. Ablin RJ, Jagodzinski RV, Prox C, Williams RW, Gonder MJ, Soanes WA. Cryosurgery of the monkey (macaque) prostate. I. Humoral immunologic responsiveness following cryostimulation. Cryobiology. 1976;13(1):47–53.

43. Sabel MS, Nehs MA, Su G, Lowler KP, Ferrara JL, Chang AE. Immunologic response to cryoablation of breast cancer. Breast Cancer Res Treat. 2005;90(1):97–104.

44. Jansen MC, van Hillegersberg R, Schoots IG, Levi M, Beek JF, Crezee H, van Gulik TM. Cryoablation induces greater inflammatory and coagulative responses than radiofrequency ablation or laser induced thermotherapy in a rat liver model. Surgery. 2010;147(5):686–95.

45. Gravante G, Sconocchia G, Ong SL, Dennison AR, Lloyd DM. Immunoregulatory effects of liver ablation therapies for the treatment of primary and metastatic liver malignancies. Liver Int. 2009;29(1):18–24.

46. Chapman WC, Debelak JP, Wright Pinson C, Washington MK, Atkinson JB, Venkatakrishnan A, Blackwell TS, Christman JW. Hepatic cryoablation, but not radiofrequency ablation, results in lung inflammation. Ann Surg. 2000;231(5):752–61.

47. Beyer C, Stearns NA, Giessl A, Distler JH, Schett G, Pisetsky DS. The extracellular release of DNA and HMGB1 from Jurkat T cells during in vitro necrotic cell death. Innate Immun. 2012;18(5):727–37.

48. Wu F, Zhou L, Chen WR. Host antitumour immune responses to HIFU ablation. Int J Hyperth. 2007;23(2):165–71.

49. Zhou Q, Zhu XQ, Zhang J, Xu ZL, Lu P, Wu F. Changes in circulating immunosuppressive cytokine levels of cancer patients after high intensity focused ultrasound treatment. Ultrasound Med Biol. 2008;34(1):81–7.

50. Hu Z, Yang XY, Liu Y, Morse MA, Lyerly HK, Clay TM, Zhong P. Release of endogenous danger signals from HIFU-treated tumor cells and their stimulatory effects on APCs. Biochem Biophys Res Commun. 2005;335(1):124–31.

51. Hu Z, Yang XY, Liu Y, Sankin GN, Pua EC, Morse MA, Lyerly HK, Clay TM, Zhong P. Investigation of HIFU-induced anti-tumor immunity in a murine tumor model. Transl Med. 2007;5:34.

52. Evans S, Matthews W, Perry R, Fraker D, Norton J, Pass HI. Effect of photodynamic therapy on tumor necrosis factor production by murine macrophages. J Natl Cancer Inst. 1990;82(1):34–9.

53. Steubing RW, Yeturu S, Tuccillo A, Sun CH, Berns MW. Activation of macrophages by Photofrin II during photodynamic therapy. J Photochem Photobiol B. 1991;10(1–2):133–45.

54. Chen WR, Zhu WG, Dynlacht JR, Liu H, Nordquist RE. Long-term tumor resistance induced by laser photo-immunotherapy. Int J Cancer. 1999;81(5):808–12.

55. Korbelik M, Krosl G, Krosl J, Dougherty GJ. The role of host lymphoid populations in the response of mouse EMT6 tumor to photodynamic therapy. Cancer Res. 1996;56(24):5647–52.

56. Kabingu E, Oseroff AR, Wilding GE, Gollnick SO. Enhanced systemic immune reactivity to a basal cell carcinoma associated antigen following photodynamic therapy. Clin Cancer Res. 2009;15(13):4460–6.

57. Oleinick NL, Evans HH. The photobiology of photodynamic therapy: cellular targets and

mechanisms. Radiat Res. 1998;150(5 Suppl):S146–56.

58. Garg AD, Krysko DV, Verfaillie T, Kaczmarek A, Ferreira GB, Marysael T, Rubio N, Firczuk M, Mathieu C, Roebroek AJ, Annaert W, Golab J, de Witte P, Vandenabeele P, Agostinis P. A novel pathway combining calreticulin exposure and ATP secretion in immunogenic cancer cell death. EMBO J. 2012;31(5):1062–79.

59. Garg AD, Krysko DV, Vandenabeele P, Agostinis P. DAMPs and PDT-mediated photo-oxidative stress: exploring the unknown. Photochem Photobiol Sci. 2011;10(5):670–80.

60. Garg AD, Krysko DV, Vandenabeele P, Agostinis P. Hypericin-based photodynamic therapy induces surface exposure of damage-associated molecular patterns like HSP70 and calreticulin. Cancer Immunol Immunother. 2012;61(2):215–21.

61. Castano AP, Mroz P, Hamblin MR. Photodynamic therapy and anti-tumour immunity. Nat Rev Cancer. 2006;6(7):535–45.

62. Krosl G, Korbelik M, Krosl J, Dougherty GJ. Potentiation of photodynamic therapy-elicited antitumor response by localized treatment with granulocyte-macrophage colony-stimulating factor. Cancer Res. 1996;56(14):3281–6.

63. Papakostas D, Stockfleth E. Topical treatment of basal cell carcinoma with the immune response modifier imiquimod. Future Oncol. 2015;11(22):2985–90.

64. Mole RH. Whole body irradiation; radiobiology or medicine? Br J Radiol. 1953;26(305):234–41.

65. Camphausen K, Moses MA, Ménard C, Sproull M, Beecken WD, Folkman J, O'Reilly MS. Radiation abscopal antitumor effect is mediated through p53. Cancer Res. 2003;63(8):1990–3.

66. Obeid M, Tesniere A, Ghiringhelli F, Fimia GM, Apetoh L, Perfettini JL, Castedo M, Mignot G, Panaretakis T, Casares N, Métivier D, Larochette N, van Endert P, Ciccosanti F, Piacentini M, Zitvogel L, Kroemer G. Calreticulin exposure dictates the immunogenicity of cancer cell death. Nat Med. 2007;13(1):54–61.

67. Obeid M, Panaretakis T, Joza N, Tufi R, Tesniere A, van Endert P, Zitvogel L, Kroemer G. Calreticulin exposure is required for the immunogenicity of gamma-irradiation and UVC light-induced apoptosis. Cell Death Differ. 2007;14(10):1848–50.

68. Apetoh L, Ghiringhelli F, Tesniere A, Obeid M, Ortiz C, Criollo A, Mignot G, Maiuri MC, Ullrich E, Saulnier P, Yang H, Amigorena S, Ryffel B, Barrat FJ, Saftig P, Levi F, Lidereau R, Nogues C, Mira JP, Chompret A, Joulin V, Clavel-Chapelon F, Bourhis J, André F, Delaloge S, Tursz T, Kroemer G, Zitvogel L. Toll-like receptor 4-dependent contribution of the immune system to anticancer chemotherapy and radiotherapy. Nat Med. 2007;13(9):1050–9.

69. O'Brien-Ladner A, Nelson ME, Kimler BF, Wesselius LJ. Release of interleukin-1 by human alveolar macrophages after in vitro irradiation. Radiat Res. 1993;136(1):37–41.

70. Hong JH, Chiang CS, Tsao CY, Lin PY, McBride WH, Wu CJ. Rapid induction of cytokine gene expression in the lung after single and fractionated doses of radiation. Int J Radiat Biol. 1999;75(11):1421–7.

71. Al-Sakere B, Bernat B, André F, Connault E, Opolon P, Davalos RV, et al. A study of the immunological response to tumor ablation with irreversible electroporation. Technol Cancer Res Treat. 2007;6(4):301–5.

72. Gerlini G, Sestini S, Di Gennaro P, Urso C, Pimpinelli N, Borgognoni L. Dendritic cells recruitment in melanoma metastasis treated by electrochemotherapy. Clin Exp Metastasis. 2013;30(1):37–45.

73. Ghiringhelli F, Apetoh L, Tesniere A, Aymeric L, Ma Y, Ortiz C, Vermaelen K, Panaretakis T, Mignot G, Ullrich E, Perfettini JL, Schlemmer F, Tasdemir E, Uhl M, Génin P, Civas A, Ryffel B, Kanellopoulos J, Tschopp J, André F, Lidereau R, McLaughlin NM, Haynes NM, Smyth MJ, Kroemer G, Zitvogel L. Activation of the NLRP3 inflammasome in dendritic cells induces IL-1beta-dependent adaptive immunity against tumors. Nat Med. 2009;15(10):1170–8.

74. Michaud M, Martins I, Sukkurwala AQ, Adjemian S, Ma Y, Pellegatti P, Shen S, Kepp O, Scoazec M, Mignot G, Rello-Varona S, Tailler M, Menger L, Vacchelli E, Galluzzi L,

Ghiringhelli F, di Virgilio F, Zitvogel L, Kroemer G. Autophagy-dependent anticancer immune responses induced by chemotherapeutic agents in mice. Science. 2011;334(6062):1573–7.

75. Fucikova J, Kralikova P, Fialova A, Brtnicky T, Rob L, Bartunkova J, Spísek R. Human tumor cells killed by anthracyclines induce a tumor-specific immune response. Cancer Res. 2011;71(14):4821–33.

76. Panaretakis T, Joza N, Modjtahedi N, Tesniere A, Vitale I, Durchschlag M, Fimia GM, Kepp O, Piacentini M, Froehlich KU, van Endert P, Zitvogel L, Madeo F, Kroemer G. The co-translocation of ERp57 and calreticulin determines the immunogenicity of cell death. Cell Death Differ. 2008;15(9):1499–509.

77. Mir LM, Orlowski S, Belehradek J Jr, Paoletti C. Electrochemotherapy potentiation of anti-tumour effect of bleomycin by local electric pulses. Eur J Cancer. 1991;27(1):68–72.

78. Gerlini G, Di Gennaro P, Borgognoni L. Enhancing anti-melanoma immunity by electroche-motherapy and in vivo dendritic-cell activation. Oncoimmunology. 2012;1(9):1655–7.

79. Roux S, Bernat C, Al-Sakere B, Ghiringhelli F, Opolon P, Carpentier AF, Zitvogel L, Mir LM, Robert C. Tumor destruction using electrochemotherapy followed by CpG oligode-oxynucleotide injection induces distant tumor responses. Cancer Immunol Immunother. 2008;57(9):1291–300.

80. Keisari Y, Hochman I, Confino H, Korenstein R, Kelson I. Activation of local and systemic anti-tumor immune responses by ablation of solid tumors with intratumoral electrochemical or alpha radiation treatments. Cancer Immunol Immunother. 2014;63(1):1–9.

81. Hribernik A, Cemazar M, Sersa G, Bosnjak M, Snoj M. Effectiveness of electrochemother-apy after IFN-α adjuvant therapy of melanoma patients. Radiol Oncol. 2016;50(1):21–7.

82. Li X, Xu K, Li W, Qiu X, Ma B, Fan Q, Li Z. Immunologic response to tumor ablation with irreversible electroporation. PLoS One. 2012;7:e48749.

83. Jose A, Sobrevals L, Ivorra A, Fillat C. Irreversible electroporation shows efficacy against pan-creatic carcinoma without systemic toxicity in mouse models. Cancer Lett. 2012;317:16–23.

84. Neal RE II, Rossmeisl JH Jr, Robertson JL, Arena CB, Davis EM, Singh RN, Stallings J, Davalos RV. Improved local and systemic anti-tumor efficacy for irreversible electroporation in immunocompetent versus immunodeficient mice. PLoS One. 2013;8:e64559.

85. Bulvik BE, Rozenblum N, Gourevich S, Ahmed M, Andriyanov AV, Galun E, Goldberg SN. Irreversible electroporation versus radiofrequency ablation: a comparison of local and sys-temic effects in a small-animal model. Radiology. 2016;280:413–24.

86. Lutz ER, Wu AA, Bigelow E, Sharma R, Mo G, Soares K, Solt S, Dorman A, Wamwea A, Yager A, Laheru D, Wolfgang CL, Wang J, Hruban RH, Anders RA, Jaffee EM, Zheng L. Immunotherapy converts nonimmunogenic pancreatic tumors into immunogenic foci of immune regulation. Cancer Immunol Res. 2014;2:616–31.

87. Sideras K, Braat H, Kwekkeboom J, van Eijck CH, Peppelenbosch MP, Sleijfer S, Bruno M. Role of the immune system in pancreatic cancer progression and immune modulating treatment strategies. Cancer Treat Rev. 2014;40:513–22.

88. Schnurr M, Duewell P, Bauer C, Rothenfusser S, Lauber K, Endres S, Kobold S. Strategies to relieve immunosuppression in pancreatic cancer. Immunotherapy. 2015;7:363–76.

89. Hiraoka N, Onozato K, Kosuge T, Hirohashi S. Prevalence of FOXP3+ regulatory T cells increases during the progression of pancreatic ductal adenocarcinoma and its premalignant lesions. Clin Cancer Res. 2006;12:5423–34.

90. Koido S, Homma S, Okamoto M, Takakura K, Mori M, Yoshizaki S, Tsukinaga S, Odahara S, Koyama S, Imazu H, Uchiyama K, Kajihara M, Arakawa H, Misawa T, Toyama Y, Yanagisawa S, Ikegami M, Kan S, Hayashi K, Komita H, Kamata Y, Ito M, Ishidao T, Yusa S, Shimodaira S, Gong J, Sugiyama H, Ohkusa T, Tajiri H. Treatment with chemotherapy and dendritic cells pulsed with multiple Wilms' tumor 1 (WT1)-specific MHC class I/II-restricted epitopes for pancreatic cancer. Clin Cancer Res. 2014;20:4228–39.

91. Le DT, Wang-Gillam A, Picozzi V, Greten TF, Crocenzi T, Springett G, Morse M, Zeh H, Cohen D, Fine RL, Onners B, Uram JN, Laheru DA, Lutz ER, Solt S, Murphy AL, Skoble

J, Lemmens E, Grous J, Dubensky T Jr, Brockstedt DG, Jaffee EM. Safety and survival with GVAX pancreas prime and listeria monocytogenes-expressing mesothelin (CRS-207) boost vaccines for metastatic pancreatic cancer. J Clin Oncol. 2015;33:1325–33.

92. Le DT, Lutz E, Uram JN, Sugar EA, Onners B, Solt S, Zheng L, Diaz LA Jr, Donehower RC, Jaffee EM, Laheru DA. Evaluation of ipilimumab in combination with allogeneic pancreatic tumor cells transfected with a GM-CSF gene in previously treated pancreatic cancer. J Immunother. 2013;36:382–9.

93. Oji Y, Nakamori S, Fujikawa M, Nakatsuka S, Yokota A, Tatsumi N, Abeno S, Ikeba A, Takashima S, Tsujie M, Yamamoto H, Sakon M, Nezu R, Kawano K, Nishida S, Ikegame K, Kawakami M, Tsuboi A, Oka Y, Yoshikawa K, Aozasa K, Monden M, Sugiyama H. Overexpression of the Wilms' tumor gene WT1 in pancreatic ductal adenocarcinoma. Cancer Sci. 2004;95:583–7.

94. Ulloa-Montoya F, Louahed J, Dizier B, Gruselle O, Spiessens B, Lehmann FF, Suciu S, Kruit WH, Eggermont AM, Vansteenkiste J, Brichard VG. Predictive gene signature in MAGE-A3 antigen-specific cancer immunotherapy. J Clin Oncol. 2013;31(19):2388–95.

95. Fuertes MB, Kacha AK, Kline J, Woo SR, Kranz DM, Murphy KM, Gajewski TF. Host type I IFN signals are required for antitumor CD8+ T cell responses through CD8{alpha}+ dendritic cells. J Exp Med. 2011;208(10):2005–16.

96. Fuertes MB, Woo SR, Burnett B, Fu YX, Gajewski TF. Type I interferon response and innate immune sensing of cancer. Trends Immunol. 2013;34(2):67–73.

97. Zitvogel L, Galluzzi L, Kepp O, Smyth MJ, Kroemer G. Type I interferons in anticancer immunity. Nat Rev Immunol. 2015;15(7):405–14.

98. Woo SR, Corrales L, Gajewski TF. The STING pathway and the T cell-inflamed tumor microenvironment. Trends Immunol. 2015;36(4):250–6.

99. Krieg AM. CpG still rocks! Update on an accidental drug. Nucleic Acid Ther. 2012;22(2):77–89.

100. Molenkamp BG, van Leeuwen PAM, Meijer S, Sluijter BJR, Wijnands PGJTB, Baars A, van den Eertwegh AJM, Scheper RJ, de Gruijl TD. Intradermal CpG-B activates both plasmacytoid and myeloid dendritic cells in the sentinel lymph node of melanoma patients. Clin Cancer Res. 2007;13(10):2961–9.

101. Molenkamp BG, Sluijter BJR, van Leeuwen PAM, Santegoets SJAM, Meijer S, Wijnands PGJTB, Haanen JBAG, van den Eertwegh AJM, Scheper RJ, de Gruijl TD. Local administration of PF-3512676 CpG-B instigates tumor-specific CD8+ T-cell reactivity in melanoma patients. Clin Cancer Res. 2008;14(14):4532–42.

102. Sluijter BJR, van den Hout MFCM, Koster BD, van Leeuwen PAM, Schneiders FL, van de Ven R, Molenkamp BG, Vosslamber S, Verweij CL, van den Tol MP, van den Eertwegh AJM, Scheper RJ, de Gruijl TD. Arming the melanoma sentinel lymph node through local administration of CpG-B and GM-CSF: recruitment and activation of BDCA3/CD141+ dendritic cells and enhanced cross-presentation. Cancer Immunol Res. 2015;3(5):495–505.

103. Lou Y, Liu C, Lizée G, Peng W, Xu C, Ye Y, Rabinovich BA, Hailemichael Y, Gelbard A, Zhou D, Overwijk WW, Hwu P. Antitumor activity mediated by CpG: the route of administration is critical. J Immunother. 2011;34(3):279–88.

104. Kortylewski M, Xin H, Kujawski M, Lee H, Liu Y, Harris T, Drake C, Pardoll D, Yu H. Regulation of the IL-23 and IL-12 balance by Stat3 signaling in the tumor microenvironment. Cancer Cell. 2009;15(2):114–23.

105. Kortylewski M, Swiderski P, Herrmann A, Wang L, Kowolik C, Kujawski M, Lee H, Scuto A, Liu Y, Yang C, Deng J, Soifer HS, Raubitschek A, Forman S, Rossi JJ, Pardoll DM, Jove R, Yu H. In vivo delivery of siRNA to immune cells by conjugation to a TLR9 agonist enhances antitumor immune responses. Nat Biotechnol. 2009;27(10):925–32.

106. van den Hout MF, Sluijter BJ, Santegoets SJ, van Leeuwen PA, van den Tol MP, van den Eertwegh AJ, Scheper RJ, de Gruijl TD. Local delivery of CpG-B and GM-CSF induces concerted activation of effector and regulatory T cells in the human melanoma sentinel lymph node. Cancer Immunol Immunother. 2016;65(4):405–15.

107. Woo SR, Fuertes MB, Corrales L, Spranger S, Furdyna MJ, Leung MY, Duggan R, Wang Y, Barber GN, Fitzgerald KA, Alegre ML, Gajewski TF. STING-dependent cytosolic DNA sensing mediates innate immune recognition of immunogenic tumors. Immunity. 2014;41(5):830–42.

108. Zhu Q, Man SM, Gurung P, Liu Z, Vogel P, Lamkanfi M, Kanneganti T-D. Cutting edge: STING mediates protection against colorectal tumorigenesis by governing the magnitude of intestinal inflammation. J Immunol. 2014 15;193(10):4779–82.

109. Veenstra JJ, Gibson HM, Freytag S, Littrup PJ, Wei WZ. In situ immunization via non-surgical ablation to prevent local and distant tumor recurrence. Oncoimmunology. 2015;4(3):e989762.

110. den Brok MH, Sutmuller RP, Nierkens S, Bennink EJ, Toonen LW, Figdor CG, Ruers TJ, Adema GJ. Synergy between in situ cryoablation and TLR9 stimulation results in a highly effective in vivo dendritic cell vaccine. Cancer Res. 2006;66(14):7285–92.

111. Nierkens S, den Brok MH, Roelofsen T, Wagenaars JA, Figdor CG, Ruers TJ, Adema GJ. Route of administration of the TLR9 agonist CpG critically determines the efficacy of cancer immunotherapy in mice. PLoS One. 2009;4(12):e8368.

112. Brody JD, Ai WZ, Czerwinski DK, Torchia JA, Levy M, Advani RH, Kim YH, Hoppe RT, Knox SJ, Shin LK, Wapnir I, Tibshirani RJ, Levy R. In situ vaccination with a TLR9 agonist induces systemic lymphoma regression: a phase I/II study. J Clin Oncol. 2010;28(28):4324–32.

113. Kim YH, Gratzinger D, Harrison C, Brody JD, Czerwinski DK, Ai WZ, Morales A, Abdulla F, Xing L, Navi D, Tibshirani RJ, Advani RH, Lingala B, Shah S, Hoppe RT, Levy R. In situ vaccination against mycosis fungoides by intratumoral injection of a TLR9 agonist combined with radiation: a phase 1/2 study. Blood. 2012;119(2):355–63.

114. Marabelle A, Kohrt H, Levy R. Intratumoral anti-CTLA-4 therapy: enhancing efficacy while avoiding toxicity. Clin Cancer Res. 2013;19(19):5261–3.

115. Waitz R, Solomon SB, Petre EN, Trumble AE, Fassò M, Norton L, Allison JP. Potent induction of tumor immunity by combining tumor cryoablation with anti-CTLA-4 therapy. Cancer Res. 2012;72(2):430–9.

116. Chen Z, Shen S, Peng B, Tao J. Intratumoural GM-CSF microspheres and CTLA-4 blockade enhance the antitumour immunity induced by thermal ablation in a subcutaneous murine hepatoma model. Int J Hyperth. 2009;25(5):374–82.

117. Fransen MF, van der Sluis TC, Ossendorp F, Arens R, Melief CJ. Controlled local delivery of CTLA-4 blocking antibody induces CD8+ T-cell-dependent tumor eradication and decreases risk of toxic side effects. Clin Cancer Res. 2013;19(19):5381–9.

118. Au JT, Mittra A, Song TJ, Cavnar M, Jun K, Carson J, Gholami S, Haddad D, Gaujoux S, Monette S, Ezell P, Wolchok J, Fong Y. Irreversible electroporation facilitates gene transfer of a GM-CSF plasmid with a local and systemic response. Surgery. 2013;154(3):496–503.

第十八章　IRE 的未来展望

Martijn R. Meijerink，Hester J. Scheffer，and
Govindarajan Naranayan

引言

　　现代医学正在不断开发侵入性较低的疾病治疗方法。虽然一些关于组织消融的研究在 100 多年前就有记载，但大多数研究工作是在过去 20 年内进行的。自 1990 年首次引入组织消融技术以来，由于图像引导技术的发展，实现了对肿瘤的实时定位和精确穿刺定位，射频消融（RFA）和微波消融（MWA）等热消融技术的疗效有了很大提高。热能装置的技术进步，如开发更强大的发生器和更高质量的穿刺针设计，进一步提高了功效，形成了更大、更近似球形和更可预测的消融区域。

　　在迅速发展的肿瘤消融技术体系中，不可逆电穿孔（IRE）是一项新型肿瘤消融技术。在过去数年里，IRE 在临床实践中被越来越多地使用，因为与热消融相比，其理论上的优势似乎直观和不言而喻。然而，缺乏关于实际工作机制的确切证据，更重要的是，缺乏关于既定安全性和有效性的确切证据，根据现有数据得出的结论很可能有失偏颇。

　　临床前研究和临床研究已经验证了 IRE 能够在人体原发性恶性肿瘤中造成完全的细胞死亡，而不会造成主要的热凝固坏死。根据我们的研究结果，可以进一步得出结论，IRE 具有可接受的安全性。目前报道的肿瘤治疗结果，考虑到不适合手术切除和热消融难以实施的肿瘤，以及 IRE 治疗后的并发症、治疗部位的消融效果。在肝、胆道、胰腺和前列腺肿瘤 IRE 治疗方面，尚需开展更大规模的 II 期和 III 期临床试验。

　　尽管如此，IRE 的许多方面仍有待阐明。IRE 技术的发展仍有一些障碍，需要在未来加以解决，以提高其疗效并进一步降低附带损伤的风险。

不可逆电穿孔中的知识盲点

肿瘤临床实践中遇到的困难之一是缺乏经过验证的特有的标准化治疗方案，因为目前的消融方案主要基于 IRE 对健康肝组织影响的动物研究。就像消融正常组织一样，最近的论文质疑 IRE 消融肿瘤组织的能力。Qin 等发现，即使施加 1300 V/cm 与 99 个脉冲、100 μs 的脉冲持续时间和 10 Hz 波长，仍然存在可见的肿瘤细胞团[1]。这就为一个潜在缺陷提出了质疑，即肿瘤组织对 IRE 的反应与正常组织相同。IRE 后细胞死亡的机制依赖于细胞膜孔隙形成后稳态丧失的细胞凋亡反应。已知对凋亡途径具有抵抗性的肿瘤细胞可能需要更高的阈值才能得到充分的治疗，类似于肿瘤细胞死亡须增加化疗水平[2]。对肿瘤特异性组织电场剂量反应的研究很少，对于破坏具有不规则几何形状和不均匀性质的恶性组织的临床可行性仍然未知。在这方面，一个有趣的话题是 Appelbaum 及其同事的研究，他们的研究表明，多个较短的能量应用周期可产生较大的消融区[3]。作者假设，在施加初始脉冲之后，IRE 脉冲引起的电导率增高仍然存在，而总体接触时间的延长会导致膜透化引起的细胞内容物移位增加，从而扩大消融区域。除了他们的发现外，我们的研究还表明，连续脉冲可同时保持较低的温度，从而提高治疗安全性。连续脉冲模型需要在进一步的动物研究和临床研究中得到验证，但可能是朝着提高 IRE 的安全性和有效性迈出的一大步。不同肿瘤类型具有不同的电学性质，研究人员面临挑战性的任务是确定不同肿瘤类型的最佳治疗参数，使脉冲电场强大到足以造成肿瘤细胞完全死亡的同时，避免对其他重要区域的热损伤。

另一个缺点是，缺乏明确界定有效消融的终结点，可能会降低治疗的有效性。对于 RFA，组织坏死是随着组织逐渐凝固并最终失去其传导电流的能力而实现的，局部控制的有效预测指标是阻抗的急剧上升（"衰减"）。对于 IRE，在脉冲输送期间电流应当在 20 ～ 40 A，但是没有可靠的反馈数据告知临床医生是否所有组织都已经被有效地电穿孔。特别是在胰腺 IRE 患者中，用超声或 CT 准确划分不可逆损伤的消融区是不可行的。由于假定增加的电流是膜通透性增高的直接结果[4-5]，Martin 及其同事建议每个电极对的基线电流增加 12 ～ 15 A[6]。如果在最初的 90 个脉冲之后没有达到此增加，则应重复该治疗，直至达到所需的电流变化。然而，正如第十一章所示，在无细胞模型中，IRE 期间治疗温度升高稳定，同时伴随着电流的增加，当重复治疗时应该谨慎，因为累积的能量可能对消融区域附近的热敏结构造成热损伤。

IRE 将受益于建立稳定的治疗终点，以此确认有效的消融。

第三个需要解决的问题是难以规划消融区所期望的三维几何形状和随后的电极放置。目前，NanoKnife® 发生器将三维肿瘤测量（宽度、高度和深度）转换成二维椭圆形或圆形，将肿瘤还原为完美的卵形或圆形"管"，然后绘制计划中的电极放置。实际上，深层肿瘤的形状和大小以及电极布局的后续计划要复杂得多，目前的软件并没有考虑到这一点。最近，开发了基于网络的电穿孔治疗规划软件工具，包括自动组织分割算法和组织三维模型的生成[7]。该过程允许用户定义电极的插入方式。最后，利用三维模型可计算电场分布，优化电极的位置和施加的电压，并为用户提供可下载的处理方案。这个新的软件工具可能会改进治疗计划和随后 IRE 治疗的准确性。

最后，IRE 产生的细胞死亡区域的几何形状是一个复杂的问题。在 1.5 ～ 2.0 cm 的电极间放置多个电极，同时注意避开横跨的血管和胆管，已被证明是费力和耗时的。电极针错位在一定程度上可能会导致肿瘤残余。放置更大的电极针阵列和多次重新定位以治疗更大的肿瘤已经证明更加困难，肿瘤直径＞ 3 cm 的局部失败率非常高。正如热消融成功所做的那样，应强调开发能够产生更大消融区的电极，从而减少电极针置换，降低电极针错位的风险。因此，目前正在开发的双极电极针值得期待。

IRE 和肿瘤治疗：我们的目标在哪里？

结直肠癌肝转移

在消融和切除 COLDFIRE-1 研究中，Scheffer 等证明，IRE 能够从根本上损毁原位结直肠癌肝转移病灶[8]。肝 IRE 的安全性已在文献中得到充分的证明。然而，与热消融技术相比，局部控制率仍然较差，特别是对于病变＞ 3 cm 的肿瘤病灶[9-12]。另外，考虑到这些患者是一个过去没有治疗选择的群体，获得完全破坏肿瘤的公平机会具有重大意义。人们热切期待潜在的 COLDFIRE-2 研究的结果，于 2017 年底公布（图 18.1）。在肿瘤局部控制率提高之前，IRE 应该仅适于不适合进行手术切除和热消融的肿瘤病灶相对较小的患者。对于邻近肝门或肝静脉主干的肝肿瘤，热消融被认为既不安全也不太有效。目前正在进行一项研究（COLDFIRE-3），其目的是对不适合手术切除和热消融的较小的结直肠肝转移患者，将 IRE 与立体定向体放射的治疗效果进行比较。

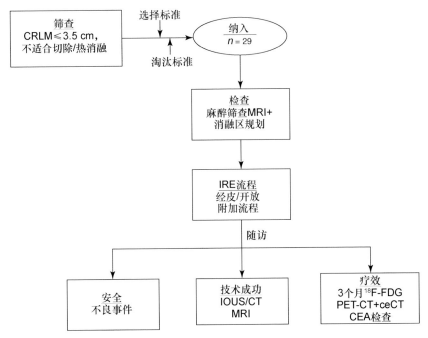

图 18.1　COLDFIRE-2 试验研究设计流程图。COLDFIRE-2 试验是正在进行的 Ⅰ / Ⅱ 期 IRE 试验，用于不适合手术和热消融，且直径较小（ < 3.5 cm）的结直肠癌肝转移患者[13]

胰腺癌

　　虽然目前认为可切除 CRLM 的消融是标准化的实践，但对胰腺肿瘤消融提出了更多的问题。胰腺消融的目的不是治愈，而是要在确保生活质量的同时延长预期寿命。尽管前瞻性阿姆斯特丹（Amsterdam）经皮和开放式 IRE 试验显示了明显更多的并发症数量，但之前 IRE 安全性的研究却报道了相对较低的并发症发生率[14-16]。虽然提出了一些建议，以减少 IRE 相关并发症发生率，但在考虑 IAP 用于 LAPC 时，这些并发症却非常严重。另外，胰腺 IRE 显示出有希望的治疗结果及生存期。在被认为是技术上不可治愈的患者群体中，假定的生存获益是否真的超过了与胰腺 IRE 相关并发症发生率，尚需做进一步评估。重要的是，免疫诱导的可能作用为进一步提高存活率带来了希望。除 IRE 的引入外，LAPC 治疗的传统方法——化疗和放疗也会发生变化。最近，随着 FOLFIRINOX 化疗方案的出现，胰腺癌的全身治疗效果有所改善。在 LAPC 中，无论是否进行额外的放、化疗，都可以改善生存率，甚至在某些情况下还能提高胰腺癌的可切除率[17-19]。此外，2013 年的一项研究显示，与单用吉西他滨相比，纳他卡林与吉西他滨联合应用可以提高生存率[20]。多项研究显示，提高胰腺癌化学治疗效果仍然是一个热点研究领域。虽然 LAPC 的标准治疗方案一般包括放射治疗，但随机试验中关于外照射放射治疗 LAPC 患者的生存数据却存在矛盾[21]。此外，大辐射场的使用不可避免地给周围组织提供很高比例的辐射剂量，导致明显的毒性反应。这限制了对肿瘤预定辐射剂量的使用，增加了局部治疗失败的概率[22]。为了最大限度地提高生存获益和最大限度地减少毒性反应，立体定向放射治疗（SABR）最近进入了新阶段。SABR 能够使用四维诊断成像以更高的精度提供更高的辐射剂量，从而减少对肿瘤的毒性和剂量递增[23-24]。在有如此多全身表现的疾病中，如果不通过全身治疗获得一定程度上转移扩散的控制，就很难看到局部治疗对生存率产生影响。此外，越来越多的文献表明，肿瘤全身化疗与局部消融相结合的多模式方法，有可能提高 LAPC 患者的存活率[25]。因此，在 LAPC 的治疗中实施 IRE 的下一步是将其与目前的标准治疗（FOLFIRINOX 化疗和放疗）进行比较。这是 CROSSFIRE 试验的目的，这是一项以总体生存率为主要终点的国际跨大西洋多中心随机研究，以安全性和无进展生存期为次要终点，2016 年初开始累计。在这项 CROSSFIRE 试验中，LAPC 患者在接受 4 个周期的 FOLFIRINOX 化疗后，随机接受 SABR（70 名患者）和 IRE 治疗（70 名患者）。局部治疗完成后，将进行额外的 Folfirinox 化疗，直至肿瘤出现进展或化疗毒性反应难以接受（图 18.2）。

肝门部胆管癌

IRE 的适应证可能超出肝和胰腺，其对肝门部胆管癌（PHC）显示出潜在的优势。PHC 所处肝门和近端胆管的位置，极易引起胆道梗阻并伴有黄疸。对 PHC 患者进行姑息治疗时，采用胆道支架虽能缓解胆汁淤积，但患者最终常死于胆管炎、败血症或肝衰竭。与 LAPC 一样，约 50% 的 PHC 患者确诊时已属局部进展期，因为血管无法重建或胆道广泛受累，在剖腹探查手术中，另外 40% 的肿瘤有局部进展或转移性肿瘤[26-27]。肝移植是此类患者治愈的唯一机会，但有严格的选择标准[28]。已经研究了 PHC 治疗的几种消融策略，如光动力疗法、导管内 RFA、近距离放射治疗和 MWA，但是没有取得很大的成功，主要是由于热沉积效应。Melenhorst 等的成功案例报道[29] 促使我们开展 ALPACA 试验，这是 VU 大学医学中心和阿姆斯特丹学术医学中心共同努力的结果。在这项初步研究中，10 例前期不能切除的 PHC 患者接受了经皮 IRE 治疗，而另外 10 例 PHC 患者在接受手术探查期间同时接受了 IRE 治疗。如第十一章所述，使用塑料支架进行经皮胆管引流，而不是放置用于胆道保

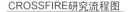

CROSSFIRE研究流程图

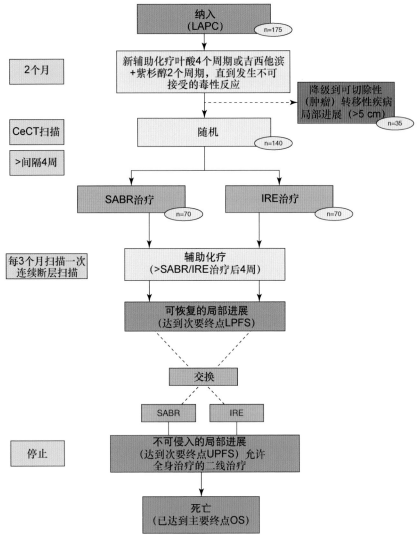

图 18.2　CROSSFIRE 试验研究设计流程图。CROSSFIRE 试验是一项正在进行的国际跨大西洋多中心随机对照Ⅲ期试验，研究 FOLFIRINOX ＋ SABR 与 FOLFIRINOX ＋ IRE 的比较

护的金属支架，这可能有助于保留重要组织的安全边界，而不是在 IRE 之前进行胆道保护。ALPACA 试验的主要目标是探讨 IRE 治疗晚期 PHC 的安全性和可行性，次要目标是观察晚期 PHC 的控制率、总体生存率和生活质量（关于 ALPACA 试验流程图，见图 18.3）

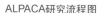
ALPACA研究流程图

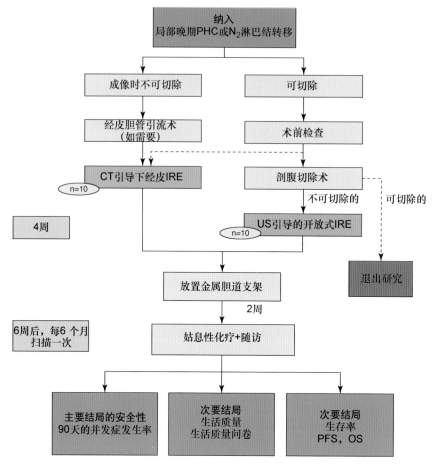

图 18.3　ALPACA 试验研究设计流程图。ALPACA 试验是一项正在进行的 Ⅰ / Ⅱ 期试验研究，探讨 IRE 对局部晚期肝内胆管癌（Klatskin）患者的安全性和可行性

未来展望

随着肿瘤介入治疗的发展，它们与其他治疗方法相结合，可以多种方式联合治疗肿瘤。消融与栓塞、放疗或化疗相结合的治疗只是几个示例的治疗方案，它们显示了可提高治疗效果的前景。

IRE 之后，在不可逆损伤的消融区和正常组织之间存在可逆电穿孔组织的边缘。在细胞膜的这种暂时通透性增高过程中，化疗药物等大分子可以自由地进入这个区域的细胞内，这一过程被称为电化学疗法。基于这一原理，如果将 IRE 与全身或肿瘤内注射化疗联合应用，则可以通过电化学疗法来根除该区域内边缘残存的活性肿瘤细胞。综合应用不可逆电穿孔和电化学疗法的治疗优势是当前研究的重点[30]。

在另一个层面上，我们已经证明，除诱发局部肿瘤破坏之外，IRE 治疗也会产生全身效应。这种局部免疫反应可能会导致受累淋巴结微转移的破坏，可能会对患者生存产生积极影响。更重要的是，局部产生的抗肿瘤 T 细胞应答最终可以防止远处转移的生长，并可能导致记忆反应，可能提供长期免疫保护，以防止肿瘤生长。我们的数据表明，IRE 提供了一个有吸引力和有效的原位疫苗接种平台，与免疫治疗方法相结合。在未来数年，将进一步研究这一方法。对于 RFA，也提出其具有类似诱导免疫系统的潜能[31]。因此，尽管 IRE 的热效应不应超过热敏结构附近的热损伤阈值，但 IRE 的热效应和电场效应可能具有协同作用，并可能共同诱发最强的抗肿瘤作用。电消融和热消融的免疫潜能是目前几项试验的重点。利用免疫系统来提高局部和全身治疗效果是另一种值得研究的方法，并且可能会在局部和全身治疗之间架起桥梁。可检测的持久 T 细胞反应，表明 IRE 诱导的防护性抗肿瘤免疫反应。将 IRE 与免疫刺激相结合可能是提高成活率的另一个治疗方法，并将成为未来研究的重点。

除本书未涉及甲状腺癌和脑内胶质瘤外，IRE 的其他适应证显示出了希望[30, 32]。最近证实了利用脉冲电场对血脑屏障内皮细胞进行透化的可行性。这使得通过跨细胞途径，增加血脑屏障的药物运输，并可与 IRE 联合用于脑瘤[33]。

本书的目的是：①更深入地模拟不同临床情况下有关 IRE 热原件的工作机制；②为当前和未来 IRE 临床应用的安全性和有效性提供可靠的数据。就此而言，我们可以得出结论，IRE 的临床治疗方案可产生相当大的热量，每个医生在进行 IRE 时都应该考虑到这一点。IRE 能够造成不可逆的细胞死亡，并且实现肉眼下肿瘤完全根除而不引起组织热凝固坏死。

与任何新技术一样，提出的问题比给出的答案要多。这项技术还处于起步阶段，我们刚刚开始了解 IRE 的确切机制及其不良反应。随着对消融装置技术的改进和对组织电特性的了解，未来 IRE 的疗效应能得到提高。

在大型随机对照试验中证明 IRE 的有效性，为其下一个重大挑战奠定了基础。在此之前，这项技术应该适用于慎重筛选的真正不适合进行手术切除和热消融的肿瘤较小的患者。

然而，根据现有文献和早期临床经验，作者和编辑期待 IRE 在不久的将来，在治疗肿瘤患者方面，被介入肿瘤学家证实是有价值的手段。

参考文献

1. Qin Z, et al. Irreversible electroporation: an in vivo study with dorsal skin fold chamber. Ann Biomed Eng. 2013;41(3):619–29.
2. Silk M, et al. The state of irreversible electroporation in interventional oncology. Semin Interv Radiol. 2014;31(2):111–7.
3. Appelbaum L, et al. Irreversible electroporation ablation: creation of large-volume ablation zones in in vivo porcine liver with four-electrode arrays. Radiology. 2014;270(2):416–24.
4. Ivorra A, Rubinsky B. In vivo electrical impedance measurements during and after electroporation of rat liver. Bioelectrochemistry. 2007;70(2):287–95.
5. Ivorra A, et al. In vivo electrical conductivity measurements during and after tumor electroporation: conductivity changes reflect the treatment outcome. Phys Med Biol. 2009;54(19):5949–63.
6. Dunki-Jacobs EM, Philips P, Martin RC 2nd. Evaluation of resistance as a measure of successful tumor ablation during irreversible electroporation of the pancreas. J Am Coll Surg. 2014;218(2):179–87.
7. Pavliha D, et al. Planning of electroporation-based treatments using web-based treatment-planning software. J Membr Biol. 2013;246(11):833–42.
8. Scheffer HJ, et al. Ablation of colorectal liver metastases by irreversible electroporation: results of the COLDFIRE-I ablate-and-resect study. Eur Radiol. 2014;24(10):2467–75.
9. Eller A, et al. Local control of perivascular malignant liver lesions using percutaneous irreversible electroporation: initial experiences. Cardiovasc Intervent Radiol. 2015;38(1):152–9.
10. Cannon R, et al. Safety and early efficacy of irreversible electroporation for hepatic tumors in proximity to vital structures. J Surg Oncol. 2013;107(5):544–9.
11. Kingham TP, et al. Ablation of perivascular hepatic malignant tumors with irreversible electroporation. J Am Coll Surg. 2012;215(3):379–87.
12. Silk MT, et al. Percutaneous ablation of peribiliary tumors with irreversible electroporation. J Vasc Interv Radiol. 2014;25(1):112–8.
13. Scheffer HJ, et al. Colorectal liver metastatic disease: efficacy of irreversible electroporation – a single-arm phase II clinical trial (COLDFIRE-2 trial). BMC Cancer. 2015;15:772.
14. Paiella S, et al. Safety and feasibility of irreversible electroporation (IRE) in patients with locally advanced pancreatic cancer: results of a prospective study. Dig Surg. 2015;32(2):90–7.
15. Martin RC 2nd, et al. Irreversible electroporation therapy in the management of locally advanced pancreatic adenocarcinoma. J Am Coll Surg. 2012;215(3):361–9.
16. Narayanan G, et al. Percutaneous irreversible electroporation for downstaging and control of unresectable pancreatic adenocarcinoma. J Vasc Interv Radiol. 2012;23(12):1613–21.
17. Faris JE, et al. FOLFIRINOX in locally advanced pancreatic cancer: the Massachusetts General Hospital cancer Center experience. Oncologist. 2013;18(5):543–8.
18. Hosein PJ, et al. A retrospective study of neoadjuvant FOLFIRINOX in unresectable or borderline-resectable locally advanced pancreatic adenocarcinoma. BMC Cancer. 2012;12:199.
19. Suker M, et al. FOLFIRINOX for locally advanced pancreatic cancer: a systematic review and patient-level meta-analysis. Lancet Oncol. 2016;17(6):801–10.
20. Von Hoff DD, et al. Increased survival in pancreatic cancer with nab-paclitaxel plus gemcitabine. N Engl J Med. 2013;369(18):1691–703.
21. Loehrer PJ Sr, et al. Gemcitabine alone versus gemcitabine plus radiotherapy in patients with locally advanced pancreatic cancer: an Eastern Cooperative Oncology Group trial. J Clin Oncol. 2011;29(31):4105–12.
22. Gurka MK, et al. Stereotactic body radiation therapy with concurrent full-dose gemcitabine for locally advanced pancreatic cancer: a pilot trial demonstrating safety. Radiat Oncol. 2013;8:44.
23. Berber B, et al. Emerging role of stereotactic body radiotherapy in the treatment of pancreatic cancer. Expert Rev Anticancer Ther. 2013;13(4):481–7.
24. Lax I, et al. Stereotactic radiotherapy of malignancies in the abdomen. Methodological aspects.

Acta Oncol. 1994;33(6):677–83.

25. Auriemma WS, et al. Locally advanced pancreatic cancer. Semin Oncol. 2012;39(4):e9–22.

26. Matsuo K, et al. The Blumgart preoperative staging system for hilar cholangiocarcinoma: analysis of resectability and outcomes in 380 patients. J Am Coll Surg. 2012;215(3):343–55.

27. Ruys AT, et al. Long-term survival in hilar cholangiocarcinoma also possible in unresectable patients. World J Surg. 2012;36(9):2179–86.

28. Darwish Murad S, et al. Predictors of pretransplant dropout and posttransplant recurrence in patients with perihilar cholangiocarcinoma. Hepatology. 2012;56(3):972–81.

29. Melenhorst MC, et al. Percutaneous irreversible electroporation of Unresectable hilar cholangiocarcinoma (Klatskin tumor): a case report. Cardiovasc Intervent Radiol. 2016;39(1):117–21.

30. Neal RE 2nd, et al. In vitro and numerical support for combinatorial irreversible electroporation and electrochemotherapy glioma treatment. Ann Biomed Eng. 2014;42(3):475–87.

31. Rombouts SJ, et al. Systematic review of innovative ablative therapies for the treatment of locally advanced pancreatic cancer. Br J Surg. 2015;102(3):182–93.

32. Meijerink MR, et al. Percutaneous irreversible electroporation for recurrent thyroid cancer – a case report. J Vasc Interv Radiol. 2015;26(8):1180–2.

33. Bonakdar M, et al. Electroporation of brain endothelial cells on chip toward permeabilizing the blood-brain barrier. Biophys J. 2016;110(2):503–13.